中国针灸大成

经典卷

Zhongguo Zhenjiu Dacheng
Jingdianjuan

COMPENDIUM OF
Chinese Acupuncture
and Moxibustion

"十三五"国家重点图书出版规划项目

十一脉灸经
马王堆出土帛书

素问·针灸
明影宋本

素问遗篇·刺法论
清抄本

灵枢·针灸
明刊本

总主编／石学敏
执行主编／王旭东　陈丽云　梁尚华

湖南科学技术出版社

《中国针灸大成》编委会名单

主　　编： 石学敏（天津中医药大学第一附属医院）

执行主编： 王旭东（上海中医药大学）
　　　　　　陈丽云（上海中医药大学）
　　　　　　梁尚华（上海中医药大学）

（以下以姓氏笔画为序）

副 主 编： 卞金玲（天津中医药大学第一附属医院）
　　　　　　杜宇征（天津中医药大学第一附属医院）
　　　　　　张建斌（南京中医药大学）
　　　　　　张亭立（上海中医药大学）
　　　　　　尚　力（上海中医药大学）
　　　　　　倪光夏（南京中医药大学）

编　　委： 于莉英　马　泰　马曼华　王旭东　王秋琴　王慕然　卞金玲
　　　　　　卞雅莉　申鹏飞　史慧妍　朱石兵　朱思行　朱蕴菡　衣兰杰
　　　　　　衣兰娟　许军峰　孙增坤　杜宇征　李月玮　李　军　杨丽娜
　　　　　　杨艳卓　杨　涛　杨　杰　杨　萌　宋亚芳　张工彧　张建斌
　　　　　　张亭立　张卫茜　陈杞然　陈丽云　陈雨荟　陈昕悦　林怡冰
　　　　　　尚　力　周　围　周　敏　周文娟　赵晓峰　俞欣雨　施庆武
　　　　　　晁　敏　倪光夏　徐松元　奚飞飞　梁尚华　彭娟娟　戴晓矞

学术秘书： 马　泰　宋亚芳　张亭立

序

岁在庚子，瘟疫横行，年末将近，拙著初成。新冠疫情，日渐偃伏，国既昌泰，民亦心安。天晴日朗，朋辈相聚酒酣；笑逐颜开，握手道故纵谈。谈古论今，喜看中医盛况；数典读书，深爱针灸文献。针矣砭矣，历史班班可考；焜焉爇焉，成就历历在目。针灸之术，盖吾一生足迹之所跬步蹒跚；集成先贤，乃吾多年夙愿之所魂牵梦绕。湖南科学技术出版社，欲集历代针灸文献于一编，甚合我意，大快我心。吾素好书，老而弥笃，幸喜年将老而体未衰，又得旭东教授鼎力相助，陈丽云、梁尚华诸君共同协力，《大成》之作，蒐材博远，体例创新，备而不烦，详而有体。历代针灸著述，美不胜收；各种理论技法，宛在心目。吾深知翰墨之苦，寻书之难；珍本善本，岂能易得？尤其影校对峙，瑕疵不容，若无奉献精神，哪能至此？吾忝列榜首，只是出谋划策；出版社与诸同道，方为编书栋梁。夫万种医书，内外妇儿皆有；针灸虽小，亦医学宝库一脉。《针经》之《问难》，《甲乙》之《明堂》，皇甫谧、王惟一，《标幽赋》《玉龙经》，书集一百零九种，论、图、歌、文，连类而相继。文献详备，版亦珍奇，法国朝鲜，日本越南，宋版元刻，明清官坊，见善必求，虽远必访。虽专志我针灸，亦合之国策，活我古籍，壮我中华；弘扬国粹，继承发展。故见是书，已无憾。书适成，可以献国家而备采择，供专家而作查考，遗学子而为深耘。吾固知才疏学浅，难为针灸之不刊之梓，尚需方家润色斧削。盼师长悯我诚恳，实乃真心忱，非何求，赐我良教，点我迷津，开我愚钝，正我讹误，使是书趋善近美，助中医药学飞腾世界医学之巅，则善莫大矣！

中国工程院院士

国医大师 石学敏

《中国针灸大成》总主编

穷神极变出针砭　万壑春云一冰台
——代前言

重新认识针灸学

20世纪初，笔者于欧洲巡医，某大赛前一日，一体育明星腰伤，四壮汉抬一担架，逶迤辗转，访遍当地名医，毫无起色。万般无奈之下，求针灸一试，作死马活马之想。笔者银针一枚，刺入人中，原本动则锥心、嗷嗷呼痛之世界冠军，当即挺立行走，喜极而泣。随行记者瞠目结舌，医疗团队大惊失色——在西方医生的知识储备里，穷尽所有聪明才智，也想不出鼻唇沟和腰部有什么关系，"结构决定功能"的"真理"被人中沟上的一根银针击碎了！

这在中医行业内最平常的针灸技术，却被欧洲人看成"神操作"，恰恰展示了中国传统医学引以为豪的价值观："立象尽意"。以人类的智慧发现外象与内象的联系，以功能（疗效）作为理论的本源。笔者以为，这是针灸学在诊治疾病之外，对于人类认知世界的重大贡献。亦即：针灸学远远不只是诊疗疾病，更是人类发现世界真理的另一个重要途径。

2018年3月28日，*Science Reports*杂志发表一篇科学报告，证明了笔者上述观点。国内外媒体宣称美国科学家发现了人体内一个未知的器官，而且是人体中面积最大的一个器官。这一发现能够显著地提高现有医学对癌症以及其他诸多疾病的认知。而这一器官体内的密集结缔组织，实际上是充满流体的间质（interstitium）网络，并发挥着"减震器"的作用。科学家首次建议将该间质组织归为一个完整的器官。也就是说它拥有独立的生理作用和构成部分，并执行着特殊任务，如人体中的心脏、肝脏一样。

基于上述发现是对人体普遍联系方式的一种描述，所以研究中医的学者认为经络就是这样一种结构。人体的十四经脉主要是由组织间隙组成，上连神经和血管，下接局部细胞，直接关系着细胞的生死存亡。经络与间质组织一样无处不在，所有细胞都浸润在组织液中，整体的普遍联系就是通过连续在全身的"水"来实现的。事实上，中药就是疏通经络来治病的，这与西药用直接杀死病变细胞的药理有着根本的不同。可以这样说，证明了经络的存在，也就间接证明了中药药理的科学性，可以理解为什么癌症在侵袭某些人体部位后更容易蔓延。

笔者认为，中医学者对美国科学家的发现进行相似性印证，或许不那么贴切和完全对应，但是，从整体观念而言，这种发现无疑是西方医学的进步。这也佐证了针灸学知识领域内，古老而晦涩的语言文字里，隐含着朦胧而内涵深远的知识，有待我们深入挖掘研究。

应用现有的科学认知来评价针灸的科学性，我们已经吃尽苦头。"经络研究"进行了几十年，花费无数人力、物力、财力，最终却是一无所获。因为这些研究一直是以西方科学的知识结构、价值观和思维方式来检验古代的成果，犯了本质的错误。"人中"和腰椎、腰肌的关系，任何现代医学知识都是无法证实的，但是我们却硬要在实验室寻找物质基础和有形的联系，终究是没有结果的。古代针刺合谷催产，谁能找到合谷和子宫的关联？若是我们以针灸学的认知为线索，将会获得无数新启示，能找到人中与腰部的联系通道的人，获得诺贝尔生理学或医学奖将是一件很容易的事。因此，包括中医药学界的学者专家，并未能完全认识到针灸学术的深邃和伟大。我们欠针灸学术一个客观的评价。

不过，尽管科学在不断证实着针灸学的伟大和深奥，但是，在中国传统医学的版图上，无论是古代还是现代，针灸学术的地位，一直处于从属、次要的地位。笔者只有在外国才从事针灸工作，回到中国境内，便重归诊脉开方之途。其中种种隐曲不便展开，但业内视针灸为带有劳作性质的小科的潜意识，却是业内真实的存在。

再以现存古籍为例，现代中医古籍目录学著作如《中国中医古籍总目》《中医图书联合目录》，收录古籍都在万种以上，但1911年以前的针灸类著作数量却不到200种。郭霭春先生、黄龙祥先生等针灸文献学家都做过类似的统计，如郭先生《现存针灸医籍》129种，黄先生《针灸名著集成》180种（含日本所藏）。且大多是转抄、辑录、类编、汇编、节抄之类，学术含量较高的也就30多种。

如今，"中医走向世界"已成为业内的共识，但是，准确的说法应该是"针灸走向世界"，遍布欧美、东南亚，乃至非洲、大洋洲的"TCM"，其实都是针灸诊所。由于用药受到种种限制，中药方剂至今未被世界各国广泛接受。中医对世界人民的贡献，针灸至少占90%以上。因此，全方位审视针灸学的历史地位和医学价值，是中医界必须要做的工作。

此次湖南科学技术出版社策划，针灸学大师石学敏院士领衔，收集现存针灸古籍，编纂一套集成性的针灸文献丛书，为医学界提供相对系统的原生态古典针灸文献，虽然达不到集大成的要求，但至少能满足针灸学者们从事文献研究时看到古原貌的愿望，以历史真实的遗存来实现针灸文献的权威性。

历尽坎坷的针灸发展史

从针灸文献的数量和质量上，可以看出针灸学术的地位。其实轻慢针灸技术，这不是现代才有的问题，历史上也曾多次发生类似问题。有高潮也有低谷。

针灸学术最辉煌的时期，莫过于历史的两头：即中医学知识体系的形成阶段和20世纪美国总统尼克松访华至今。

一、高光时刻：春秋战国至两汉

春秋战国到西汉时期，是中医学初步成形的时期，药物和药剂的应用还没有成熟，对药物的不良反应的认识也不充分，因此，药物的使用受到极大的限制，即便是医学经典著作，《黄帝内经》中也只有13首方剂。而此时的针灸技术相对成熟得多，《灵枢》中针灸理论和技术的内容竟多达4/5，文献记载当时针灸主治的疾病几乎涉及人类的所有病种。从现有文献来看，这一时期应该是针灸技术最为辉煌的时期。

汉代，药物学知识日渐丰富，在《黄帝内经》理论指导下，药物配伍知识也得到长足的发展。东汉末年，医圣张仲景著成《伤寒杂病论》，完善了《黄帝内经》六经辨治理论，形成了外感热病诊疗体系。该书也是方剂药物运用比较纯熟的标志。仲景治疗疾病的主要方法是方药、针灸，属于针、药并重的态势。至于魏晋皇甫谧之《针灸甲乙经》，则是先秦两汉针灸学辉煌盛世的全面总结。

此后，方药的发展突飞猛进，势不可挡。诚如笔者在《中医方剂大辞典》第2版"感言"中所述："《录验方》《范汪方》《删繁方》《小品方》，追随道家气质；《僧深方》《波罗门》《耆婆药》《经心录》，兼修佛学思想……《抱朴子》《肘后方》，为长寿学先导，传急救学仙方。《肘后备急》，成就诺奖；《巢氏病源》，医道大全。《食经》《产经》《素女经》《崔公》《徐公》《廪丘公》，录诸医经验，载民间验方，百花齐放，蔚为大观……"方药学术，一片繁荣，逐渐成为治疗疾病的主流技术。到了唐代，孙思邈、王焘等人在强盛国力和社会文明的催促下，对方药治疗的盛况进行了总结，《千金要方》《外台秘要》等大型方书是方药技术成为医学主流的写照。

二、初受重创：中唐以降

方药兴起，一段时间内与针灸并驾齐驱，针灸技术在初唐时期还在学术界具有一定地位。杨上善整理《黄帝明堂经》，著《黄帝内经太素》，孙思邈推崇针灸，《千金要方》《外台秘要》中也载录了不少针灸学著作，但都是沿袭前人，未见新作。不仅没有创新，而且出现了对针灸非常不利的信号：王焘在《外台秘要》卷三十九中对针刺治病提出了质疑，贬低针刺的疗效，"汤药攻其内，以灸攻其外，则病无所逃。知火艾之功，过半于汤药矣。其针法，古来以为深奥，今人卒不可解。经云：针能杀生人，不能起死人。若欲录之，恐伤性命。今并不录《针经》，唯取灸法"。这里，王焘大肆鼓吹艾灸，严重质疑针刺，明确提出：我的《外台秘要》只收《黄帝明堂经》，不收《针经》，因为针刺会死人！《外台秘要》这样一部权威著作，竟然提出这样的观点，对社会的负面影响可想而知！以至于中唐之后很长一段时间内，社会上只见艾灸，少见针刺，针灸学文献只有灸学著作而无针灸之书。这种现象甚至波及日本，当时的唐朝，在日本人心目中可是神圣般的国度，唐风所及，日本的灸疗蔚然成风。

三、再度辉煌：两宋金元

宋代确是中国历史上文化最为繁荣的时代，人文科技在政府的高度重视下得到全面发展。笔者认为，北宋医学最醒目的成就，除了世人熟知的校正医书局对中医古籍的保存和整理之外，王惟一铸针灸铜人，宋徽宗撰《圣济经》，成为三项标志性的成果。

其一，宋代官方设立校正医书局，宋以前所有医学著作得到收集整理，其中包括《针灸甲乙经》等珍贵针灸著作。同时，政府组织纂修的大型综合性医学著作《太平圣惠方》《圣济总录》等，也保留了大量珍贵针灸典籍。

其二，北宋太医院医官王惟一在官方支持下，设计并主持铸造针灸铜人孔穴模型两具，撰《铜人腧穴针灸图经》与之呼应。该书与铜人模具完成了对宋以前针灸理论及临床技术的全面总结，对我国针灸学的发展具有深远而重大的影响。

其三，宋徽宗亲自撰述《圣济经》，将儒家思想、伦理秩序全面注入医学知识体系，促进整体思想和辨证论治法则在中医学理论和临床运用等全方位的贯彻运用。在中国五千年历史中，除了《黄帝内经》托黄帝之名外，这是唯一由帝王亲自撰稿的医学书籍。

宋代是中国历史上商品经济、文化教育、科学创新高度繁荣的时代。陈寅恪言："华夏民族之文化，历数千载之演进，造极于赵宋之世。"民间的富庶与社会经济的繁荣实远超盛唐。虽然重文轻武的治国方略导致外族侵略而亡国，但是这个历史时期为人类文明创造了无数辉煌而不朽的文化遗产，其中就包括针灸技术的中兴。

两宋时期，针灸学术的传承和发展是多方位的，不仅有针灸铜人之创新，更有《太平圣惠方》《圣济总录》之存古，更有《针灸资生经》之集大成。

时至金元，窦默（汉卿）在针灸领域独树一帜，成为针灸史上一位标志性人物。其所著《标幽赋》《通玄指要赋》等，完成了对针刺手法的系统总结，印证了《黄帝内经》对手法论述的正确性。并且采用歌赋的形式把幽冥隐晦、深奥难懂的针灸理论表达出来，文字精练，叙述准确，对后世医家影响很大。

由于金元时期针灸书散佚较多，虽然大多内容被明清针灸著作所引录，但终究不利于后世对这一历史时期针灸学成就的认知。就现有文献的学术水平来看，当时对针灸腧穴、刺灸法的研究程度，已经达到了历史最高水平，腧穴主治的内容已定型，可以作为针灸临床的规范和标准，且高度成熟，一直影响到现在。

因此，可以毫不夸张地说，两宋金元时期是中国针灸从中兴走向成熟的时代，创造了针灸学术的又一个盛世景象。

四、惯性沿袭：明代

明代，开国皇帝朱元璋出身草莽，颇为亲民，对前朝文化兼收并蓄，故针灸术在窦汉卿的总结和普及下，成为解除战火之余灾病之得力手段，而在民间盛行。尤其在临床技艺、操作手法等方面越来越纯熟。

例如，明初泉石心在《金针赋》中提出了烧山火、透天凉等复式补泻手法，以及青龙摆尾、白虎摇头、苍龟探穴、赤凤迎源等飞经走气法。此后又有徐凤、高武等针灸名家闻名于世，并有著作传世。尤其是杨继洲、靳贤所撰《针灸大成》，是继《针灸甲乙经》《针灸资生经》以后又一集大成者，内容最为详尽，具有较高的学术价值和实用价值。该书被翻译成德文、日文等文字，在世界范围内受到推崇。

明代的针灸学术具有鲜明的特色，即临床较多，理论较少；文献辑录较多，理论创新较少。明代雕版印刷技术发达，书坊林立，针灸书得以广泛传播，但也因此造成了大量抄袭，或抄中有改，抄后改编，单项辑录，多项类编等以取巧、取利、窃名为目的的书籍。大部分存世针灸书都是抄来抄去。从文献的意义上来说，确实起到了存续及传播的作用，但是，就学术发展而言，却缺乏发皇古义之推演、融会新知之发挥。

五、惨遭废止：清代

时至清代，统治在政权稳固后，对中华传统文化的传承和践行，较之前朝有过之而无不及。针灸学术在清代前期尚可延续，乾隆年间的《医宗金鉴》集中医药学之大成，其间的《刺灸心法要诀》等内容，系统记录了古代针灸医学的主要内容，是对针灸学术的最后一次官方总结。道光二年（1882），皇帝发布禁令：废止针灸科。任锡庚《太医院志职掌》："针刺火灸，终非奉君之所宜，太医院针灸一科，着永远停止。"这一禁令，将针灸科、祝由科逐出医学门墙。此后，针灸的学术传承被拦腰斩断，伴随着"嘉道中衰"，针灸医生完全没有了社会地位，只是因为疗效和廉价，悄悄地转入民间。

从本书收录的文献来看，情况也确实如此，《医宗金鉴》之后，几乎没有像样的针灸类刻本传世，大多是手录之抄本、辑本、节本，再就是日本的各种传本。清晚期，针灸有再起之象，业界出现了公开出版物，但是，比起明代的普及，清代针灸学术几乎没有发展。针灸医生的社会地位彻底沦为下九流，难登大雅之堂，而正是这些民间针灸医生的存在，才使得传统针灸并没有完全失传。

六、现代复兴：近代以来

晚清至民国时期，针灸学开始复兴，民间的针灸医生崭露头角，医界的名家大力提倡，出版书籍，成立学校，开设专科，编写教材……各种针灸文献如雨后春笋，层出不穷。晚清以前数千年流传下来的针灸古籍只有100多种，而同治以后铅字排版、机器印刷迅速普及，仅几十年时间，到1949年新中国成立前的文献综述已达到400多种。

个人以为，晚清以后的针灸复兴，与西学东渐的时代潮流密切相关，当西方的解剖学、生理学理论，临床诊断、外科手术之类的技术成为社会常态时，针灸操作暴露身体就完全不值一提。加之针灸学术的历史积淀和现实疗效，更因为其简便实用和价格优势，自然成为中西医学家青睐的治疗技术。

综上所述，针灸学术发展并非一帆风顺，而是多灾多难。这与使用药物的中医其他分支有很大区别。金代阎明广注何若愚《流注指微赋》言："古之治疾，特论针石，《素问》先论刺，后论脉；《难经》先论脉，后论刺。刺之与脉，不可偏废。昔之越人起死，华佗愈躄，非有神哉，皆此法也。离圣久远，后学难精，所以针之玄妙，罕闻于世。今时有疾，多求医命药，用针者寡矣。"反复强调前代的针药并用，夸耀名医针技之神奇，而后世的针灸越来越不景气，以至于患者只能"求医命药"，以药为主。其实，金代的针灸学术氛围并不消沉，还是个不错的历史时期，阎明广尚且如此慨叹，可见其他朝代更加严重。究其原因，不外乎以下三个方面。

医生：针灸的操作性很强，需要工匠精神和手工劳作。在中国古代文化传统的"重文轻技"的观念下，凡是能开方治病的，当然不愿动手劳作。俗语"君子动口不动手"就是这种观念的世俗化表述。除了出自民间，且为了提高疗效的大医之外，大多数医生多少是有这样的想法。南宋王执中在《针灸资生经》卷二中言："世所谓医者，则但知有药而已，针灸则未尝过而问焉。人或诘之，则曰是外科也，业贵精不贵杂也。否则曰富贵之家，未必肯针灸也。皆自文其过尔。""自文其过"，正是这种心态的真实写照。

患者：畏惧针灸是老百姓的普遍心理。《扁鹊心书·进医书表》："无如叔世衰离，只知耳食，性喜寒凉，畏恶针灸，稍一谈及，俱摇头咋舌，甘死不受。"说是社会上的人只知道道听途说，只要听说施用针灸，死都不肯。除了怕疼怕苦以外，不愿暴露身体，也是畏惧针灸的原因之一。

官府：道光皇帝废止针灸科，理由只有一个，"非奉君之所宜"。也就是中国传统文化中的"忠君""奉亲"，儒家理学强调"身体发肤，受之父母，不敢毁伤"，针要穿肤，灸要烂肉，这都有违圣人之道，对自己尚且如此，更不用说用这种技术来治疗"君""亲"之病。除了"不敢毁伤"外，"男不露脐，女不露皮"，暴露身体也是有违圣训的。所以，不惜用强制手段加以禁绝。

其实，无论是平民百姓，还是士者医官，乃至皇帝朝廷，轻视针灸的根本原因，都是根源于儒家伦理纲常。在"独尊儒术"之前，或者儒术不振之时，针灸术就会昌盛。春秋战国百花齐放，所以是针灸的高光时刻；北宋文化昌盛，包罗万象，儒学并未成为主宰，所以平等对待针灸学术；金元外族主政，儒学偃伏，刀兵之下，医学不继，自然推崇针灸。唯有南宋理学兴起，明代理学当道，孔孟之道统治社会，针灸学就会受到制约。这种情况在清代中期到了无以复加的地步，非禁绝不能平其意。

旧时代的伦理确实对针灸术的发展造成了一定的阻碍，但是正如本文标题所说，这是一门学问，是人类认识世界的丰硕成果，正如魏晋时期皇甫谧在《针灸甲乙经·序》中所总结的，"穷神极变，而针道生焉"。穷神极变并不是绞尽脑汁，而是在"内考五脏六腑，外综经络血气色候，参之天地，验之人物……"种种努力之后，方可达成。此类基于天地本质的生命活动，却不是人力所能阻挡。中国针灸，以其原生态的顽强，一直在延续中为人民服务。

200多年前，日本人平井庸信在《名家灸选大成》序言中，已经把药物、针刺、艾灸的适应范围说得很清楚了，对针灸在医学领域中的地位，也有中肯的评价："夫医斡旋造化，燮理阴阳，以赞天地之化育也。盖人之有生，惟天是命，而所以不得尽其命者，疾病职之由。圣人体天地好生之心，阐明斯道，设立斯职，使人得保终乎天年也，岂其医小道乎哉！其治病之法，则有导引、行气、膏摩、灸熨、刺焫、饮药之数者，而毒药攻其中，针、艾治其外，此三者乃其大者已。《内经》之所载，服饵仅一二，而灸者三四，针刺十居其七。盖上古之人，起居有常，寒暑知避，精神内守，虽有贼风虚邪，无能深入，是以惟治其外，病随已。自兹而降，风化愈薄，适情任欲，病多生于内，六淫亦易中也。故方剂盛行，而针灸若存若亡。然三者各有其用，针之所不宜，灸之所宜；灸之所不宜，药之所宜，岂可偏废乎？非针、艾宜于古，而不宜于今，抑不善用而不用也。在昔本邦针灸之传达备，然贵权豪富，或恶热，或恐疼，惟安甘药补汤，是以针灸之法，寖以陵迟。"而最后所述，是针灸之术在当时日本的态势。鉴于日本社会受伦理纲常的约束较少，所以针灸发展中除了患者畏痛外，实在要比中国简单得多，正因为如此，所以如今我们要跑到日本去寻访针灸古籍。

针灸文献概览

回望历史，中医药古籍琳琅满目，人们常以"汗牛充栋"来形容中医宝库之丰富，但是，针灸文献之数量，只能以凋零、寒酸来形容。如前所述，在现存一万多种中医古籍中，针灸学文献占比还不到百分之二。就本书收载的109种古籍而论，大致有以下几种类型。

一、最有价值的针灸文献

最有价值的针灸文献指原创，或原创性较高，对推进针灸学术发展作用巨大的著作，如《十一脉灸经》《针灸资生经》《灵枢》《针灸甲乙经》《十四经发挥》《黄帝明堂经》《铜人腧穴针灸图经》《针灸大成》等。

（一）《十一脉灸经》

《十一脉灸经》由马王堆出土帛书《足臂十一脉灸经》《阴阳十一脉灸经》组成，是我国现存最早的经络学和灸学专著，反映了汉代以前医学家对人体生理和疾病的认知状态，与后来发达的中医理论比较，《十一脉灸经》呈现的经脉形态非常原始，还没有形成上下纵横联络成网的经络系统，但是却可以明确看出其与后代经络学说之间的渊源关系，是针灸经络学的祖本，为了解《黄帝内经》成书前的经络形态提供了宝贵的资料。

（二）《黄帝明堂经》

《黄帝明堂经》又名《明堂》《明堂经》，约成书于西汉末至东汉初（公元前138年至公元106年），约在唐以后至宋之初即已亡佚。书虽不存，但却在中国针灸学历史上开创了一个完整的学术体系——腧穴学，是腧穴学乃至针灸学的开山鼻祖。

"明堂"，是上古黄帝居所，也是黄帝观测天象地形和举行重要政治经济文化活动的场所，具有中国文化源头的象征性意义，在远古先民心目中的地位极其崇高。随着文明的发展进步，学术日渐繁荣，人们发现了经络、腧穴，形成对人体生理功能的理性认知，建立了针灸学的基础理论：经络和腧穴。黄帝居于明堂，明堂建有十二宫，黄帝每月轮流居住，与十二经循环相类。黄帝于明堂观察天地时令，又与腧穴流注的时令节律类似。基于明堂功用与经络、腧穴的基本特性的相似性，将记载经络、腧穴特性的书籍命名为《明堂经》。沿袭日久，不断演变，但"明堂"作为腧穴学代名词和腧穴学文献的象征符号，却被历史固定了下来。

《黄帝明堂经》的内容，是将汉以前医学著作中有关腧穴的所有知识，如穴位名称、部位、取穴方法、主治病症、刺法灸法等，加以归纳、梳理、分类、总结，形成了独立的、完整的知识体系。因此，该书是针灸学术发展的标志性成果，也是宋以前最权威的针灸学教科书和腧穴学行业标准。晋皇甫谧编撰综合性针灸著作《针灸甲乙经》，其中腧穴部分即多来源于该书。

盛唐时期，政府两次重修该书，形成了两个新的版本，一是甄权的《明堂图》，一是杨上善的《黄帝内经明堂》，又名《黄帝内经明堂类成》。后者较好地保留了《黄帝明堂经》三卷的内容。唐末以后，明堂类著作迅速凋零，几乎荡然无存，所幸本书曾随鉴真东渡时带至日本，然至唐景福年间（893年前后）亦仅残存一卷，内容为《明堂序》和第一卷全文。目前日本保存多个该残本的抄本，其中永仁抄本、永德抄本为较早期之抄本，藏于日本京都仁和寺，被日本政府定为"国宝"。清末国人黄以周到日本访书时，得永仁抄本，此书得以回归。本书影印校录了仁和寺的两个版本，这两个版本的书影在国内流传不广，故弥足珍贵。

（三）《针经》和《灵枢》

先秦至汉，我国先后流传过多种名为《针经》的著作，如《黄帝针经》九卷、《黄帝针灸经》十二卷、《针经并孔穴虾蟆图》三卷、《杂针经》四卷、《针经》六卷、《偃侧杂针灸经》三卷、《涪翁针经》、《赤乌神针经》……这些著作现在都已经失传了，在现代中医人心目中，凡是说到《针经》，那一定是指《灵枢》。几乎所有的工具书都称《灵枢》为《针经》。如，今人读张仲景《伤寒论·序》"撰用《素问》《九卷》"，注《九卷》为《灵枢》；读孙思邈《千金要方·大医习业》"凡欲为大医，必须谙《甲乙》《素问》《黄帝针经》、明堂流注……"，注《黄帝针经》为《灵枢》……现今已是定规，固化为中医学的思维定式。

回望历史，这里存在一个难解的历史之谜：在现存历史文献中，《灵枢》作为书名，最早出现在王冰注《素问·三部九候论篇第二十》，此时已是中唐，此前再无痕迹。王冰在《素问》两处不同地方引用了同一段文字，一处称"《针经》曰"，另一处却称"《灵枢经》曰"，全元起《新校正》认为这是王冰的意思：《针经》即《灵枢》。北宋校正医书局则据此将《针经》《灵枢》认定为同一本书而名称不同，并大力推崇，到了南宋史崧编订，《灵枢》已与《素问》等同，登上中医经典的顶峰地位。

更加诡异的是，直到宋哲宗元祐八年（1093）高丽献《黄帝针经》，此前中国从未见到《灵枢》或者相同内容书名不同者。1027年王惟一奉敕修成《铜人腧穴针灸图经》，国家级的纂修而未见到的书，道理上说不过去。而高丽献书之后的《圣济总录》，也不认这部伟大的巅峰之作，"凡针灸腧穴，并根据《铜人经》及《黄帝三部针灸经》参定"。高丽献书后，《宋志》著录既有《黄帝灵枢经》九卷，也有《黄帝针经》九卷，恰好证明此前将《灵枢》《针经》视作同一著作是有疑问的。

后世史论著述和史家评述，均对《灵枢》存疑多多。如晁公武《读书志》、李濂《医史》以及周学海等，或认为是冒名之作，或认为是后人补缀，或认为即使存在其价值也不如《甲乙经》甚至《铜人经灸经》，而更多人则认为王冰以前即便有《灵枢》，也不能将其认作《黄帝针经》。亦有人认为是南宋史崧对《灵枢》进行了大量增改然后冒名顶替《针经》……

最典型的例证，莫过于历代文献学家均不重视《灵枢》。明代《针灸大成》卷一的《针道源流》可谓是针灸历史考源之作，其中对28种重要针灸著作进行了评述，唯独没有《灵枢》。只是在论述《铜人针灸图》三卷时，称该书穴位："比之《灵枢》本输、骨空等篇，颇亦繁杂也。"说明至少在明代针灸学家心目中，《灵枢》地位并不崇高。

以上存疑，尚需我中医学界深入研究。

（四）《针灸甲乙经》

《针灸甲乙经》成书于三国魏甘露元年（256）至晋太康三年（282）之间，是我国现存最早的针灸学经典著作。作者将前代《素问》《针经》《黄帝明堂经》等针灸经典中的文字汇辑类编，首次系统记载人体生理、经络、穴位、针灸法，以及临床应用，成为后世历代针灸著作的祖本。

（五）《铜人腧穴针灸图经》

《铜人腧穴针灸图经》可视为官修腧穴学，属针灸名著之一。

（六）《针灸资生经》

《针灸资生经》系综述性针灸临床著述，内容丰富，资料广博，且有腧穴考证和修正。

（七）《十四经发挥》

《十四经发挥》是经络学重要著作。

（八）《针灸大成》

《针灸大成》是明以前针灸著述之集大成者，也是我国针灸学术史上规模较大较全的重要著作。

二、保留已佚原创书的著作

唐《千金要方》《千金翼方》，保留了大量唐代以前已佚针灸书，如已佚之《甄权针经》，又如《小品方》所引《曹氏灸方》，原书、引书均亡（《小品方》仅剩抄本残卷），但书中内容被《千金要方》载录。尤其是《甄权针经》，作者为初唐针灸的大师级人物，临证实验非常丰富，该书即出自甄氏经验，强调刺法且描述明晰，穴位、刺法与主治精准对应，临床价值和学术价值都非常高。可惜早已亡佚，幸得孙思邈《千金翼方》记述了该书主要内容，这对宋以后针灸学术发展意义非常重大。

《外台秘要》保留了已佚崔知悌《骨蒸病灸方》。

《太平圣惠方》卷九十九保留了早已失传的《甄权针经》和已佚的隋唐间重要腧穴书内容，是宋王惟一《铜人腧穴针灸图经》及至后世所有《针经》之祖本；卷一百则收录唐代失传之《明堂》，其中包括《岐伯明堂经》《扁鹊明堂经》《华佗明堂》《孙思邈明堂经》《秦承祖明堂》和已失传之北宋医官吴复珪《小儿明堂》，后世所有冠以《黄帝明堂灸经》的各种版本，均是从本书录出后冠名印行，故乃存世《明堂》之祖本。可知该两卷实际上是现存针灸典籍之源头。

《圣济总录》引述了已佚之《崔丞相灸劳法》《普济针灸经》。

《医学纲目》转录了大量金元亡佚的针灸书内容。如，完整保存了元代忽泰《金兰循经取穴图解》一书所附的全部四幅"明堂图"。

以上著作多是综合性医著，亦有针灸专门著作中存有失传古籍的，如《针灸集书》中的《小易赋》，可知前代在蒐集资料、保留遗作方面，建有卓越之功。

三、实用性著作

如前所述，针灸学在其发展过程中遭受颇多摧残，学术发展之路并不顺利，多处于民间实用层面，如《针经摘英》内容简要，言简意赅，是一本简易读本。《扁鹊神应针灸玉龙经》为针灸歌诀。《神应经》临床实用价值较大，颇似临床针灸手册。自明代以后直至晚清，针灸学文献多为循经取穴、临床应用、歌赋韵文等内容，基本上与《针灸大成》大同小异。如《针灸逢源》《针方六集》。另外，辑录、类编、抄录前代文献的著作较多，如《针灸聚英》《针灸节要》等。

再如《徐氏针灸大全》《杨敬斋针灸全书》《勉学堂针灸集成》等，虽然内容都是互相转抄，但是却起到了传播和普及针灸学术的作用。

四、值得研究的针灸文献

上述重要针灸文献都是需要后世深入研究的宝库，如前述《灵枢》的形成发展源流和真相。除此之外，还有一些貌似不重要，其实深藏内涵的文献。

《黄帝虾蟆经》，分9章，借"月中有兔与虾蟆"之古训，记述逐日、逐月、逐年、四时等不同阶段虾蟆和兔在月球上所处位置，与之相应，人体不同穴位、不同经络的血气分布亦不同，由此指出针灸禁刺、禁忌图解、补泻方式等与针灸推拿相关的基础知识。其中有较多费解之处，文字难读，术语生涩。虽列入针灸门类，但是与针灸临床的关系，尚需深入考证和研究。

《子午流注针经》，现代人认为子午流注属古代的时间医学、时间针灸学，但该书内容如何应用到临床，以及其客观评价，亦须深入研究。

《存真环中图》《尊生图要》《人体脏腑经穴图》等彩绘针灸图，可以从古代画师的角度，研究历史氛围下的古代身体观及相关文化。

关于灸学文献

本文标题有"万壑春云一冰台"之句，"冰台"，即艾草。《博物志》："削冰令圆，举而向日，以艾承其影则得火，故艾名冰台。"在相当长的一个历史阶段内，灸学在针灸领域内占据着统治地位。

现存最早的针灸文献《十一脉灸经》，便是以"灸"命名。有学者据此认为灸法早于针法。但这仅仅是灸法、针法两种医疗技术形成过程中的先后次序问题。待到针法成熟，与灸法并行，广泛运用于临床之后，针灸学术史上有过"崇灸、抑针"的历史现象，而此风至晋唐始盛：晋代《小品》，唐代《外台》，均大肆宣传"针能杀人"，贬针经，崇明堂，甚至以"明堂"作为艾灸疗法的专用定语。这一现象存续多年，历史上也留存有相当数量的灸学专著，或仅以"灸"

字命名的著作。最典型的就是《黄帝明堂灸经》，沿袭者如《西方子明堂灸经》，也有临床灸学如《备急灸法》，甚至单穴灸书，如《灸膏肓腧穴法》。此风东传，唐以后日本有专门的灸家和流派，灸学著作众多，如《名家灸选》《灸草考》《灸焫要览》等灸学专著。明清时期，也曾出现过艾灸流行的小高潮，出现了《采艾编》《采艾编翼》《神灸经纶》等著作。

其实，有识之士一直提倡多法并举，根据病人需要而采用不同疗法。约在公元前581年（鲁成公十年），《左传》记载医缓治晋侯疾，称"疾不可为也，在肓之上，膏之下，攻之不可，达之不及"，据杜预注，此处的"攻"即灸，"达"即针。《灵枢·官能》："针所不为，灸之所宜"。可见，一个全面的医生，应该针灸并重，各取所长。如果合理使用，效果很好，如《孟子·离娄·桀纣章》："今之欲王者，尤七年之病，求三年之艾。"

不过，文献记载中的艾灸，尽管有种种神奇疗效的宣传，但却和现代艾灸是完全不同的治疗方法。尽管现代针灸学著作上介绍艾灸有"直接灸""间接灸"两大类，但如今直接灸几乎绝迹，临床全都是温和舒适的间接灸。

古代多用直接灸、化脓灸，用大艾炷直接烧灼皮肤，结果是皮焦肉烂，感染化脓，然后等待灸疮结痂。灸学著作中还要告诫医患双方："灸不三分，是谓徒冤。"——烧得不到位，等于白白受罪。然而，此法无异于酷刑加身。为了减轻患者痛苦，古人只得麻醉患者，让他们服用曼陀罗花和火麻花制成的"睡圣散"，麻翻后再灸。

"睡圣散"之类的麻醉药只能减轻当时疼痛，灸后化脓成疮依旧难熬，因此，到了清代，终于有人加以变革，产生了"太乙神针"之法，此法类似于后世"间接灸"。这种创新，在崇古尊经的时代，容易遭受攻击，被指离经叛道，于是编造出种种神话故事，或称紫霞洞天之异人秘授，或称得之汉阴丛山之壁神授古方……都是时人假托古圣之名，标榜源远流长，以示正宗之惯用套路。尽管此法经过不断渲染，裹上神秘的面纱，但其本质却很简单：药艾条、间接灸而已。此类书籍有《太乙神针心法》《太乙神针》《太乙离火感应神针》等。

古代的直接灸（化脓灸）过于痛苦，现今已不再用，而是采用艾条、温针，更有为方便而设计出温灸器。即便用直接灸的方法，也不会让艾炷烧到皮肉，而是患者感觉热烫，即撤除正在燃烧的艾炷，另换一炷，生怕烫伤，有医院将烫伤起疱都要算作医疗事故。其实，古代的烧灼皮肉虽然痛苦，但真的能够治疗顽疾，诸如寒痹（风湿性关节炎、类风湿关节炎）、顽固性哮喘等，忍受一两次痛苦，可换取顽疾消除。如何取舍？我以为更应以患者意愿为主。

总之，古今艾灸文献中同样蕴含着无数值得探索的秘密，即便是温和的间接灸，也有无穷无尽的待解之谜。笔者常用艾灸治疗子宫内膜异位症所致顽固痛经，仅用足三里、三阴交两个穴位，较之西医的激素、止痛药更为有效，而现今流行的"冬病夏治"三伏药灸，防治"老寒腿""老寒喘""老寒泻"，更是另有玄机。

本书编纂概述

2016年，石学敏院士领衔，湖南科学技术出版社组织申报，《中国针灸大成》入选"十三五"国家重点图书出版规划项目，距今已有5年。笔者在石院士的坚强领导下，在三所院校数十位师生的大力协助下，为此书工作了整整4年。至此雏形初现之时，概述梗概，以志备考。

一、本书的体例和版式

石院士、出版社决定采用影印加校录的体例，颇有远见卓识。但凡古籍整理者，最忌讳的就是这种整理方式，因为读者不仅能看到现代简体汉字标点校录的现代文本和相关校注，更能看到古代珍贵版本的书影，只要整理者功力不足，出现任何错漏，读者立马可以通过对照原书书影而发现。上半部分的书影如同照妖镜，要求录写、断句、标点、校勘不能出一点错误。因此，这种出版形式，对校订者要求极高。出版物面世后，一定会招致方家吹毛求疵，因此具有一定的风险。然而，总主编和出版社明知如此，仍然采用影校对照形式，一是要以此体现本书整理者和出版社编校水平，二是从长远计，错误难免，但是可以通过未来的修订增减，终将成为各种针灸古籍的最佳版本。

二、本书的版本访求和呈现

为体现本书作者发皇针灸古籍的初心，对版本选择精益求精，千方百计获取珍本善本图书。这在当前一些藏书单位自矜珍秘、秘不示人，或者高价待沽、谋求私利的现状下，珍贵版本的访求难上加难。本书收录109种古籍书影，虽不能尽善尽美，但已经殚精竭虑，尽呈所能，半数以上都是行业内难以见到的古籍。将如此众多珍贵底本展示给读者，凸显了本书的特色。

学术研究到了一定水平，学者最大的心愿便是阅读原书，求索珍本。石院士、出版社倾尽心力，决心以版本取胜，凸显特色。特别是为了方便学者研究，对一些版本的选择独具匠心，如《针灸甲乙经》，校订者在拥有近10种版本的基础上，大胆选用明代蓝格抄本，就是为学界提供珍稀而不普及的资料。

此外，本书首次刊行面世的，有不少是最新发现的孤本或海外珍藏本，有些版本连《中国中医古籍总目》等目录学著作中都未曾收录。例如：

《铜人腧穴针灸图经》三卷，明正统八年（1443）刻本，该版本为明代早期刻本，仅存孤本，藏于法国国家图书馆。而国内现存最早版本为明代天启年间（1621年后）三多斋刻本。

《神农皇帝真传针灸经》与《神农皇帝真传针灸图》合编，著者不详，成书于明代。此二书国内无传本，无著录，仅日本国立公文书馆内阁文库及京都大学图书馆各有一抄本，亦为本书访得。

《十四经穴歌》，未见著录，《中国中医古籍总目》等中医目录学著作亦无著录。本书收载底本为我国台湾图书馆所藏清代精抄本。

《针灸集书》，成书于明正德十年（1515）。书中"小易赋"则是已经失传的珍贵资料。卷下"经络起止腧穴交会图解"，以十四经为单位，介绍循行部位和所属腧穴。此与《针灸资生经》等前代针灸书以身体部位排列腧穴的方式有明显不同。本书国内仅存残本（明刻朝鲜刊本卷下）一册，足本仅有日本国立公文书馆藏江户时期抄本一部，故本书所收实际上就是孤本，弥足珍贵，亦为首发。

《十四经合参》，国内失传，《中医联合目录》《中国中医古籍总目》等目录学著作均未著录，现仅存抄本为当今孤本，藏于日本宫内厅书陵部。此次依照该本影印刊出。

《经络考略》，清抄孤本，《中医联合目录》《中国中医古籍总目》等目录学著作均无著录。原书有多处缺文、缺页、装订错误导致的错简，现均已据相关资料补出或乙正。

《节穴身镜》二卷，张星余撰。张氏生平里籍无考，书成何时亦无考。但该书第一篇序言作者为"娄东李继贞"，李氏乃明万历年间兵部侍郎兼右都御史，其余两篇序言亦多次提及"大中丞李公"，则此书必成于万历崇祯年间无疑。惜世无传承，现仅有孤抄本存世，抄年不详。本书首次整理出版。

《经穴指掌图》，湖南中医药大学图书馆藏有明崇祯十二年（1639）抄本残卷18页。现访得日本国立公文书馆内阁文库藏有明崇祯年华亭施衙啬斋藏板，属全帙。本书即以该版录出并点校刊印。

《凌门传授铜人指穴》未见文献著录，仅存抄本。本书首次点校。

《治病针法》是《医学统宗》之一种。《医学统宗》目前国内仅存残本一部。现访得日本京都大学图书馆藏明隆庆三年（1569）刊本，属全帙，今以此本出版。

《针灸法总要》，抄本，越南阮朝明命八年（1827）作品。藏越南国家图书馆。国内无著录，本书首次刊出。

《选针三要集》一卷，日本杉山和一著，约成书于日本明治二十年（1887）。国内仅有1937年东方针灸书局铅印本及《皇汉医学丛书》等排印本。今据富士川家藏本抄本影印。

《针灸捷径》两卷，约成书于明代正统至成化年间（1439—1487）。本书未见于我国古籍著录，亦未见藏本记载。书中有现存最早以病证为纲的针灸图谱，颇具临床价值，亦合乎书名"捷径"之称。此次刊印，以日本宫内厅藏明正德嘉靖间建阳刊本为底本，该藏本为海外孤本，有较高的针灸文献学价值。

《太平圣惠方·针灸》，本书采用宋代刻（配抄）本为底本，该版本极其珍贵，此次是该版本首次以印刷品形式面世。

以上所列书目，或首次面世，或版本宝贵，仅此一项，已无愧于学界，造福读者。

三、针灸文献的学术传承和素质养成

目前中医药领域西化严重，一切上升渠道都要凭借实验研究、临床研究，而文献整理挖掘研究的现状，只能用"惨不忍睹"来形容。俗语有"心不在焉"之譬，原本形容不学无术之人，本书编纂之初，文献专业的研究生居然实证了这个俗语：交来的稿子中，所有的"焉"字全都录作"马"字！而且不是个别人！此情此景，看似搞笑，实则心酸。

通过4年多的工作，老师们不断审核，学生们不断修改，目前的书稿，至少在繁体字识读上，参与者的水平与4年前判若两人。实践出真知，实战锻炼人，本书编委会所有成员有共同体会：在当前的学术大环境下，此书并不能带来业绩，然而增长学问，养成素质，却是实验研

究和SCI论文中得不到的。

文献、文化研究的学术氛围，目前依然不是很景气。本书编纂一半之时，本人年届退休，因有重大项目在身，必须完成后方可离任，书记因此热情挽留，约谈返聘，然最终还是不了了之，其中因果未明。本书编纂也因此陷入困境。所幸上海中医药大学青睐，礼聘于我，在人力、物力上大力支持，梁尚华、陈丽云两位执行主编亲力亲为，彰显了一流大学重视人才的气度和心胸，也使得本书得以顺利完成。谨此向上海中医药大学致敬、致谢！

成稿之余，颇有感慨，现代人多称"医者仁心"，其实，仅仅靠"仁心"是当不好医生的。明代裴一中在《言医·序》中言："学不贯古今，识不通天人，才不近仙，心不近佛者，宁耕田织布取衣食耳，断不可作医以误世。"本书所收所有古籍，都可以让我们学贯古今，识通天人，有神仙之能，有慈悲之心，成为一名真正的医者。

上海中医药大学科技人文研究院教授
《中国针灸大成》执行主编　王旭东
2020年12月20日

目录

十一脉灸经 / 〇〇一

素问·针灸 / 〇一三

素问遗篇·刺法论 / 三〇七

灵枢·针灸 / 三四一

十一脉灸经

马王堆出土帛书

春秋·佚名 撰　王旭东 校订

　　《足臂十一脉灸经》《阴阳十一脉灸经》，合称《十一脉灸经》，帛书，1972—1974年出土于马王堆三号汉墓，墓葬时间为汉文帝十二年（公元前169年），是现存最早的针灸经络学著作，约成书于春秋时期。这两部著作较全面地记载了人体十一条经脉循行路线及所主疾病，其治疗方法则只有灸法。

　　《足臂十一脉灸经》成书稍早，该书以"足"表示下肢经脉，足经共有6条；以"臂"表示上肢经脉，臂经共有5条。足臂十一经脉的排列顺序是先足后臂，经脉循行则从四肢末端到胸腹或头面。该书所治病种78种，病种排列无规律，说明当时尚未对疾病进行分类。

　　《阴阳十一脉灸经》有两种文体，被考古专家分别命名为"甲本""乙本"。与《足臂十一脉灸经》比较，该书内容有较多补充和调整，十一脉的循行路线、主治疾病的论述更为成熟和系统，应该是对《足臂十一脉灸经》的完善和扩充，因此，其撰成时间要晚于《足臂十一脉灸经》。此书确定了先阴脉后阳脉的走行原则和排列次序，但却改变了《足臂十一脉灸经》从四肢向躯干头面行走的总体原则，其中的"肩脉"和足少阴经却反向行走，是由头或少腹部走向四肢末端。此外，该书将所治病种扩充为147种，并且有了"是动病""所生病"的原始分类。

　　这两部早期的经络学著作反映了汉代以前对生理和疾病的认知状态，与后来发达的中医理论比较，呈现的经脉形态非常原始，还没有形成上下纵横联络成网的经络系统，但是却可以明确看出《十一脉灸经》与《灵枢·经脉》篇中十二经脉理论有密切的渊源关系，是《灵枢》经络学的祖本，为了解《黄帝内经》成书前的经络形态提供了宝贵的资料。

　　以下文本，参考多位文献学、考古学专家的辨识成果，诸古字均律为今字，不出注释。

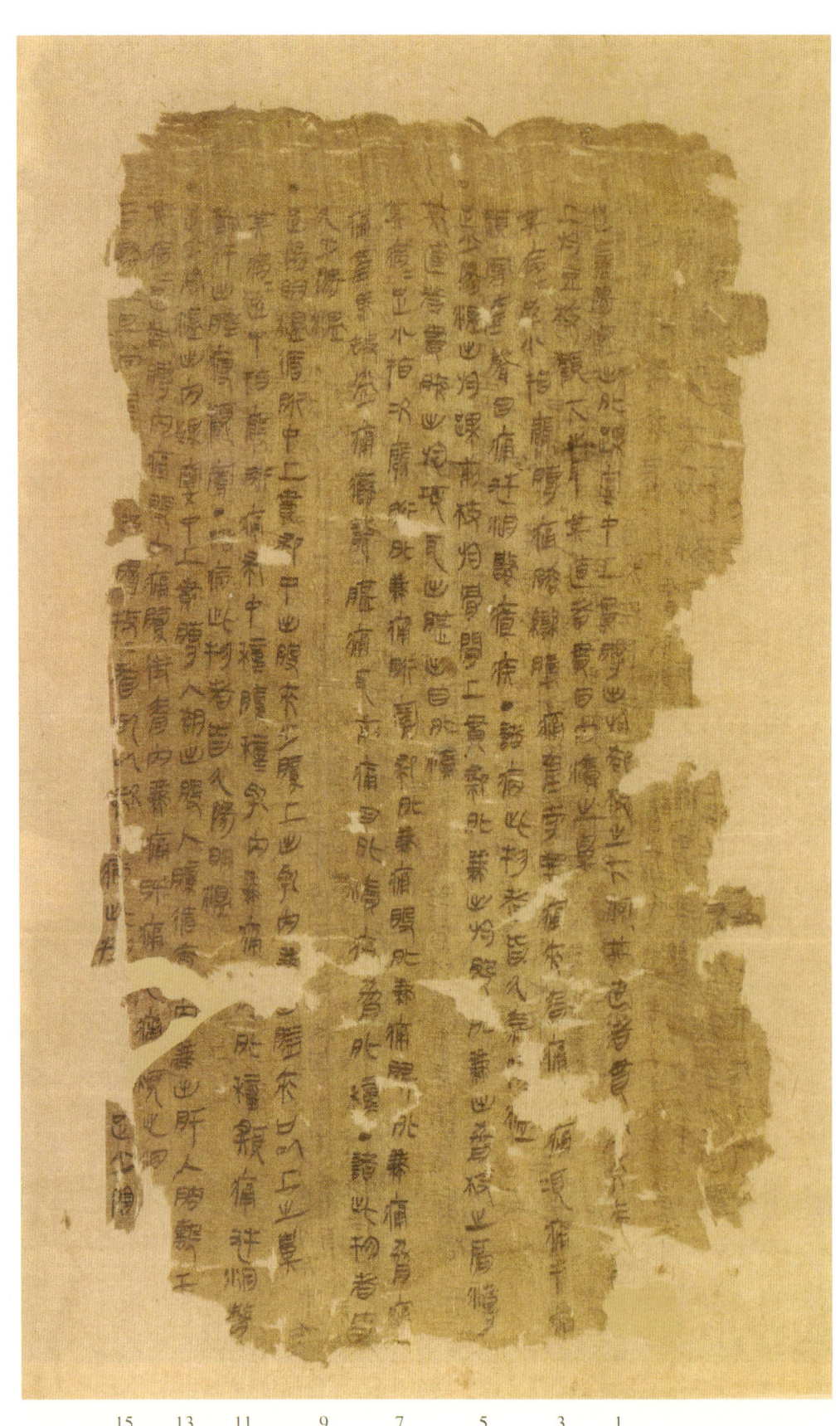

足臂十一脉灸经

足

足太阳脉：出外踝娄中，上贯腨，出于郄；枝之，下臀；其直者，贯臀，挟脊，出项，上于头；枝颜下，之耳；其直者，贯目内眦，之鼻。其病：病足小指废，腨痛，郄挛，脽痛，产痔，腰痛，挟脊痛，头痛，项痛，手痛，颜寒，产聋，目痛，鼽衄，数癫疾。诸病此物者，皆灸太阳脉。

足少阳脉：出于踝前，枝于骨间，上贯膝外廉，出于股外廉，出胁；枝之肩髆；其直者，贯腋，出于项、耳，出枕，出目外眦。其病：病足小指、次指废，胻外廉痛，胻寒，膝外廉痛，股外廉痛，髀外廉痛，胁痛，□痛，产马，缺盆痛，瘘，聋，枕痛，耳前痛，目外眦痛，胁外肿。诸病此物者，皆灸少阳脉。

足阳明脉：循胻中，上贯膝中，出股，挟少腹，上出乳内廉，出嗌，挟口以上，之鼻。其病：病足中指废，胻痛，膝中肿，腹肿，乳内廉痛，□外肿，颧痛，鼽衄，数热，汗出，脞瘦，颜寒。诸病此物者，皆灸阳明脉。

足少阴脉：出内踝娄中，上贯腨，入郄，出股，入腹，循脊内廉，出肝，入胠，系舌本。其病：病足热，腨内痛，股内痛，腹街、脊内廉痛，肝痛，心痛，烦心，咽□，□□□，舌坼，□，瘅，上气，□□数喝，默默嗜卧以咳。诸病此物者，皆灸足少阴脉。

足太阴脉：出大指内廉骨际，出内踝上廉，循胻内廉，上膝内廉，出股内廉。其病：病足大指废，胻内廉痛，股内痛，腹痛，腹胀，复□，不嗜食，善噫，心烦，善肘。诸病此物者，皆灸足太阴脉。

足厥阴脉：循大指间，以上出胻内廉，上八寸，交太阴脉，循股内，上入脞间。其病：病胻瘦，多溺，嗜饮，足跗肿，疾痹。诸病此物者，皆灸厥阴脉。

遍有此五病者，又烦心，死。三阴之病乱，不过十日死。循脉如三人参舂，不过三日死。脉绝如食顷，不过三日死。烦心，又腹胀，死。不得卧，又烦心，死。溏泄恒出，死。三阴病杂以阳病，可治。阳病背如流汤，死。阳病折骨绝筋而无阴病，不死。

臂

臂太阴脉：循筋上廉，以走臑内，出腋内廉，之心。其病：心痛，心烦而噫。诸病此物者，皆灸臂太阴脉。

臂少阴脉：循筋下廉，出臑内下廉，出腋，凑胁。其病：胁痛。诸病此物者，皆灸臂少阴脉。

臂太阳脉：出小指，循骨下廉，出臑下廉，出肩外廉，出项，□目。其病：外眦痛，□臂外廉痛。诸病此物者，皆灸臂太阳脉。

臂少阳脉：出中指，循臂上骨下廉，凑耳。其病：产聋，颊痛。诸病此物者，皆灸臂少阳之脉。

臂阳明脉：出中指间，循骨上廉，出臑外廉上，凑枕，之口。其病：病齿痛，□□□□。诸病此物者，皆灸臂阳明脉。

上足脉六、手脉五。

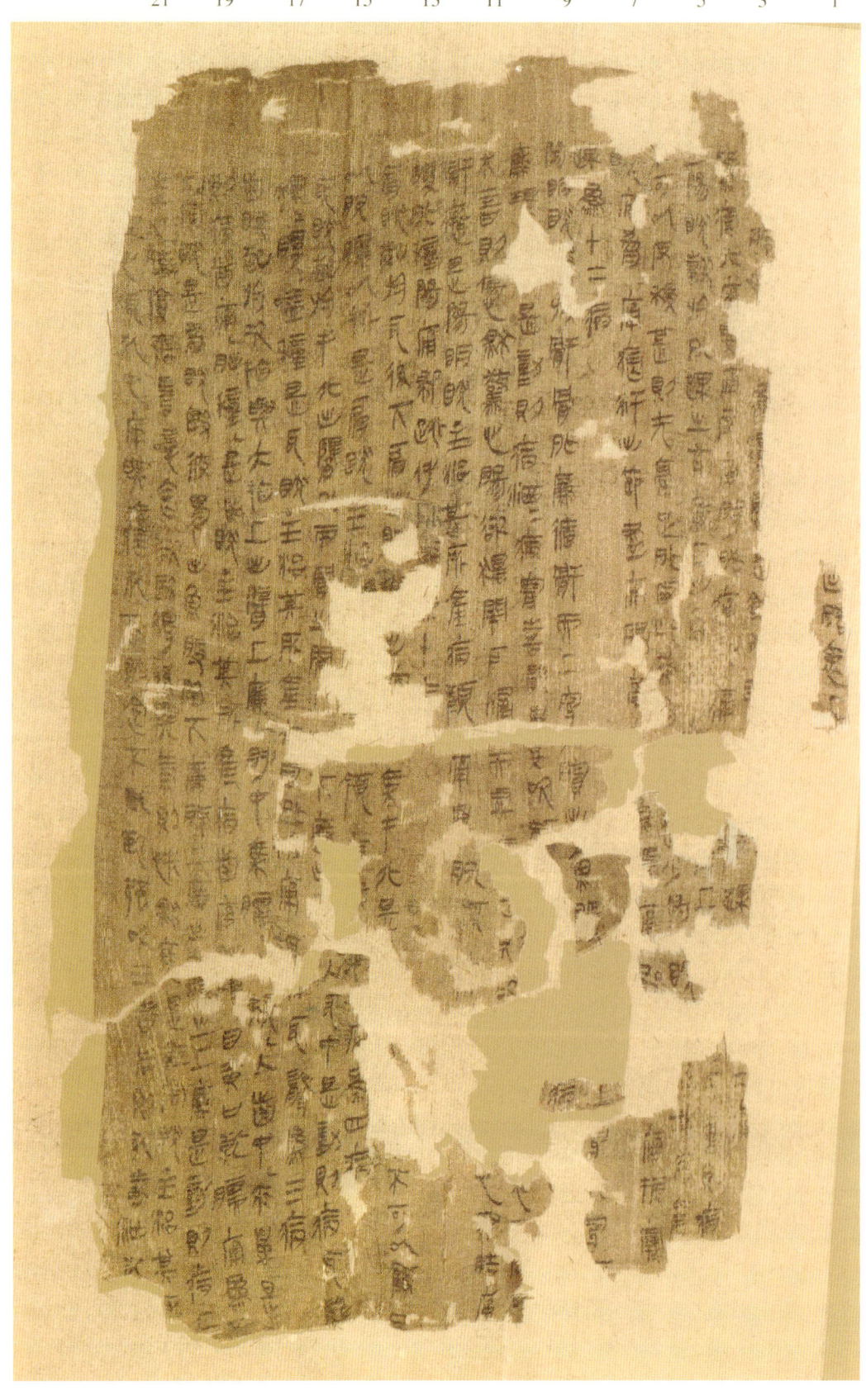

阴阳十一脉灸经（甲本）

钜阳脉：系于踵外踝娄中，出郄中，上穿臀，出厌中，挟脊，出于项，上头角，下颜，挟鼽，系目内廉。是动则病：冲头，目似脱，项似伐，胸痛，腰似折，髀不可以运，郄如结，腨如裂，此为踵蹶，是钜阳脉主治。其所产病：头痛，耳聋，项痛，耳强，疟，背痛，腰痛，尻痛，痔，郄痛，腨痛，足小指痹，为十二病。

少阳脉：系于外踝之前廉，上出鱼股之外，出胁上，出耳前。是动则病：心与胁痛，不可以反侧，甚则无膏，足外反，此为阳厥，是少阳脉主治。其所产病：口痛，颈痛，头颈痛，胁痛，疟，汗出，节尽痛，髀外廉痛，鱼股痛，膝外廉痛，振寒，足中指踝痹，为十二病。

阳明脉：系于骭骨外廉，循骭而上，穿膑，出鱼股之廉，上穿乳，穿颊，出目外廉，环颜。是动则病：洒洒病寒，喜伸，数欠，颜黑，病肿，病至则恶人与火，闻木音则惕然惊，心惕，欲独闭户牖而处，病甚则欲登高而歌，弃衣而走，此为骭厥，是阳明脉主治。其所产病：颜痛，鼻鼽，颔颈痛，乳痛，心与胠痛，腹外肿，肠痛，膝跳，跗上痹，为十病。

肩脉：起于耳后，下肩，出臑外廉，出臂外，腕上，乘手背。是动则病：颔肿痛，不可以顾，肩似脱，臑似折，是肩脉主治。其所产病：颔痛，喉痹，臂痛，肘外痛，为四病。

耳脉：起于手背，出臂外两骨之间，上骨下廉，出肘中，入耳中。是动则病：耳聋辉辉𦡳𦡳，嗌肿，是耳脉主治。其所产病：目外眦痛，颊痛，耳聋，为三病。

齿脉：起于次指与大指上，出臂上廉，入肘中，乘臑，穿颊，入齿中，挟鼻。是动则病：齿痛，𩒿肿，是齿脉主治。其所产病：齿痛，𩒿肿，目黄，口干，臑痛，为五病。

钜阴脉：是胃脉也。被胃，下出鱼股阴下廉，腨上廉，出内踝之上廉。是动则病：上当走心，使腹胀，善噫，食则欲呕，得后与气则快然衰，是钜阴脉主治。其所产病：独心烦，死；心痛与腹胀，死；不能食，不能卧，强欠，三者同则死；溏泄，死；水与

闭同则死，为十病。

厥阴脉：系于足大指丛毛之上，乘足跗上廉，去内踝一寸，上踝五寸而出太阴之后，上出鱼股内廉，触少腹，大眦旁。是动则病：丈夫则㿉疝，妇人则少腹肿，腰痛不可以仰，甚则嗌干，面疵，是厥阴脉主治。其所产病：热中，癃，㿉，偏疝，为五病。五病有而心烦，死，勿治也。有阳脉与之俱病，可治也。

少阴脉：系于内踝外廉，穿腨，出郄中央，上穿脊之内廉，系于肾，挟舌本。是动则病：喝喝如喘，坐而起则目瞙如毋见，心如悬，病饥，气不足，善怒，心惕，恐人将捕之，不欲食，面黯若炲色，咳则有血，此为骨厥，是少阴脉主治。其所产病：口热舌坼，嗌干，上气，噎，嗌中痛，瘅，嗜卧，咳，瘖，为十病。少阴之脉，灸则强食，产肉，缓带，被发，大杖，重履而步，灸几息则病已矣。

臂钜阴脉：在于手掌中，出内阴两骨之间，上骨下廉，筋之上，出臂内阴，入心中。是动则病：心彭彭如痛，缺盆痛，甚则交两手而战，此为臂厥，是臂钜阴脉主治。其所产病：胸痛，肩痛，心痛，四末痛，瘕，为五病。

臂少阴脉：起于臂两骨之间，下骨上廉，筋之下，出臑内阴，入心中。是动则病：心痛，嗌干，渴欲饮，此为臂厥，是臂少阴脉主治。其所产病：胁痛，为一病。

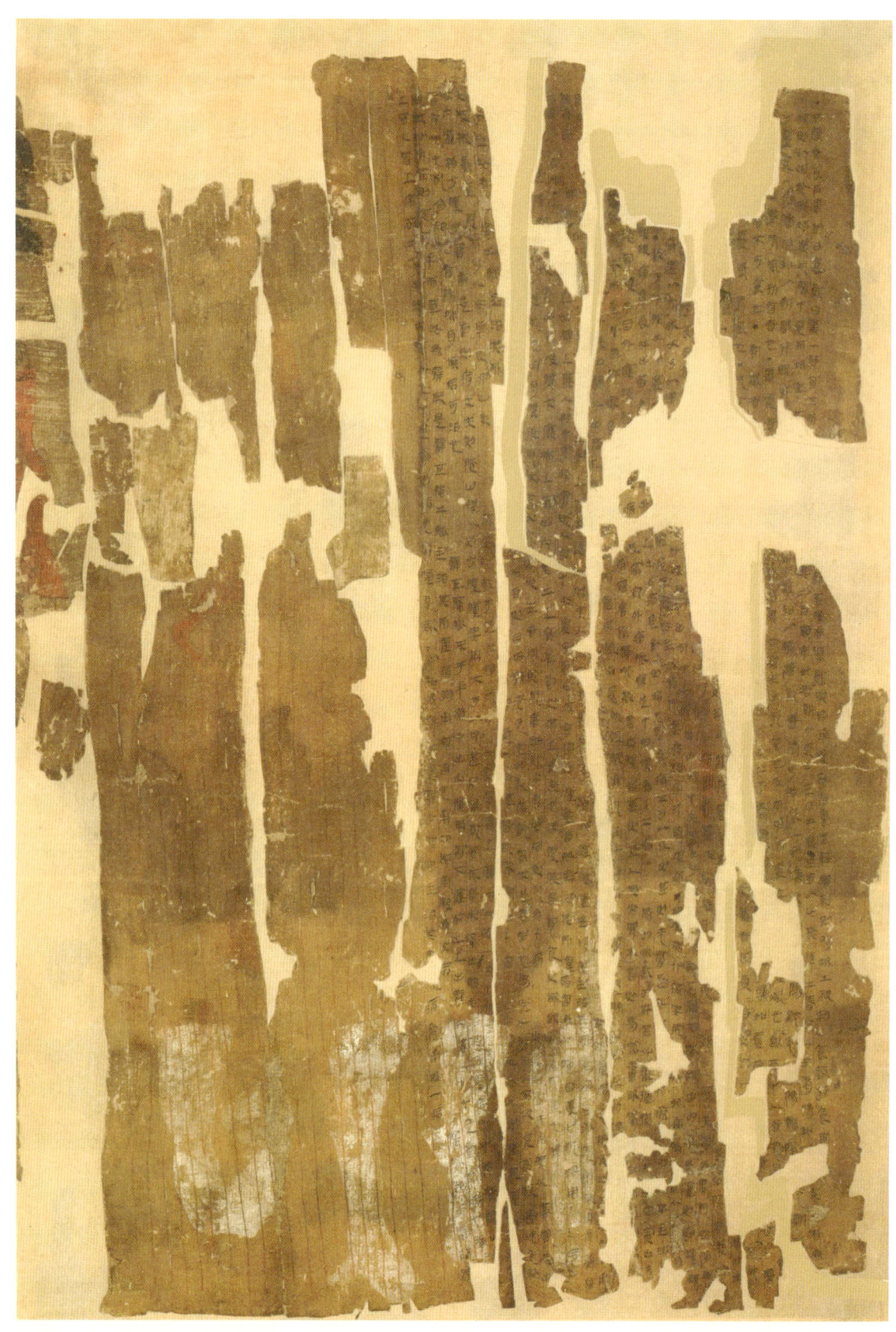

阴阳十一脉灸经（乙本）

钜阳脉：系于踵外踝娄中，出郄中，上穿臀，出厌中，挟脊，出于项，上头角，下颜，挟鼽，系目内廉。是动则病：冲头，目似脱，项似伐，胸痛，腰似折，髀不可以运，郄如结，腨如裂，此为踵蹶，是钜阳脉主治。其所产病：头痛，耳聋，项痛，耳彊，疟，背痛，腰痛，尻痛，痔，郄痛，腨痛，足小指痹，为十二病。

少阳脉：系于外踝之前廉，上出鱼股之外，出胁上，出耳前。是动则病：心与胁痛，不可以反侧，甚则无膏，足外反，此为阳厥，是少阳脉主治。其所产病：口痛，颈痛，头颈痛，胁痛，疟，汗出，节尽痛，髀外廉痛，股痛，膝外廉痛，振寒，足中指痹，为十二病。

阳明脉：系于骭骨外廉，循骭骨而上，穿膑，出鱼股之廉，上穿乳，穿颊，出目外廉，环颜。是动则病：洒洒病寒，喜伸，数欠，颜黑，病肿，病至则恶人与火，闻木音则惕然惊，欲独闭户牖而处，病甚则欲乘高而歌，弃衣而走，此为骭厥，是阳明脉主治。其所产病：颜痛，鼻鼽，颔颈痛，乳痛，心与胠痛，腹外肿，肠痛，膝、足痿痹，为十病。

肩脉：起于耳后，下肩，出臑外廉，出臂外，出指上廉。是动则病：颔肿痛，不可以顾，肩似脱，臑似折，是肩脉主治。其所产病：颔痛，喉痹，臂痛，肘痛，为四病。耳脉：起于手背，出臂外两骨之间，上骨下廉，出肘中，入耳中。是动则病：耳聋煇煇諄諄，嗌肿，是耳脉主治。其所产病：目外眦痛，颊痛，耳聋，为三病。齿脉：起于次指与大指上，出臂上廉，入肘中，乘臑，穿颊，入齿中，挟鼻。是动则病：齿痛，䪼肿，是齿脉主治。其所产病：齿痛，䪼肿，目黄，口干，臑痛，为五病。

钜阴脉：是胃脉也。被胃，下出鱼股阴下廉，腨上廉，出内踝之上廉。是动则病：上当走心，使腹胀，善噫，食则欲呕，得后与气则快然衰，是钜阴脉主治。其所产病：独心烦，死；心痛与腹胀，死；不能食，不卧，强欠，三者同则死；溏泄，死；水与闭同则死，为十病。

少阴脉：系于内踝外廉，穿腨，出郄中央，上穿脊之内廉，系于肾，挟舌本。是动则病：悒悒如喘，坐而起则目茫然无见，心如绝，病饥，气不足，善怒，心惕，恐人将捕之，不欲食，面黯若地色，咳则有血，此为骨厥，是少阴之脉主治。其所产病：口热，舌坼，嗌干，上气，噎，嗌中痛，瘅，嗜卧，咳，瘖，为十病。少阴之脉，灸则强食，产肉，缓带，大杖，被发，重履而步，灸希息则病已矣。

厥阴脉：系于足大指丛毛之上，乘足跗上廉，去内踝一寸，上踝五寸而出太阴之后，上出鱼股内廉，触少腹，大眦旁。是动则病：丈夫则㿉疝，妇人则少腹肿，腰痛不可以仰，甚则嗌干，面疵，是厥阴之脉主治。其所产病：热中，癃，㿉，偏疝，为五病。五病有而心烦，死，勿治也；有阳脉与之俱病，可治也。

臂钜阴脉：在于手掌中，出内阴两骨之间，上骨下廉，筋之上，出臂内阴，入心中。是动则病：心滂滂如痛，缺盆痛，甚则交两手而战，此为臂厥，是臂钜阴之脉主治。其所产病：胸痛，肩痛，心痛，四肢痛，瘕，为五病。

臂少阴脉：起于臂两骨之间，下骨上廉，筋之下，出臑内阴，入心中。是动则病：心痛，嗌干，渴欲饮，此为臂厥，是臂少阴脉主治。其所产病：胁痛，为一病。

素问·针灸

传上古·黄帝 撰　唐·王冰 注　卞雅莉 校订

明影宋本

　　《素问》，即《黄帝内经·素问》，九卷八十一篇，是中医最具经典价值的医经著作。传为黄帝及其臣子所著，成书于先秦两汉之际。内容广博而深奥，为中医理论之渊薮。通常多以为《素问》专论阴阳五行、脏象学说、治法治则、天人合一、养生气功等理论，缺少临床治病方法，尤其针灸内容不及《灵枢》。其实《素问》有大量篇章专论针灸，如《热论》《刺热》《疟论》《刺疟》《咳论》《刺腰痛》《痹论》《痿论》《缪刺》等，介绍了六经热病、五脏热病、疟病、咳喘、痹症、痿证等具体病证的针灸诊疗，且有大量经脉循行、针砭灸摩方法的论述，与《灵枢》互为羽翼。本书节选《素问》针灸篇章第八卷至十五卷，以明嘉靖二十九年（1550）顾从德影宋刻本《重广补注黄帝内经素问》（唐代王冰注）为底本。

重广补注黄帝内经素问卷第八

启玄子次注林亿孙奇高保衡等奉敕
校正孙兆重改误

宝命全形论　八正神明论　离合真邪论　通评虚实论　太阴阳明论　阳明脉解

宝命全形论第二十五新校正云：按全元起本在第六卷，名《刺禁》。

黄帝问曰：天覆地载，万物悉备，莫贵于人，人以天地之气，生四时之法成。天以德流，地以气化，德气相合，而乃生焉。易曰：天地氤氲，万物化醇，此之谓也。则假以温凉寒暑，生长收藏，四时运行，而方成立。君王众庶，尽欲全形贵贱虽殊，然其宝命一矣，故好生恶死者，贵贱之常情也。形之疾病，莫知其情，留淫日深，着于骨髓，心私虑之。

新校正云：按《太素》虑作患。余欲针除其疾病，为之奈何？虚邪之中人微，先见于色，不知于身，有形无形，故莫知其情状也，留而不去，淫衍日深，邪气袭虚，故着于骨髓。帝矜不度，故请行其针。新校正云：按别本不度作不庶。

岐伯对曰：夫盐之味咸者，其气令器津泄。咸，谓盐之味苦浸淫而润物者也。夫咸为苦而生，咸从水而有水也，润下而苦泄，故能令器中水津液润渗泄焉。凡虚中而受物者，皆谓之器，其于体外则谓阴囊，其于身中所同则谓膀胱矣。然以病配于五藏，则心气伏于肾中而不去，乃为是矣。何者？肾象水而味咸，心含火而味苦，苦流汗液，咸走胞囊，火为水持，故阴囊之外津润如汗，而渗泄不止也。凡咸之为气，天阴则润，在土则浮，在人则囊湿而皮肤剥起。弦绝者，其音嘶败阴囊津泄而脉弦绝者，诊当言音嘶嗄，败易旧声尔。何者？肝气伤也，肝气伤则金本缺，金本缺则肺气不全，肺主音声，故言音嘶嗄。木敷者其叶发。敷，布也。言木气散布外荣于所部者，其病当发于肺叶之中也。何者？以木气发散故也。《平人气象论》曰：藏真散于肝。肝又合木也。病深者其声哕哕，谓声浊恶也。肺藏恶血，故如是。人有此三者，是谓坏府。府，谓胸也。以肺处胸中故也。坏，谓损坏其府而取病也。《抱朴子》云：仲景开胸以纳赤饼。由此则胸可启之而取病矣。三者，谓脉弦绝，肺叶发，声浊哕。毒药无治，短针无取。此皆绝皮伤肉，血气争黑。病内溃于肺中，故毒药无治。外不在于经络，故短针无取。是以绝皮伤肉，乃可攻之。以恶血久与肺气交争，故当血见而色黑也。新校正云：详岐伯之对，与黄帝所问不相当。别按《太素》云：夫盐之味咸者，其气令器津泄；弦绝者，其音嘶败；木陈者，其叶落；病深者，其声哕。人有此三者，是谓坏府，毒药无治，短针无取。此皆绝皮伤肉，血气争黑。三字与此经不同，而注意大异。杨上善注云：言欲知病征者，须知其候。盐之在于器中，津液泄于外，见津而知盐之有咸也；声嘶，知琴瑟之弦将绝；叶落者，知陈木之已尽。举此三物衰坏之征，以比声哕识病深之候。人有声哕同三譬者，是为府坏之候。中府坏者，病之深也。其病既深，故针药不能取，以其皮肉血气各不相得故也。再详上善作此等注义，方与黄帝上下问答，义相贯穿。王氏解盐咸器津，义虽渊微，至于注弦绝音嘶，木敷叶发，殊不与帝问相协，考之不若杨义之得多也。

帝曰：余念其痛，心为之乱惑反甚，其病不可更代，百姓闻之，以为残贼，为之奈何？残，谓残害。贼，谓损劫。言恐涉于不仁，致慊于黎庶也。

岐伯曰：夫人生于地，悬命于天，天地合气，命之曰人。形假物成，故生于地。命惟天赋，故悬于天。德气同归，故谓之人也。《灵枢经》曰：天之在我者德，地之在我者气，德流气薄而生者也。然德者，道之用；气者，生之母也。人能应四时者，天地为之父母。人能应四时和气而养生者，天地恒畜养之，故为父母。《四气调神大论》曰：夫四时阴阳者，万物之根本也，所以圣人春夏养阳，秋冬养阴，以从其根，故与万物沉浮于生长之门也。知万物者，谓之天子。知万物之根本者，天地常育养之，故谓曰天之子。天有阴阳，人有十二节。节，谓节气。外所以应十二月，内所以主十二经脉也。天有寒暑，人有虚实。寒暑有盛衰之纪，虚实表多少之殊，故人以虚实应天寒暑也。能经天地阴阳之化者，不失四时；知十二节之理者，圣智不能欺也。经，常也。言能常应顺天地阴阳之道而修养者，则合四时生长之宜。能知十二节气之所迁至者，虽圣智亦不欺侮而奉行之也。能存八动之变，五胜更立；能达虚实之数者，独出独入，呿吟至微，秋毫在目。存，谓心存。达，谓明达。呿，谓欠呿。吟，谓吟叹。秋毫在目，言细必察也。八动，谓八节之风变动。五胜，谓五行之气相胜。立，谓当其王时。变，谓气至而变易。知是三者，则应效明著，速犹影响，皆神之独出独入，亦非鬼灵能召遣也。新校正云：按杨上善云：呿，谓露齿出气。

帝曰：人生有形，不离阴阳，天地合气，别为九野，分为四时，月有小大，日有短长，万物并至，不可胜量，虚实呿吟，敢问其方？请说用针之意。

岐伯曰：木得金而伐，火得水而灭，土得木而达，金得火而缺，水得土而绝，万物尽然，不可胜竭。达，通也。言物类虽不可竭尽而数，要之皆如五行之气，而有胜负之性分尔。故针有悬布天下者五，黔首共余食，莫知之也。言针之道，有若高悬示人，彰布于天下者五矣。而百姓共知余食，咸弃蔑之，不务于本，而崇乎末，莫知真要深在其中。所谓五者，次如下句：新校正云：按全元起本余食作饱食。注云：人愚不解阴阳，不知针之妙，饱食终日，莫能知其妙益。又《太素》作饮食。杨上善注云：黔首共服用此道，然不能得其意。一曰治神。专精其心，不妄动乱也。所以云手如握虎，神无营于众物，盖欲调治精神，专其心也。新校正云：按杨上善云：存生之道，知此五者，以为摄养，可得长生也。魂神意魄志，以神为主，故皆名神，欲为针者，先须治神。故人无悲哀动中，则魂不伤，肝得无病，秋无难也；无怵惕思虑，则神不伤，心得无病，冬无难也；无愁忧不解，则意不伤，脾得无病，春无难也；无喜乐不极，则魄不伤，肺得无病，夏无难也；无盛怒者，则志不伤，肾得无病，季夏无难也。是以五过不起于心，则神清性明；五神各安其藏，则寿延遐算也。二曰知养身。知养己身之法，亦如养人之道矣。《阴阳应象大论》曰：用针者，以我知彼，用之不殆。此之谓也。新校正云：按《太素》身作形。杨上善云：饮食男女，节之以限，风寒暑湿，摄之以时，有异单豹外凋之害，即内养形也。实慈恕以爱人，和尘劳而不迹，有殊张毅高门之伤，即外养形也。内外之养周备，则不求生而久生，无期寿而长寿，此则针布养形之极也。玄元皇帝曰：太上养神，其次养形。详王氏之注，专治神养身于用针之际，其说甚狭，不若上善之说为优。若必以此五者解为用针之际，则下文知毒药为真，王氏亦不专用针为解也。三曰知毒药为真。毒药攻邪，顺宜而用，正真之道，其在兹乎？四曰制砭石小大。古者以砭石为针，故不举九针，但言砭石尔。当制其大小者，随病所宜而用之。新校正云：按全元起云：砭石者，是古外治之法，有三名：一针石，二砭石，三镵石，其实一也。古来未能铸铁，故用石为针，故名之针石。言工必砥砺锋利，制其小大之形，与病相当。黄帝造九针，以代镵石，上古之治者，各随方所宜，东方之人多痈肿聚结，故砭石生于东方。五曰知府藏血气之诊。诸阳为府，诸阴为藏，故《血气形志篇》曰：太阳多血少气，少阳少血多气，阳明多气多血，少阴少血多气，厥阴多血少气，太阴多气少血。是以刺阳明出血气，刺太阳出血恶气，刺少阳出气恶血，刺太阴出气恶血，刺少阴出气恶血，刺厥阴出血恶气也。精知多少，则补泻万全。五法俱立，各有所先。事宜则应者先用。今末世之刺也，虚者实之，满者泄之，此皆众工所共知也。若夫法天则地，随应而动，和之者若响，随之者若影，道无鬼神，独来独往。随应而动，言其效也。若影若响，言其近也。夫如影之随形，响之应声，岂复有鬼神之召遣耶？盖由随应而动之自得尔。

帝曰：愿闻其道。

岐伯曰：凡刺之真，必先治神，专其精神，寂无动乱，刺之真要，其在斯焉。五藏已定，九候已备，后乃存针。先定五藏之脉，备循九候之诊，而有太过不及者，然后乃存意于用针之法。众脉不见，众凶弗闻，外内相得，无以形先，众脉，谓七诊之脉。众凶，谓五藏相乘。外内相得，言形气相得也。无以形先，言不以己形之衰盛寒温，料病人之形气使同于己也。故下文曰：可玩往来，乃施于人。玩，谓玩弄，言精熟也。《标本病传论》曰：谨熟阴阳，无与众谋。此其类也。新校正云：按此文出《阴阳别论》，此云《标本病传论》者，误也。人有虚实，五虚勿近，五实勿远。至其当发，间不容瞚。人之虚实，非其远近而有之，盖由血气一时之盈缩尔。然其未发，则如云垂而视之可久；至其发也，则如电灭而指所不及。迟速之殊，殊有如此矣。新校正云：按《甲乙经》瞋作瞑。全元起本及《太素》作眴。**手动若务，针耀而匀，**手动用针，心如专务于一事也。《针经》曰：一其形，听其动静，而知邪正。此之谓也。针耀而匀，谓针形光净而上下匀平。**静意视义，观适之变。是谓冥冥，莫知其形，**冥冥，言血气变化之不可见也。故静意视息，以义斟酌，观所调适经脉之变易尔。虽且针下用意精微而测量之，犹不知变易形容谁为其象也。新校正云：按《八正神明论》云：观其冥冥者，言形气荣卫之不形于外，而工独知之，以日之寒温，月之虚盛，四时气之浮沉，参伍相合而调之，工常先见之，然而不形于外，故曰观于冥冥焉。**见其乌乌，见其稷稷，从见其飞，不知其谁。**乌乌，叹其气至。稷稷，嗟其已应。言所针得失，如从空中见飞鸟之往来，岂复知其所使之元主耶！是但见经脉盈虚而为信，亦不知其谁之所召遣尔。**伏如横弩，起如发机。**血气之未应针，则伏如横弩之安静；其应针也，则起如机发之迅疾。

帝曰：何如而虚？何如而实？言血气既伏如横弩，起如发机，然其虚实岂留呼而可为准定耶？虚实之形，何如而约之？

岐伯曰：刺虚者须其实，刺实者须其虚，言要以气至有效而为约，不必守息数而为定法也。经气已至，慎守勿失，无变法而失经气也。深浅在志，远近若一，如临深渊，手如握虎，神无营于众物。言精心专一也。所针经脉，虽深浅不同，然其补泻皆如一俞之专意，故手如握虎，神不外营焉。新校正云：按《针解论》云：刺实须其虚者，留针阴气隆至，乃去针也。刺虚须其实者，阳气隆至，针下热，乃去针也。经气已至，慎守勿失者，勿变更也。深浅在志者，知病之内外也。远近如一者，深浅其候等也。如临深渊者，不敢堕也。手如握虎者，欲其壮也。神无营于众物者，静志观病人，无左右视也。

八正神明论篇第二十六

新校正云：按全元起本在第二卷。又与《太素·知官能篇》大意同，文势小异。

黄帝问曰：用针之服，必有法则焉，今何法何则？服，事也。法，象也。则，准也，约也。

岐伯对曰：法天则地，合以天光。谓合日月星辰之行度。

帝曰：愿卒闻之。

岐伯曰：凡刺之法，必候日月星辰四时八正之气，气定乃刺之。候日月者，谓候日之寒温，月之空满也。星辰者，谓先知二十八宿之分，应水漏刻者也。略而言之，常以日加之于宿上，则知人气在太阳否，日行一舍，人气在三阳与阴分矣。细而言之，从房至毕十四宿，水下五十刻，半日之度也。从昴至心亦十四宿，水下五十刻，终日之度也。是故从房至毕者为阳，从昴至心者为阴。阳主昼，阴主夜也。凡日行一舍，故水下三刻与七分刻之四也。《灵枢经》曰：水下一刻，人气在太阳；水下二刻，人气在少阳；水下三刻，人气在阳明；水下四刻，人气在阴分。水下不止，气行亦尔。又曰：日行一舍，人气行于身一周与十分身之八；日行二舍，人气行于身三周与十分身之六；日行三舍，人气行于身五周与十分身之四；日行四舍，人气行于身七周与十分身之二；日行五舍，人气行于身九周。然日行二十八舍，人气亦行于身五十周与十分身之四。由是故必候日月星辰也。四时八正之气者，谓四时正气、八节之风来朝于太一者也，谨候其气之所在而刺之。气定乃刺之者，谓八节之风气静定，乃可以刺经脉，调虚实也。故《历忌》云：八节前后各五日，不可刺灸，凶。是则谓气未定，故不可灸刺也。新校正云：按八节风朝太一，具《天元玉册》中。是故天温日明，则人血淖液而卫气浮，故血易泻，气易行；天寒日阴，则人血凝泣而卫气沉。泣，谓如水中居雪也。月始生，则血气始精，卫气始行；月郭满，则血气实，肌肉坚；月郭空，则肌肉减，经络虚，卫气去，形独居。是以因天时而调血气也。是以天寒无刺，血凝泣而卫气沉也。天温无疑，血淖液而气易行也。月生无泻，月满无补，月郭空无治，是谓得时而调之。谓得天时也。因天之序，盛虚之时，移光定位，正立而待之。候日迁移，定气所在，南面正立，待气至而调之也。故曰[1]：月生而泻，是谓藏虚；血气弱也。新校正云：按全元起本藏作减。藏当作减。月满而补，血气扬溢，络有留血，命曰重实；络一为经，误。血气盛也。留一为流，非也。月郭空而治，是谓乱经。阴阳相错，真邪不别，沉以留止，外虚内乱，淫邪乃起。气失纪，故淫邪起。

帝曰：星辰八正何候？

岐伯曰：星辰者，所以制日月之行也。制，谓制度。定星辰则可知日月行之制度矣。略而言之，周天二十八宿，三十六分，人气行一周天，凡一千八分。周身十六丈二尺，以应二十八宿，合漏水百刻，都行八百一十丈，以分昼夜也。故人十息，气行六尺，日行二分；二百七十息，气行十六丈二尺，一周于身，水下二刻，日行二十分；五百四十息，气行再周于身，水下四刻，日行四十分；二千七百息，气行十周于身，水下二十刻，日行五宿二十分；一万三千五百息，气行五十周

---

[1] 曰：原作"日"，据文义改。

于身，水下百刻，日行二十八宿也。细而言之，则常以一十周加之一分又十分分之六，乃奇分尽矣。是故星辰所以制日月之行度也。新校正云：详周天二十八宿至日行二十八宿也，本《灵枢》文。今具《甲乙经》中。八正者，所以候八风之虚邪以时至者也。八正，谓八节之正气也。八风者，东方婴儿风，南方大弱风，西方刚风，北方大刚风，东北方凶风，东南方弱风，西南方谋风，西北方折风也。虚邪，谓乘人之虚而为病者也。以时至，谓天应太一移居，以八节之前后，风朝中宫而至者也。新校正云：详太一移居风朝中宫，义具《天元玉册》。四时者，所以分春秋冬夏之气所在，以时调之也。八正之虚邪，而避之勿犯也。四时之气所在者，谓春气在经脉，夏气在孙络，秋气在皮肤，冬气在骨髓也。然触冒虚邪，动伤真气，避而勿犯，乃不病焉。《灵枢经》曰：圣人避邪，如避矢石。盖以其能伤真气也。以身之虚，而逢天之虚，两虚相感，其气至骨，入则伤五藏，以虚感虚，同气而相应也。工候救之，弗能伤也，候知而止，故弗能伤之。救，止也。故曰：天忌不可不知也。人忌于天，故云天忌，犯之则病，故不可不知也。

帝曰：善。其法星辰者，余闻之矣，愿闻法

往古者。

岐伯曰：法往古者，先知《针经》也。验于来今者，先知日之寒温，月之虚盛，以候气之浮沉，而调之于身，观其立有验也。候气不差，故立有验。观其冥冥者，言形气荣卫之不形于外，而工独知之，明前篇静意视义，观适之变，是谓冥冥莫知其形也。虽形气荣卫不形见于外，而工以心神明悟，独得知其衰盛焉，善恶悉可明之。新校正云：按前篇乃《宝命全形论》。以日之寒温，月之虚盛，四时气之浮沉，参伍相合而调之，工常先见之，然而不形于外，故曰观于冥冥焉。工所以常先见者，何哉？以守法而神通明也。通于无穷者，可以传于后世也，是故工之所以异也，法著，故可传后世；后世不绝，则应用通于无穷矣。以独见知，故工所以异于人也。然而不形见于外，故俱不能见也。工异于粗者，以粗俱不能见也。视之无形，尝之无味，故谓冥冥，若神仿佛。言形气荣卫不形于外，以不可见，故视无形，尝无味。伏如横弩，起如发机，窈窈冥冥，莫知元主，谓如神运仿佛焉。若，如也。虚邪者，八正之虚邪气也。八正之虚邪，谓八节之虚邪也。以从虚之乡来，袭虚而入为病，故谓之八正虚邪。正邪者，身形若用力，汗出，腠理开，逢虚风。其中人也微，故莫知其情，莫见其形。正邪者，不从虚之乡来也。以中人微，故莫知其情意，莫见其形状。上工救其萌芽，必先见三部九候之气，尽调不败而救之，故曰上工。下工救其已成，救其已败。救其已成者，言不知三部九候之相失，因病而败之也。义备《离合真邪论》中。知其所在者，知诊三部九候之病脉处而治之，故曰守其门户焉，莫知其情而见邪形也。三部九候为候邪之门户也。守门户，故见邪形。以中人微，故莫知其情状也。

帝曰：余闻补泻，未得其意。
岐伯曰：泻必用方。方

者，以气方盛也，以月方满也，以日方温也，以身方定也，以息方吸而内针，乃复候其方吸而转针，乃复候其方呼而徐引针，故曰泻必用方，其气乃行焉。方，犹正也。泻邪气出，则真气流行矣。补必用员。员者，行也，行者移也，行，谓宣不行之气，令必宣行。移，谓移未复之脉，俾其平复。刺必中其荣，复以吸排针也。针入至血，谓之中荣。故员与方，非针也。所言方员者，非谓针形，正谓行移之义也。故养神者，必知形之肥瘦，荣卫血气之盛衰。血气者，人之神，不可不谨养。神安则寿延，神去则形弊，故不可不谨养也。

帝曰：妙乎哉论也！合人形于阴阳四时，虚实之应，冥冥之期，其非夫子孰能通之。然夫子数言形与神，何谓形？何谓神？愿卒闻之。神，谓神志通悟。形，谓形诊可观。

岐伯

曰：请言形，形乎形，目冥冥，问其所病，新校正云：按《甲乙经》作扪其所痛，义亦通。索之于经，慧然在前，按之不得，不知其情，故曰形。外隐其无形，故目冥冥而不见；内藏其有象，故以诊而可索于经也。慧然在前，按之不得，言三部九候之中，卒然逢之，不可为之期准也。《离合真邪论》曰：在阴与阳，不可为度，从而察之，三部九候，卒然逢之，早遏其路。此其义也。

帝曰：何谓神？

岐伯曰：请言神，神乎神，耳不闻，目明心开而志先，慧然独悟，口弗能言，俱视独见，适若昏，昭然独明，若风吹云，故曰神。耳不闻，言神用之微密也。目明心开而志先者，言心之通如昏昧开卷，目之见如氛翳辟明，神虽内融，志已先往矣。慧然，谓清爽也。悟，犹了达也。慧然独悟，口弗能言者，谓心中清爽而了达，口不能宣吐以泻心也。俱视独见，适若昏者，叹见之异速也，言与众俱视，我忽独见，适犹若昏昧尔。既独见了心，眼昭然独能明察，若云随风卷，日丽天明，至哉神乎！妙用如是，不可得而言也。三部九候为之原，九针之论不必存也。以三部九候经脉为之本原，则可通神悟之妙用，若以九针之论佥议，则其旨惟博，其知弥远矣。故曰三部九候为之原，九针之论不必存也。

离合真邪论篇第二十七

新校正云：按全元起本在第一卷，名《经合》。第二卷重出，名《真邪论》。

黄帝问曰：余闻九针九篇，夫子乃因而九之，九九八十一篇，余尽通其意矣。经言：气之盛衰，左右倾移，以上调下，以左调右，有余不足，补泻于荥输，余知之矣。此皆荣卫之倾移，虚实之所生，非邪气从外入于经也。余愿闻邪气之在经也，其病人何如？取之奈何？

岐伯对曰：夫圣人之起度数，必应于天地，故天有宿度，地有经水，人有经脉。宿，谓二十八宿。度，谓天之三百六十五度也。经水者，谓海水、渎水、渭水、湖水、汋水、汝水、江水、淮水、漯水、河水、漳水、济水也。以其内合经脉，故名之经水焉。经脉者，谓手足三阴三阳之脉。所以言者，以内外参合，人气应通，故言之也。新校正云：按《甲乙经》云：足阳明外合于海水，内属于胃；足太阳外合于渎水，内属膀胱；足少阳外合于渭水，内属于胆；足太阴外合于湖水，内属于脾；足厥阴外合于汋水，内属于肝；足少阴外合于汝水，内属于肾；手阳明外合于江水，内属于大肠；手太阳外合于淮水，内属于小肠；手少阳外合于漯水，内属于三焦；手太阴外合于河水，内属于肺；手心主外合于漳水，内属于心包；手少阴外合于济水，内属于心。天地温和，则经水安静；天寒地冻，则经水凝泣；天暑地热，则经水沸溢；卒风暴起，则经水波涌而陇起。人经脉亦应之。夫邪之入于脉也，寒则血凝泣，暑则气淖泽，虚邪因而入客，亦如经水之得风也，经之动脉，其至也亦时陇起，其行于脉中循循然，循循然，顺动貌。言随顺经脉之动息，因循呼吸之往来，但形状或异耳。循循，为辘辘。其至寸口中手也，时大时小，大则邪至，小则平，其行无常处，大，谓大常平之形诊。小者，非细小之谓也，以其比大，则谓之小，若无大以比，则自是平常之经气尔。然邪气者，因其阴气则入阴经，因其阳气则入阳脉，故其行无常处也。在阴与阳，不可为度，以随经脉之流运也。从而察之，三部九候，卒然逢之，早遏其路。逢，谓逢遇。遏，谓遏绝。三部之中，九候之位，卒然逢遇，当按而止之，即而泻之，径路既绝，则大邪之气无能为也。所谓泻者，如下文云：吸则内针，无令气忤，静以久留，无令邪布，吸则转针，以得气为故，候呼引针，呼尽乃去，大气皆出，故命曰泻。按经之旨，先补真气，乃泻其邪也。何以言之？下文补法，呼尽内针，静以久留。此段泻法，吸则内针，又静以久留。然呼尽则次其吸，吸至则不兼呼，内针之候既同，久留之理复一，则先补之义，昭然可知。《针经》云：泻曰迎之，迎之意，必持而内之，放而出之，排阳出针，疾气得泄。补曰随之，随之意，若忘之，若行若悔，如蚊虻止，如留如还。则补之必久留也。所以先补者，真气不足，针乃泻之，则经脉不满，邪气无所排遣，故先补真气令足，后乃泻出其邪矣。引，谓引出。去，谓离穴。候呼而引至其门，呼尽而乃离穴户，则经气审以平定，邪气无所勾留，故大邪之气，随针而出也。呼，谓气出。吸，谓气入。转，谓转动也。大气，谓大邪之气，错乱阴阳者也。

帝曰：不足者补之，奈何？岐伯曰：必先扪而循之，切而散之，推而按之，弹而怒之，抓而下之，通而取之，外引其门，以闭其神。扪循，谓手摸。切，谓指按也。扪而循之，欲气舒缓。切而散之，使经脉宣散。推而按之，排壅其皮也。弹而怒之，使脉气䐜满也。抓而下之，置针准也。通而取之，以常法也。外引其门，以闭其神，则推而按之者也。谓壅按穴外之皮，令当应针之处，针已放去，则不破之皮。盖其所刺之门，门不开则神气内守，故云以闭其神也。《调经论》曰：外引其皮，令当其门户。又曰：推阖其门，令神气存。此之谓也。新校正云：按王引《调经论》文，今详非本论之文，傍见《甲乙经·针道篇》。又曰已下，乃当篇之文也。呼尽内针，静以久留，以气至为故，呼尽内针，亦同吸也。言必以气至而为去针之故，不以息之多数而便去针也。《针经》曰：刺之而气不至，无问其数；刺之气至，去之勿复针。此之谓也。无问息数以为迟速之约，要当以气至而针去，不当以针下气未至而针出乃更为也。如待所贵，不知日暮，论人事于候气也。暮，晚也。其气以至，适而自护，适，调适也。护，慎守也。言气已平调，则当慎守，勿令改变，使疾更生也。《针经》曰：经气已至，慎守勿失。此其义也。所谓慎守，当如下说：新校正云：详王引《针经》之言，乃《素问·宝命全形论》文，兼见于《针解论》耳。候吸引针，气不得出，各在其处，推阖其门，令神气存，大气留止，故命曰补。正言也。外门已闭，神气复存，候吸引针，大气不泄，补之为义，断可知焉。然此大气，谓大经之气，流行荣卫者。

帝曰：候气奈何？谓候可取之气也。岐伯曰：夫邪去络入于经也，舍于血脉之中，《缪刺论》曰：邪之客于形也，必先舍于皮毛，留而不去，入舍于孙脉，留而不去，入舍于络脉，留而不去，入舍于经脉。故云去络入于经也。其寒温未相得，如涌波之起也，时来时去，故不常在。以周游于十六丈二尺经脉之分，故不常在所候之处。故曰方其来也，必按而止之，止而取之，无逢其冲而泻之。冲，谓应水刻数之平气也。《灵枢经》曰：水下一刻，人气在太阳；水下二刻，人气在少阳；水下三刻，人气在阳明；水下四刻，人气在阴分。然气在太阳，则太阳独盛；气在少阳，则少阳独盛。夫见独盛者，便谓邪来，以针泻之，则反伤真气。故下文曰：真气者，经气也，经气太虚，故曰其来不可逢，此之谓也。经气应刻，乃谓为邪，工若泻之，则深误也，故曰其来不可逢。故曰候邪不审，大气已过，泻之则真气脱，脱则不复，邪气复至，而病益蓄，不悟其邪，反诛无罪，则真气泄脱，邪气复侵，经气大虚，故病弥蓄积。故曰其往不可追，此之谓也。已随经脉之流去，不可复追召使还。不可挂以发者，待邪之至时而发针泻矣。言轻微而有尚且知之，况若涌波，不知其至也。若先若后者，血气已尽，其病不可下，言不可取而取，失时也。新校正云：按全元起本作血气已虚。尽字当作虚字，此字之误也。故曰知其可取如发机，不知其取如扣椎，故曰知机道者不可挂以发，不知机者扣之不发，此之谓也。机者动之微，言贵知其微也。

帝曰：补泻奈何？

岐伯曰：此攻邪也，疾出以去盛血，而复其真气，视有血者乃取之。此邪新客，溶溶未有定处也，推之则前，引之则止，逆而刺之，温血也。言邪之新客，未有定居，推针补之，则随补而前进，若引针致之，则随引而留止也。若不出盛血而反温之，则邪气内胜反增其害。故下文曰：刺出其血，其病立已。

帝曰：善。然真邪以合，波陇不起，候之奈何？

岐伯曰：审扪循三部九候之盛虚而调之，盛者泻之，虚者补之，不盛不虚，以经取之，则其法也。察其左右上下相失及相减者，审其病藏以期之。气之在阴，则候其气之在于阴分而刺之；气之在阳，则候其气之在于阳分而刺之，是谓逢时。《灵枢经》曰：水下一刻，人气在太阳；水下四刻，人气在阴分也。积刻不已，气亦随在，周而复始。故审其病藏，以期其气而刺之。不知三部者，阴阳不别，天地不分。地以候地，天以候天，人以候人，调之中府，以定三部，故曰刺不知三部九候病脉之处，虽有大过且至，工不能禁也。禁，谓禁止也。然候邪之处尚未能知，岂复能禁止其邪气耶！诛罚无过，命曰大惑，反乱大经，真不可复，用实为虚，以邪为真，用针无义，反为气贼，夺人正气，以从为逆，荣卫散乱，真气已失，邪独内著，绝人长命，予人夭殃，不知三部九候，故不能久长。识非精辨，学未该明，且乱大经，又为气贼，动为残害，安可久乎？因不知合之四时五行，因加相胜，释邪攻正，绝人长命。非惟昧三部九候之为弊，若不知四时五行之气序，亦足以殒绝其生灵也。邪之新客来也，未有定处，推之则前，引之则止，逢而泻之，其病立已。再言之者，其法必然。

通评虚实论篇第二十八

新校正云：按全元起本在第四卷。

黄帝问曰：何谓虚实？

岐伯对曰：邪气盛则实，精气夺则虚。夺，谓精气减少，如夺去也。

帝曰：虚实何如？言五藏虚实之大体也。

岐伯曰：气虚者，肺虚也，气逆者，足寒也，非其时则生，当其时则死。非时，谓年直之前后也。当时，谓正直之年也。余藏皆如此。五藏同。

帝曰：何谓重实？

岐伯曰：所谓重实者，言大热病，气热脉满，是谓重实。

帝曰：经络俱实何如？何以治之？

岐伯曰：经络皆实，是

寸脉急而尺缓也，皆当治之，故曰滑则从，涩则逆也。脉急，谓脉口也。夫虚实者，皆从其物类始，故五藏骨肉滑利，可以长久也。物之生则滑利，物之死则枯涩，故涩为逆，滑为从。从，谓顺也。

帝曰：络气不足，经气有余，何如？

岐伯曰：络气不足，经气有余者，脉口热而尺寒也，秋冬为逆，春夏为从，治主病者。春夏阳气高，故脉口热、尺中寒为顺也。十二经、十五络，各随左右而有太过不足，工当寻其至应以施针艾，故云：治主其病者也。

帝曰：经虚络满，何如？岐伯曰：经虚络满者，尺热满、脉口寒涩也，此春夏死、秋冬生也。秋冬阳气下，故尺中热脉口寒为顺也。

帝曰：治此者奈何？岐伯曰：络满经虚，灸阴刺阳，经满络虚，刺阴灸阳。以阴分主络，阳分主经故尔。

帝曰：何谓重虚？此反问前重实也。岐伯曰：脉气上虚尺虚，是谓重虚。言尺寸脉俱虚。新校正云：按《甲乙经》作脉虚、气虚、尺虚，是谓重虚，此少一虚字，多一上字。王注言尺寸脉俱虚，则不兼气虚也。详前热病气热脉满为重实，此脉虚气虚尺虚为重虚，是脉与气俱实为重实，俱虚为重虚，不但尺寸俱虚为重虚也。

帝曰：何以治之？岐伯曰：所谓气虚者，言无常也。尺虚者，行步恇然。寸虚则脉动无常，尺虚则行步恇然不足。新校正云：按杨上善云：气虚者膻中气不足也。王谓寸虚则脉动无常非也。脉虚者，不象阴也。不象太阴之候也。何以言之？气口者，脉之要会，手太阴之动也。如此者，滑则生，涩则死也。

帝曰：寒气暴上，脉满而实，何如？言气热脉满，已谓重实，滑则从，涩则逆。今气寒脉满，亦可谓重实乎？其于滑涩生死逆从何如？岐伯曰：实而滑则生，实而逆则死。逆，谓涩也。新校正云：详王氏以逆为涩，大非。古文简略，辞多互文，上言滑而下言逆，举滑则从可知，言逆则涩可见，非谓逆为涩也。

帝曰：脉实满，手足寒，头热，何如？岐伯曰：春秋则生，冬夏则死。大略言之，夏手足寒，非病也，是夏行冬令，夏得则冬死。冬脉实满头热，亦非病也，是冬行夏令，冬得则夏亡。反冬夏以言之，则皆不死，春秋得之是病，故生死皆在时之孟月也。

脉浮而涩，涩而身有热者死。新校正云：按《甲乙经》移续于此，旧在后帝曰：形度、骨度、脉度、筋度，何以知其度也下，对问义不相类，王氏颇知其错简，而不知皇甫士安尝移附此也。今去后条，移从于此。

帝曰：其形尽满何如？岐伯曰：其形尽满者，脉急大坚，尺涩而不应也，形尽满，谓四形藏尽满也。新校正云：按《甲乙经》《太素》涩作满。如是者，故从则生，逆则死。

帝曰：何谓从则生，逆则死？岐伯曰：所谓从者，手足温也。所谓逆者，手足寒也。

帝曰：乳子而病热，脉悬小者，何如？悬，谓如悬物之动也。

岐伯曰：手足温则生，寒则死。新校正云：按《太素》无手字，杨上善云：足温气下故生，足寒气不下者，逆而致死。

帝曰：乳子中风热，喘鸣肩息者，脉何如？

岐伯曰：喘鸣肩息者，脉实大也，缓则生，急则死。缓，谓如纵缓。急，谓如弦张之急，非往来之缓急也。《正理伤寒论》曰：缓则中风。故乳子中风，脉缓则生，急则死。

帝曰：肠澼便血何如？

岐伯曰：身热则死，寒则生。热为血败，故死；寒为荣气在，故生也。

帝曰：肠澼下白沫何如？岐伯曰：脉沉则生，脉浮则死。阴病而见阳脉，与证相反，故死。

帝曰：肠澼下脓血何如？岐伯曰：脉悬绝则死，滑大则生。

帝曰：肠澼之属，身不热，脉不悬绝，何如？

岐伯曰：滑大者曰生，悬涩者曰死，以藏期之。肝见庚辛死，心见壬癸死，肺见丙丁死，肾见戊己死，脾见甲乙死，是谓以藏期之。

帝曰：癫疾何如？

岐伯口：脉搏大滑，久自已；脉小坚急，死不治。脉小坚急为阴，阳病而见阴脉，故不治。新校正云：按巢元方云：脉沉小急实，死不治；小牢急，亦不可治。

帝曰：癫疾之脉，虚实何如？岐伯曰：虚则可治，实则死。以反证故。

帝曰：消瘅虚实何如？

岐伯曰：脉实大，病久可治；脉悬小坚，病久不可治。久病血气衰，脉不当实大，故不可治。新校正云：详经言实大病久可治，注意以为不可治。按《甲乙经》《太素》、全元起本并云可治。又按巢元方云：脉数大者生，细小浮者死。又云：沉小者生，实牢大者死。

帝曰：形度、骨度、脉度、筋度，何以知其度也？形度，具《三备经》。筋度、脉度、骨度，并具在《灵枢经》中。此问亦合在彼经篇首，错简也。一经以此问为《逆从论》首，非也。

帝曰：春亟治经络，夏亟治经俞，秋亟治六府，冬则闭塞。闭塞者，用药而少针石也。亟，犹急也。闭塞，谓气之门户闭塞也。所谓少针石者，非痈疽之谓也，冬月虽气门闭塞，然痈疽气烈，内作大脓，不急泻之，则烂筋腐骨，故虽冬月，亦宜针石以开除之。痈疽不得顷时回。所以痈疽之病，冬月犹得用针石者何？此病顷时回转之间，过而不泻，则内烂筋骨，穿通藏府。痛不知所，按之不应手，乍来乍已，刺手太阴傍三痏与缨脉各二。但觉似有痈疽之候，不的知发在何处，故按之不应手也。乍来乍已，言不定痛于一处也。手太阴傍，足阳明脉，谓胃部气户等六穴之分也。缨脉，亦足阳明脉也，近缨之脉，故曰缨脉。缨，谓冠带也。以有左右，故云各二。掖痛大热，刺足少阳五，刺而热不止，刺手心主三，刺手太阴经络者大骨之会各三。大骨会，肩也。谓肩贞穴，在肩髃后骨解间陷者中。暴痛筋緛，随分而痛，魄汗不尽，胞气不足，治在经俞。痛若暴发，随脉所过，筋怒緛急，肉分中痛，汗液渗泄如不尽，兼胞气不足者，悉可以本经脉穴俞补泻之。新校正云：按此二条，旧散在篇中，今移使相从。

腹暴满，按之不下，取手太阳经络者，胃之募也，太阳，为手太阳也。手太阳、少阳经络之所生，故取中脘穴，即胃之募也。《中诰》曰：中脘，胃募也，居蔽骨与齐中，手太阳、少阳、足阳明脉所生。故云经络者，胃募也。新校正云：按《甲乙经》云：取太阳经络血者则已。无胃之募也等字。又杨上善注云：足太阳。其说各不同，未知孰是。少阴俞去脊椎三寸傍五，用员利针。谓取足少阴俞，外去脊椎三寸，两傍穴各五痛也。少阴俞，谓第十四椎下两傍，肾之俞也。新校正云：按《甲乙经》云：用员利针，刺已如食顷久立已，必视其经之过于阳者数刺之。霍乱，刺俞傍五，霍乱者，取少阴俞傍志室穴。新校正云：按杨上善云：刺主霍乱输傍五取之。足阳明及上旁三。足阳明，言胃俞也。取胃俞，兼取少阴俞外两傍向上第三穴，则胃仓穴也。刺痫惊脉五，谓阳陵泉，在膝上外陷者中也。针手太阴各五，刺经太阳五，刺手少阴经络傍者一，足阳明一，上踝五寸，刺三针。经太阳，谓足太阳也。手太阴五，谓鱼际穴，在手大指本节后内侧散脉。经太阳五，谓承山穴，在足腨肠下分肉间陷者中也。手少阴经络傍者，谓支正穴，在腕后同身寸之五寸，骨上廉肉分间，手太阳络别走少阴者。足阳明一者，谓解溪穴，在足腕上陷者中也。上踝五寸，谓足少阳络光明穴。按《内经明堂》《中诰图经》悉主霍乱，各具明文。新校正云：按别本注云，悉不主霍乱，未详所谓。又按《甲乙经》《太素》刺痛惊脉五至，此为刺惊痛，王注为刺霍乱者，王注非也。

凡治消瘅、仆击、偏枯、痿厥、气满发逆，肥贵人，则高梁之疾也。隔塞闭绝，上下不通，则暴忧之病也。暴厥而聋，偏塞闭不通，内气暴薄也。不从内外中风之病，故瘦留著也。蹠跛，寒风湿之病也。消，谓内消。瘅，谓伏热。厥，谓气逆。高，膏也。梁，梁字也。蹠，谓足也。夫肥者令人热中，甘者令人中满，故热气内薄，发为消渴、偏枯、气满逆也。逆者，谓违背常候，与平人异也。然愁忧者，气闭塞而不行，故隔塞否闭，气脉断绝，而上下不通也。气固于内，则大小便道偏不得通泄也。何者？藏府气不化，禁固而不宣散，故尔也。外风中人，伏藏不去，则阳气内受，为热外燔，肌肉消烁，故留薄肉分消瘦，而皮肤著于筋骨也。湿胜于足，则筋不利；寒胜于足，则挛急；风湿寒胜，则卫气结聚；卫气结聚，则肉痛，故足跛而不可履也。

黄帝曰：黄疸、暴痛、癫疾、厥狂，久逆之所生也。五藏不平，六府闭塞之所生也。头痛耳鸣，九窍不利，肠胃之所生也。足之三阳，从头走足，然久厥逆而不下行，则气怫积于上焦，故为黄疸暴痛，癫狂气逆矣。食饮失宜，吐利过节，故六府闭塞，而令五藏之气不和平也。肠胃否塞，则气不顺序；气不顺序，则上下中外互相胜负，故头痛耳鸣，九窍不利也。

太阴阳明论篇第二十九

新校正云：按全元起本在第四卷。

黄帝问曰：太阴阳明为表里，脾胃脉也，生病而异者何也？脾胃藏府皆合于土，病生而异，故问不同。

岐伯对曰：阴阳异位，更虚更实，更逆更从，或从内，或从外，所从不同，故病异名也。脾藏为阴，胃府为阳，阳脉下行，阴脉上行，阳脉从外，阴脉从内，故言所从不同，病异名也。新校正云：按杨上善云：春夏阳明为实，太阴为虚；秋冬太阴为实，阳明为虚，即更实更虚也。春夏太阴为逆，阳明为从；秋冬阳明为逆，太阴为从，即更逆更从也。

帝曰：愿闻其异状也。

岐伯曰：阳者天气也，主外；阴者地气也，主内。是所谓阴阳异位也。故阳道实，阴道虚。是所谓更实更虚也。故犯贼风虚邪者，阳受之；食饮不节，起居不时者，阴受之。是所谓或从内，或从外也。阳受之则入六府，阴受之则入五藏。入六府，则身热不时卧，上为喘呼；入五藏，则䐜满闭塞，下为飧泄，久为肠澼。是所谓所从不同，病异名也。故喉主天气，咽主地气。故阳受风气，阴受湿气。同气相求尔。故阴气从足上行至头，而下行循臂至指端；阳气从手上行至头，而下行至足。是所谓更逆更从也。《灵枢经》曰：手之三阴从藏走手，手之三阳从手走头，足之三阳从头走足，足之三阴从足走腹。所行而异，故更逆更从也。故曰阳病者，上行极而下；阴病者，下行极而上。此言其大凡尔。然足少阴脉下行，则不同诸阴之气也。故伤于风者，上先受之；伤于湿者，下先受之。阳气炎上，故受风；阴气润下，故受湿。盖同气相合尔。

帝曰：脾病而四支不用，何也？

岐伯曰：四支皆禀气于胃，而不得至经，新校正云：按《太素》至经作径至。杨上善云：胃以水谷资四支，不能径至四支，要因于脾，得水谷津液，营卫于四支。必因于脾，乃得禀也。脾气布化水谷精液，四支乃得以禀受也。今脾病不能为胃行其津液，四支不得禀水谷气，气日以衰，脉道不利，筋骨肌肉，皆无气以生，故不用焉。

帝曰：脾不主时何也？肝主春，心主夏，肺主秋，肾主冬，四藏皆有正应，而脾无正主也。

岐伯曰：脾者土也，治中央，常以四时长四藏，各十八日寄治，不得独主于时也。脾藏者常著胃土之精也，土者生万物而法天地，故上下至头足，不得主时也。治，主也。著，谓常约著于胃也。土气于四时之中，各于季终寄王十八日，则五行之气各王七十二日，以终一岁之日矣。外主四季，则在人内应于手足也。

帝曰：脾与胃以膜相连耳，新校正云：按《太素》作以募相逆。杨上善云：脾阴胃阳，脾内胃外，其位各异，故相逆也。而能为之行其津液，何也？

岐伯曰：足太阴者三阴也，其脉贯胃属脾络嗌，故太阴为之行气于三阴。阳明者表也，胃是脾之表也。五藏六府之海也，亦为之行气于三阳。藏府各因其经而受气于阳明，故为胃行其津液。四支不得禀水谷气，日以益衰，阴道不利，筋骨肌肉无气以生，故不用焉。又复明脾主四支之义也。

阳明脉解篇第三十

新校正云：按全元起本在第三卷。

黄帝问曰：足阳明之脉病，恶人与火，闻木音则惕然而惊，钟鼓不为动，闻木音而惊何也？愿闻其故。前篇言入六府则身热不时卧，上为喘呼。然阳明者胃脉也，今病不如前篇之旨，而反闻木音而惊，故问其异也。

岐伯对曰：阳明者胃脉也，胃者土也，故闻木音而惊者，土恶木也。《阴阳书》曰：木克土。故土恶木也。

帝曰：善。其恶火何也？

岐伯曰：阳明主肉，其脉新校正云：按《甲乙经》脉作肌。血气盛，邪客之则热，热甚则恶火。

帝曰：其恶人何也？

岐伯曰：阳明厥则喘而惋，惋则恶人。惋热内郁，故恶人耳。新校正云：按《脉解》云：欲独闭户牖而处何也？阴阳相搏，阳尽阴盛，故独闭户牖而处。

帝曰：或喘而死者，或喘而生者，何也？

岐伯曰：厥逆连藏则死，连经则生。经，谓经脉。藏，谓五神藏。所以连藏则死者，神去故也。

帝曰：善。病甚则弃衣而走，登高而歌，或

至不食数日，逾垣上屋，所上之处，皆非其素所能也，病反能者何也？素，本也。逾垣，谓骞墙也。怪其稍异于常。

岐伯曰：四支者，诸阳之本也，阳盛则四支实，实则能登高也。阳受气于四支，故四支为诸阳之本也。新校正云：按《脉解》云：阴阳争而外并于阳。

帝曰：其弃衣而走者何也？弃，不用也。

岐伯曰：热盛于身，故弃衣欲走也。

帝曰：其妄言骂詈，不避亲疏而歌者何也？

岐伯曰：阳盛则使人妄言骂詈不避亲疏，而不欲食，不欲食故妄走也。足阳明胃脉，下膈属胃络脾。足太阴脾脉，入腹属脾络胃，上膈侠咽，连舌本，散舌下，故病如是。

重广补注黄帝内经素问卷第八

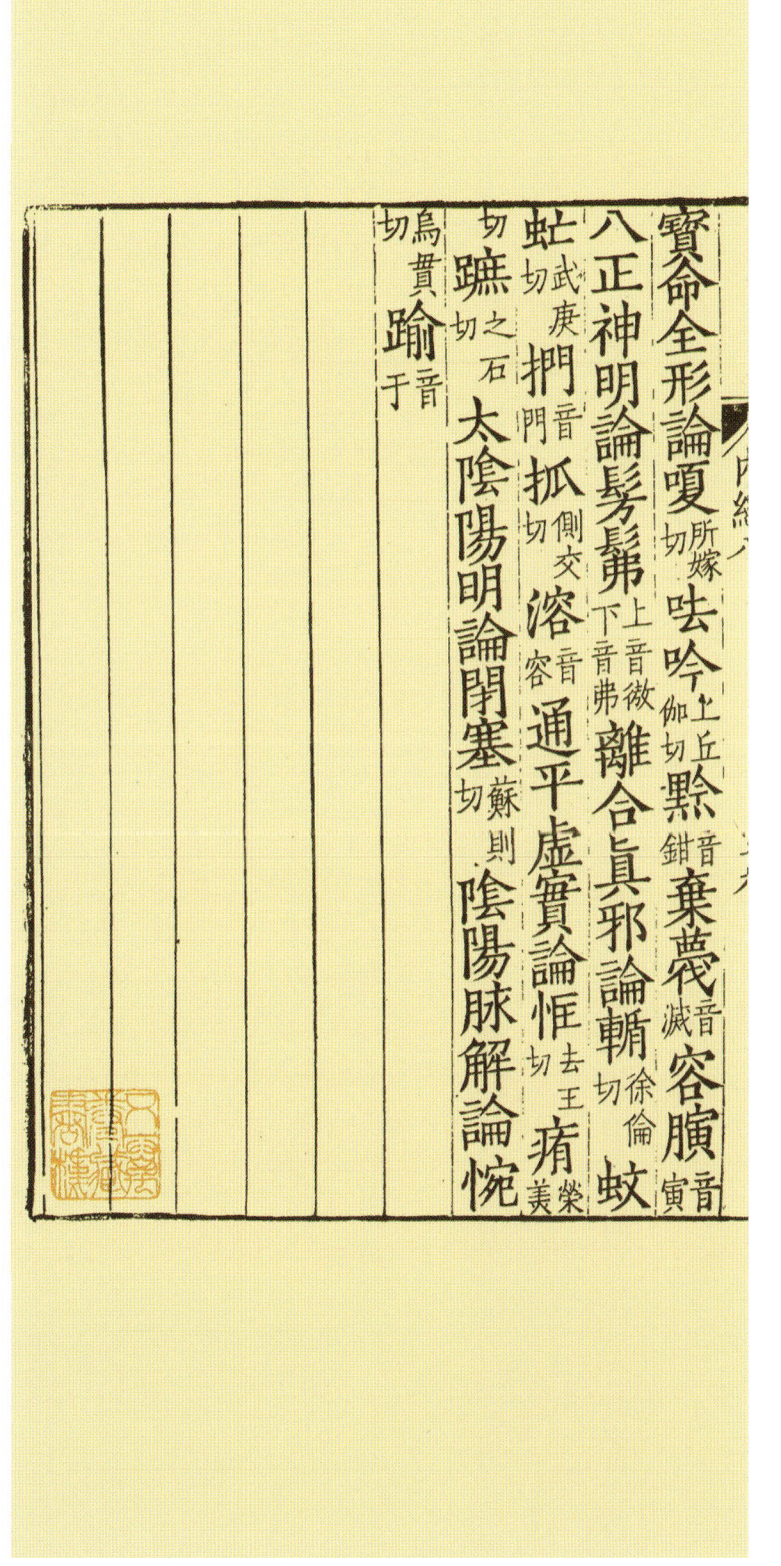

宝命全形论　嗄 所嫁切　呿吟 上丘伽切　黔 音钳　弃葳 音灭　容腪 音寅

八正神明论　髣髴 上音仿，下音弗

离合真邪论　輴 徐伦切　蚊虻 武庚切　扪 音门　抓 侧交切　溶 音容

通评虚实论　恇 去王切　疿 荣美切　蹠 之石切

太阴阳明论　闭塞 苏则切

阳明脉解论　惋 乌贯切　踰 音于

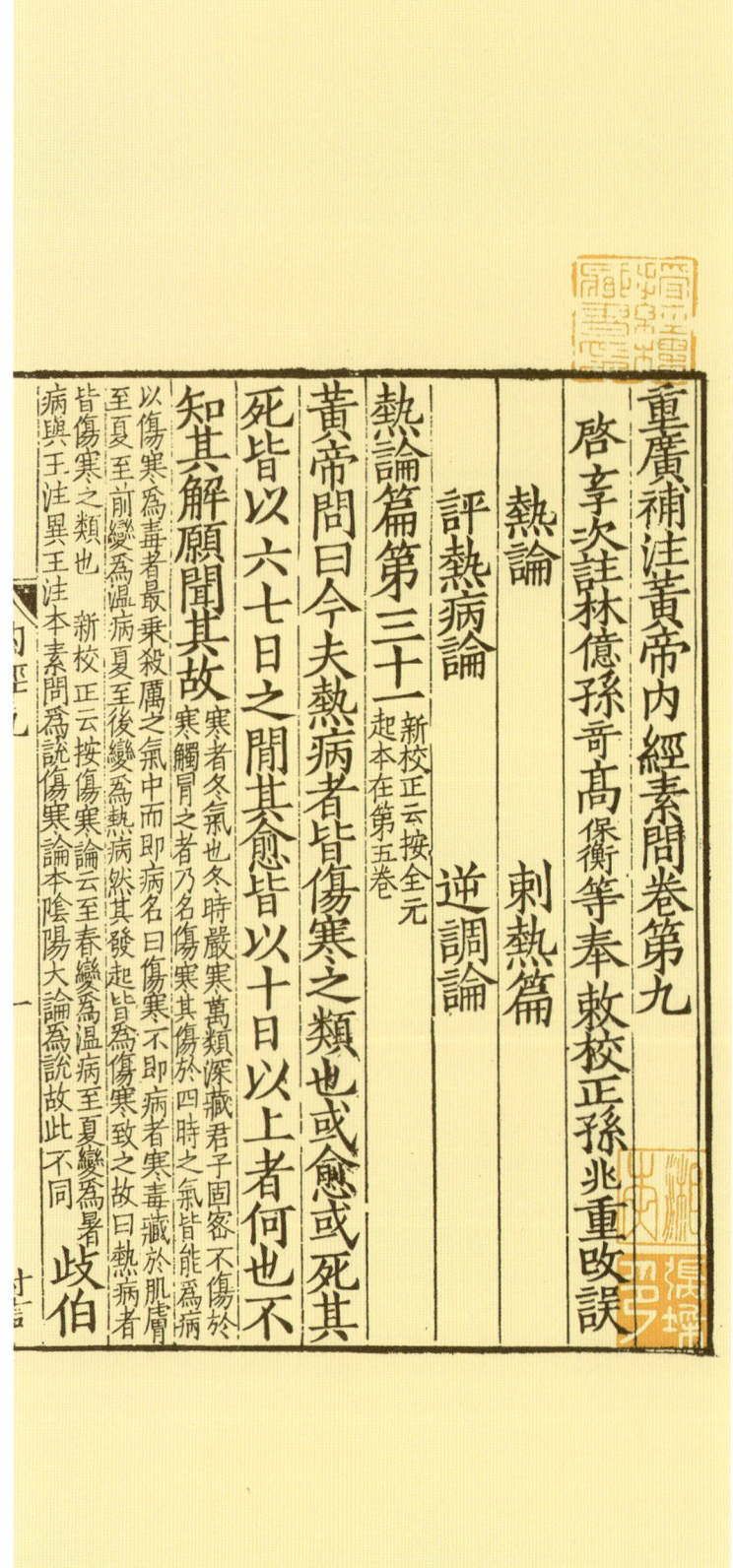

重广补注黄帝内经素问卷第九

启玄子次注林亿孙奇高宝衡等奉敕校正孙兆重改误

热论　刺热篇　评热病论　逆调论

热论篇第三十一

新校正云：按全元起本在第五卷。

黄帝问曰：今夫热病者，皆伤寒之类也，或愈或死，其死皆以六七日之间，其愈皆以十日以上者何也？不知其解，愿闻其故。寒者冬气也，冬时严寒，万类深藏，君子固密，不伤于寒，触冒之者，乃名伤寒。其伤于四时之气皆能为病，以伤寒为毒者，最乘杀厉之气，中而即病，名曰伤寒，不即病者，寒毒藏于肌肤，至夏至前变为温病，夏至后变为热病。然其发起，皆为伤寒致之，故曰：热病者，皆伤寒之类也。新校正云：按《伤寒论》云：至春变为温病，至夏变为暑病。与王注异。王注本《素问》为说，《伤寒论》本《阴阳大论》为说，故此不同。

岐伯

对曰：巨阳者，诸阳之属也，巨，大也。太阳之气，经络气血，荣卫于身，故诸阳气皆所宗属。其脉连于风府，风府，穴名也，在项上入发际同身寸之一寸宛宛中是。故为诸阳主气也。足太阳脉浮气之在头中者凡五行，故统主诸阳之气。人之伤于寒也，则为病热，热虽甚不死；寒毒薄于肌肤，阳气不得散发而内怫结，故伤寒者，反为病热。其两感于寒而病者，必不免于死。藏府相应而俱受寒，谓之两感。

帝曰：愿闻其状。谓非两感者之形证。岐伯曰：伤寒一日，巨阳受之，三阳之气，太阳脉浮，脉浮者外在于皮毛，故伤寒□太阳先受之。故头项痛，腰脊强。上文云其脉连于风府，略言也。细而言之者，足太阳脉，从巅入络脑，还出别下项，循肩髆内侠脊抵腰中，故头项痛，腰脊强。新校正云：按《甲乙经》及《太素》作头项与腰脊皆痛。二日阳明受之，以阳感热，同气相求，故自太阳入阳明也。阳明主肉，其脉侠鼻络于目，故身热目疼而鼻干，不得卧也。身热者，以肉受邪。胃中热烦，故不得卧。余随脉络之所生也。三日少阳受之，少阳主胆，新校正云：按全元起本胆作骨。元起注云：少阳者肝之表，肝候筋，筋会于骨，是少阳之气所荣，故言主于骨。《甲乙经》《太素》等并作骨。其脉循胁络于耳，故胸胁痛而耳聋。三阳经络皆受其病，而未入于藏者，故可汗而已。以病在表，故可汗也。新校正云：按全元起云：藏作府。元起注云：伤寒之病，始入于皮肤之腠理，渐胜于诸阳，而未入府，故须汗发其寒热而散之。《太素》亦作府。四日太阴受之，阳极而阴受也。太阴脉布胃中络于嗌，故腹满而嗌干。五日少阴受之，少阴脉贯肾络于肺，系舌本，故口燥舌干而渴。六日厥阴受之，厥阴脉循阴器而络于肝，故烦满而囊缩。三阴三阳，五藏六府，皆受病，荣卫不行，五藏不通，则死矣。死，犹殱也。言精气皆殱也。是故其死皆病六七日间者，以此也。

其不两感于寒者，七日巨阳病衰，头痛少愈；邪气渐退，经气渐和，故少愈。八日阳明病衰，身热少愈；九日少阳病衰，耳聋微闻；十日太阴病衰，腹减如故，则思饮食；十一日少阴病衰，渴止不满，舌干已而嚏；十二日厥阴病衰，囊纵少腹微下，大气皆去，病日已矣。大气，谓大邪之气也。是故其愈皆病十日已上者，以此也。

帝曰：治之奈何？

岐伯曰：治之各通其藏脉，病日衰已矣。其未满三日者，可汗而已；其满三日者，可泄而已。此言表里之大体也。《正理伤寒论》曰：脉大浮数，病为在表，可发其汗；脉细沉数，病在里，可下之。由此则虽日过多，但有表证，而脉大浮数，犹宜发汗；日数虽少，即有里证而脉沉细数，犹宜下之。正应随脉证以汗下之。

帝曰：热病已愈，时有所遗者何也？邪气衰去不尽，如遗之在人也。

岐伯曰：诸遗者，热甚而强食之，故有所遗也。若此者，皆病已衰，而热有所藏，因其谷气相薄，两热相合，故有所遗也。

帝曰：善。治遗奈何？

岐伯曰：视其虚实，调其逆从，

可使必已矣。审其虚实而补泻之，则必已。

帝曰：病热当何禁之？岐伯曰：病热少愈，食肉则复，多食则遗，此其禁也。是所谓戒食劳也。热虽少愈，犹未尽除，脾胃气虚，故未能消化。肉坚食驻，故热复生。复，谓复旧病也。

帝曰：其病两感于寒者，其脉应与其病形何如？岐伯曰：两感于寒者，病一日则巨阳与少阴俱病，则头痛口干而烦满；新校正云：按《伤寒论》云：烦满而渴。二日则阳明与太阴俱病，则腹满身热，不欲食谵言；谵言，谓妄谬而不次也。新校正云：按杨上善云：多言也。三日则少阳与厥阴俱病，则耳聋囊缩而厥，水浆不入，不知人，六日死。巨阳与少阴为表里，阳明与太阴为表里，少阳与厥阴为表里，故两感寒气，同受其邪。

帝曰：五藏已伤，六府不通，荣卫不行，如是之后，三日乃死何也？岐伯曰：阳明者，十二经脉之长也，其血气盛，故不知人，三日其气乃尽，故死矣。以上承气海，故三日气尽乃死。

凡病伤寒而成温者，先夏至日者为病温，后夏至日者为病暑，暑当与汗皆出，勿止。此以热多少盛衰而为义也。阳热未盛，为寒所制，故为病曰温。阳热大盛，寒不能制，故为病曰暑。然暑病者，当与汗之令愈，勿反止之，令其甚也。新校正云：按凡病伤寒已下，全元起本在《奇病论》中，王氏移于此。杨上善云：冬伤于寒，轻者夏至以前发为温病；冬伤于寒，甚者夏至以后发为暑病。

刺热篇第三十二

新校正云：按全元起本在第五卷。

肝热病者，小便先黄，腹痛多卧身热，肝之脉，环阴器，抵少腹而上，故小便不通先黄，腹痛多卧也。寒薄生热，身故热焉。热争则狂言及惊，胁满痛，手足躁，不得安卧，经络虽已受热，而神藏犹未纳邪，邪正相薄，故云争也。余争同之。又肝之脉，从少腹上侠胃，贯膈布胁肋，循喉咙之后，络舌本，故狂言胁满痛也。肝性静而主惊骇，故病则惊，手足躁扰，卧不得安。庚辛甚，甲乙大汗，气逆则庚辛死。肝主木，庚辛为金，金克木故甚，死于庚辛也。甲乙为木，故大汗于甲乙。刺足厥阴少阳，厥阴，肝脉。少阳，胆脉。其逆则头痛员员，脉引冲头也。肝之脉，自舌本循喉咙之后上出额，与督脉会于巅，故头痛员员然，脉引冲于头中也。员员，谓似急也。

心热病者，先不乐，数日乃热，夫所以任治于物者，谓心。病气入于经络，则神不安治，故先不乐，数日乃热也。热争则卒心痛，烦闷善呕，头痛面赤无汗，心手少阴脉，起于心中；其支别者，从心系上侠咽。小肠之脉，直行者，循咽下膈抵胃；其支别者，从缺盆循颈上颊至目外眦。故卒心痛，烦闷善呕，头痛面赤也。心在液为汗，今病热，故无汗以出。新校正云：按《甲乙经》外眦作兑眦。王注《厥论》亦作兑眦。外当作兑。壬癸甚，丙丁大汗，气逆则壬癸死，心主火，壬癸为水，水灭火故甚，死于壬癸也。丙丁为火，故大汗于丙丁。气逆之证，经阙其文。刺手少阴太阳。少阴，心脉。太阳，小肠脉。

脾热病者，先头重颊痛，烦心颜青，欲呕身热，胃之脉，起于鼻，交频中，下循鼻外入上齿中，还出侠口环唇，下交承浆，却循颐后下廉出大迎，循颊车上耳前，过客主人，循发际至额颅，故先头重颊痛颜青也。脾之脉，支别者，复从胃别上膈，注心中；其直行者，上膈侠咽。故烦心欲呕而身热也。新校正云：按《甲乙经》《太素》云：脾热病者，先头重颜痛。无颜青二字也。热争则腰痛不可用俯仰，腹满泄，两颔痛，胃之脉，支别者，起胃下口，循腹里，下至气街中而合，以下髀。气街者，腰之前，故腰痛也。脾之脉，入腹属脾络胃。又胃之脉，自交承浆，却循颐后下廉出大迎，循颊车，故腹满泄而两颔痛。甲乙甚，戊己大汗，气逆则甲乙死，脾主土，甲乙为木，木伐土故甚，死于甲乙也。戊己为土，故大汗于戊己。气逆之证，经所未论。刺足太阴阳明。太阴，脾脉。阳明，胃脉。新校正云：按《甲乙经·热病下篇》云：病先头重颜痛，烦心身热，热争则腰痛不可用俯仰，腹满，两颔痛，其暴泄善饥而不欲食，善噫，热中足清，腹胀食不化，善呕，泄有脓血，苦呕无所出，先取三里，后取太白、章门。

肺热病者，先淅然厥起毫毛，恶风寒，舌上黄身热，肺主皮肤，外养于毛，故热中之，则先淅然恶风寒，起毫毛也。肺之脉，起于中焦，下络大肠，还循胃口。今肺热入胃，胃热上升，故舌上黄而身热。热争则喘咳，痛走胸膺背，不得大息，头痛不堪，汗出而寒，肺居膈上，气主胸膺，复在变动为咳，又藏气而主呼吸，背复为胸中之府，故喘咳，痛走胸膺背，不得大息也。肺之络脉，上会耳中，今热气上熏，故头痛不堪，汗出而寒。丙丁甚，庚辛大汗，气逆则丙丁死，肺主金，丙丁为火，火烁金故甚，死于丙丁也。庚辛为金，故大汗于庚辛也。气逆之证，经阙未书。

刺手太阴阳明，出血如大豆，立已。太阴，肺脉。阳明，大肠脉。当视其络脉盛者，乃刺而出之。

肾热病者，先腰痛胻酸，苦渴数饮，身热，膀胱之脉，从肩髆内侠脊抵腰中。又腰为肾之府，故先腰痛也。又肾之脉，自循内踝之后，上腨内，出腘内廉；又直行者，从肾上贯肝膈，入肺中，循喉咙，侠舌本，故胻酸苦渴数饮身热。热争则项痛而强，胻寒且酸，足下热，不欲言，膀胱之脉，从脑出别下项。又肾之脉，起于小指之下，斜趋足心，出于然骨之下，循内踝之后，别入跟中，以上腨内；又其直行者，从肾上贯肝膈，入肺中，循喉咙，侠舌本，故项痛而强，胻寒且酸，足下热，不欲言也。新校正云：按《甲乙经》然骨作然谷。其逆则项痛员员澹澹然，肾之筋，循脊内侠膂上至项，结于枕骨，与膀胱之筋合。膀胱之脉，又并下于项。故项痛员员然也。澹澹，为似欲不定也。戊己甚，壬癸大汗，气逆则戊己死，肾主水，戊己为土，土刑水故甚，死于戊己也。壬癸为水，故大汗于壬癸也。刺足少阴太阳。少阴，肾脉。太阳，膀胱脉。诸汗者，至其所胜日汗出也。气王日为所胜，王则胜邪，故各当其王日汗。

肝热病者，左颊先赤；肝气合木，木气应春，南面正理之，则其左颊也。心热病者，颜先赤；心气合火，火气炎上，指象明候，故候于颜。颜，额也。脾热病者，鼻先赤；脾气合土，土王于中，鼻处面中，故占鼻也。肺热病者，右颊先赤；肺气合金，金气应秋，南面正理之，则其右颊也。肾热病者，颐先赤。肾气合水，水惟润下，指象明候，故候于颐也。病虽未发，见赤色者刺之，名曰治未病。圣人不治已病治未病，不治已乱治未乱，此之谓也。热病从部所起者，至期而已；期，为大汗日也。如肝甲乙，心丙丁，脾戊己，肺庚辛，肾壬癸，是为期日也。其刺之反者，三周而已；反，谓反取其气也。如肝病刺脾，脾病刺肾，肾病刺心，心病刺肺，肺病刺肝者，皆是反刺五藏之气也。三周，谓三周于三阴三阳之脉状也。又太阳病而刺泻阳明，阳明病而刺泻少阳，少阳病而刺泻太阴，太阴病而刺泻少阴，少阴病而刺泻厥阴，如此是为反取三阴三阳之脉气也。重逆则死。先刺已反，病气流传，又反刺之，是为重逆。一逆刺之，尚至三周乃已，况其重逆而得生邪！诸当汗者，至其所胜日，汗大出也。王则胜邪，故各当其王日汗。新校正云：按此条文注二十四字，与前文重复，当从删去。《甲乙经》《太素》亦不重出。诸治热病，以饮之寒水，乃刺之；必寒衣之，居止寒处身寒而止也。寒水在胃，阳气外盛，故饮寒乃刺，热退则凉生，故身寒而止针。

热病先胸胁痛，手足躁，刺足少阳，补足太阴，此则举正取之例，然足少阳木病，而泻足少阳之木气，补足太阴之土气者，恐木传于土也。胸胁痛，丘虚主之。丘虚在足外踝下如前陷者中，足少阳脉之所过也，刺可入同身寸之五分，留七呼，若灸者可灸三壮。热病手足躁，经无所主治之旨，然补足太阴之脉，当于井荥取之也。新校正云：详足太阴，全元起本及《太素》作手太阴。杨上善云：手太阴上属肺，从肺出腋下，故胸胁痛。又按《灵枢经》云：热病而胸胁痛，手足躁，取之筋间，以第四针，索筋于肝，不得索之于金，金，肺也。以此决知作手太阴者为是。**病甚者，为五十九刺。**五十九刺者，谓头上五行行五者，以越诸阳之热逆也；大杼、膺俞、缺盆、背俞，此八者以泻胸中之热也；气街、三里、巨虚上下廉，此八者以泻胃中之热也；云门、髃骨、委中、髓空，此八者以泻四支之热也；五藏俞傍五，此十者以泻五藏之热也。凡此五十九穴者，皆热之左右也，故病甚则尔刺之。然头上五行者，当中行谓上星、囟会、前顶、百会、后顶，次两傍谓五处、承光、通天、络却、玉枕，又次两傍谓临泣、目窗、正营、承灵、脑空也。上星在颅上直鼻中央，入发际同身寸之一寸陷者中容豆，刺可入同身寸之四分。新校正云：按《甲乙经》四分作三分，《水热穴论》注亦作三分，详此注下文云：刺如上星法。又云：刺如囟会法。既有二法，则当依《甲乙经》及《水热穴论》注，上星刺入三分，囟会刺入四分。囟会在上星后同身寸之一寸陷者，刺如上星法。前顶在囟会后同身寸之一寸五分骨间陷者中，刺如囟会法。百会在前顶后同身寸之一寸五分，顶中央旋毛中陷容指，督脉足太阳脉之交会，刺如上星法。后顶在百会后同身寸之一寸五分枕骨上，刺如囟会法。然是五者，皆督脉气所发也。上星留六呼，若灸者并灸五壮。次两傍穴：五处在上星两傍同身寸之一寸五分，承光在五处后同身寸之一寸，通天在承光后同身寸之一寸五分，络却在通天后同身寸之一寸五分，玉枕在络却后同身寸之七分。然是五者，并足太阳脉气所发，刺可入同身寸之三分，五处通天各留七呼，络却留五呼，玉枕留三呼，若灸者可灸三壮。新校正云：按《甲乙经》承光不可灸，玉枕刺入二分。又次两傍：临泣在头直目上入发际同身寸之五分，足太阳、少阳、阳维三脉之会。目窗、正营递相去同身寸之一寸，承灵、脑空递相去同身寸之一寸五分。然是五者，并足少阳、阳维二脉之会，脑空一穴，刺可入同身寸之四分，余并可刺入同身寸之三分，临泣留七呼，若灸者可灸五壮。大杼在项第一椎下两傍，相去各同身寸之一寸半陷者中，督脉别络、足太阳、手太阳三脉气之会，刺可入同身寸之三分，留七呼，若灸者可灸五壮。新校正云：按《甲乙经》作七壮，《气穴》注作七壮，《刺疟》注、《热穴》注作五壮。膺俞者，膺中俞也，正名中府，在胸中行两傍，相去同身寸之六寸，云门下一寸，乳上三肋间动脉应手陷者中，仰而取之，手足太阴脉之会，刺可入同身寸之三分，留五呼，若灸者可灸五壮。缺盆在肩上横骨陷者中，手阳明脉气所发，刺可入同身寸之二分，留七呼，若灸者可灸三壮。背俞当是风门热府，在第二椎下两傍，各同身寸之一寸半，督脉、足太阳之会，刺可入同身寸之五分，留七呼，若灸者可灸五壮。验今《明堂》《中诰图经》不言背俞，未详果何处也。新校正云：按王注《水热穴论》以风门热府为背俞，又注《气穴论》以大杼为背俞，此注云未详，三注不同，盖疑之也。气街在腹齐下横骨两端鼠鼷上同身寸之一寸动应手，足阳明脉气所发，刺可入同身寸之三分，留七呼，若灸者可灸五壮。三里在膝下同身寸之三寸，骱外廉两筋肉分间，足阳明脉之所入也，刺可入同身寸之一寸，留七呼，若灸者可灸三壮。巨虚上廉足阳明与大肠合，在三里下同身寸之三寸，足阳明脉气所发，刺可入同身寸之八分，若灸者可灸三壮。巨虚下廉，足阳明与小肠合，在上廉下同身寸之三寸，足阳明脉气所发，刺可入同身寸之三分，若灸者可灸三壮。云门在巨骨下，胸中行两傍，新校正云：按《气穴论》注胸中行两傍作侠任脉傍横去任脉，文虽异，穴之处所则同。相去同身寸之六寸动脉应手。中府当其下同身寸之一寸。云门手太阴脉气所发，举臂取之，刺可入同身寸之七分，若灸者可灸五壮。验今《明堂》《中诰图经》不载髃骨穴，寻其穴以泻四支之热，恐是肩髃穴，穴在肩端两骨间，手阳明、蹻脉之会，刺可入同身寸之六分，留六呼，若灸者可灸三壮。委中在足膝后屈处腘中央约文中动脉，新校正云：详委中穴与《气穴》注、《骨空》注、《刺疟论》注并此，王氏四处注之，彼三注无足膝后屈处五字，与此注异者，非实有异，盖注有详略尔。足太阳脉之所入也，刺可入同身寸之五分，留七呼，若灸者可灸三壮。髓空者，正名腰俞，在脊中第二十一椎节下间，督脉气所发，刺可入同身寸之二分，新校正云：按《甲乙经》作二寸，《水热穴论》注亦作二寸，《气府论》注、《骨空论》注作一分。留七呼，若灸者可灸三壮。五藏俞傍五者，谓魄户、神堂、魂门、意舍、志室五穴也。在侠脊两傍，各相去同身寸之三寸，并足太阳脉气所发也。魄户在第三椎下两傍，正坐取之，刺可入同身寸之五分，若灸者可灸五壮。神堂在第五椎下两傍，刺可入同身寸之三分，若灸者可灸五壮。魂门在第九椎下两傍，正坐取之，刺可入同身寸之五分，若灸者可灸三壮。意舍在第十一椎下两傍，正坐取之，刺可入同身寸之五分，若灸者可灸三壮。志室在第十四椎下两傍，正坐取之，刺可入同身寸之五分，若灸者可灸三壮，是所谓此经之五十九刺法也。若《针经》所指五十九刺，则殊与此经不同，虽俱治热病之要穴，然合用之理全向背，犹当以病候形证所应经法，即随所证而刺之。热病始手臂痛者，刺手阳明太阴而汗出止。手臂痛列缺主之。列缺者手太阴之络，去腕上同身寸之一寸半，别走阳明者也，刺可入同身寸之三分，留三呼，若灸者可灸五壮。欲出汗商阳主之。商阳者，手阳明脉之井，在手大指次指内侧，去爪甲角如韭叶，手阳明脉之所出也，刺可入同身寸之一分，留一呼，若灸者可灸三壮。热病始于头首者，刺项太阳而汗出止。天柱主之。天柱在侠项后发际大筋外廉陷者中，足太阳脉气所发，刺可入同身寸之二分，留六呼，若灸者可灸三壮。热病始于足胫者，刺足阳明而汗出止。新校正云：按此条《素问》本无，《太素》亦无，今按《甲乙经》添入。热病先身重骨痛，耳聋好瞑，刺足少阴，据经无正主穴，当补泻井荥尔。新校正云：按《灵枢经》云：热病而身重骨痛，耳聋而好瞑，取之骨，以第四针，索骨于肾，不得索之土。土，脾也。病甚为五十九刺。如古法。热病先眩冒而热，胸胁满，刺足少阴、少阳。亦井荥也。

太阳之脉，色荣颧骨，热病也，荣，饰也，谓赤色见于颧骨如荣饰也。颧骨，谓目下当外眦也。太阳合火，故见色赤。新校正云：按杨上善云：赤色荣颧者，骨热病也。与王氏之注不同。荣未交，新校正云：按《甲乙经》《太素》作荣未天。下文荣未交亦作天。曰今且得汗，待时而已。荣一为营字之误也。曰者，引古经法之端由也。言色虽明盛，但阴阳之气不交错者，故法云今且得汗之而已。待时者，谓肝病待甲乙，心病待丙丁，脾病待戊己，肺病待庚辛，肾病待壬癸；是谓待时而已。所谓交者，次如下句：与厥阴脉争见者，死期不过三日，外见太阳之赤色，内应厥阴之弦脉，然太阳受病，当传入阳明，今反厥阴之脉来见者，是土败而木贼之也，故死。然土气已败，木复狂行，木生数三，故期不过三日。其热病内连肾，少阳之脉色也，病或为气，恐字误也。若赤色气内连鼻两傍者，是少阳之脉色，非厥阴色，何者？肾部近于鼻也。新校正云：详或者欲改肾作鼻，按《甲乙经》《太素》并作肾。杨上善云：太阳，水也。厥阴，木也。水以生木，木盛水衰，故太阳水色见时，有木争见者，水死。以其热病内连于肾，肾为热伤，故死。旧本无少阳之脉色也六字，乃王氏所添，王注非，当从上善之义。少阳之脉，色荣颊前，热病也，颊前，即颧骨下近鼻两傍也。新校正云：按《甲乙经》《太素》前字作筋。杨上善云：足少阳部在颊，赤色荣之，即知筋热病也。荣未交，曰今且得汗，待时而已。与少阴脉争见者，死期不过三日。少阳受病，当传入于太阴，今反少阴脉来见，亦土败而木贼之也，故死不过三日，亦木之数然。新校正云：详或者欲改少阴作厥阴，按《甲乙经》《太素》作少阴。杨上善云：少阳为木，少阴为水，少阳色见之时，有少阴争见者，是母胜子，故木死。王作此注，亦非。旧本及《甲乙经》《太素》并无期不过三日五字。此是王氏足成此文也。

热病气穴：三椎下间主胸中热，四椎下间主膈中热，五椎下间主肝热，六椎下间主脾热，七椎下间主肾热，荣在骶也。脊节之谓椎，脊穷之谓骶，言肾热之气，外通尾骶也。寻此文椎间所主神藏之热，又不正当其藏俞，而云主疗，在理未详。项上三椎陷者中也。此举数脊椎大法也。言三椎下间主胸中热者，何以数之？言皆当以陷者中为气发之所。颊下逆颧为大瘕，下牙车为腹满，颧后为胁痛，颊上者膈上也。此所以候面部之色，发明腹中之病诊。

评热病论篇第三十三

新校正云：按全元起本在第五卷。

黄帝问曰：有病温者，汗出辄复热，而脉躁疾不为汗衰，狂言不能食，病名为何？

岐伯对曰：病名阴阳交，交者死也。交，谓交合，阴阳之气不分别也。

帝曰：愿闻其说。

岐伯曰：人所以汗出者，皆生于谷，谷生于精，言谷气化为精，精气胜乃为汗。今邪气交争于骨肉而得汗者，是邪却而精胜也。言初汗也。精胜则当能食而不复热，复热者邪气也，汗者精气也，今汗出而辄复热者，是邪胜也，不能食者，精无俾也，无俾，言无可使为汗也。谷不化则精不生，精不化流，故无可使。病而留者，其寿可立而倾也。如是者，若汗出疾速留著而不去，则其人寿命立至倾危也。新校正云：详病而留者，按王注病当作疾。又按《甲乙经》作而热留者。且夫《热论》曰：汗出而脉尚躁盛者死。《热论》谓上古《热论》也。凡汗后脉当迟静，而反躁急以盛满者，是真气竭而邪盛，故知必死也。今脉不与汗相应,此不胜其病也,其死明矣。脉不静而躁盛,是不相应。狂言者是失志,失志者死。志舍于精,今精无可使,是志无所居,志不留居则失志也。今见三死,不见一生,虽愈必死也。汗出脉躁盛,一死;不胜其病,二死;狂言失志者,三死也。

帝曰:有病身热汗出烦满,烦满不为汗解,此为何病?

岐伯曰:汗出而身热者风也,汗出而烦满不解者,厥也,病名曰风厥。

帝曰:愿卒闻之。

岐伯曰:巨阳主气,故先受邪,少阴与其为表里也,得热则上从之,从之则厥也。上从之,谓少阴随从于太阳而上也。

帝曰:治之奈何?

岐伯曰:表里刺之,饮之服汤。谓泻太阳,补少阴也。饮之汤者,谓止逆上之肾气也。

帝曰:劳风为病何如?

岐伯曰:劳风法在肺下,从劳风生,故曰劳风。劳,谓肾劳也。肾脉者,从肾上贯肝膈,入肺中。故肾劳风生,上居肺下也。其为病也,使人强上冥视,新校正云:按杨上善云:强上,好仰也。冥视，谓合眼视不明也。又《千金方》冥视作目眩。唾出若涕，恶风而振寒，此为劳风之病。膀胱脉起于目内眦，上额交巅上，入络脑，还出别下项，循肩髆内侠脊抵腰中，入循膂络肾。今肾精不足，外吸膀胱，膀胱气不能上营，故使人头项强而视不明也。肺被风薄，劳气上熏，故令唾出若鼻涕状。肾气不足，阳气内攻，劳热相合，故恶风而振寒。

帝曰：治之奈何？岐伯曰：以救俯仰，救，犹止也。俯仰，谓屈伸也。言止屈伸于动作，不使劳气滋蔓。巨阳引。精者三日，中年者五日，不精者七日。新校正云：按《甲乙经》作三日中若五日。《千金方》作候之三日及五日中，不精明者是也。与此不同。咳出青黄涕，其状如脓，大如弹丸，从口中若鼻中出，不出则伤肺，伤肺则死也。巨阳者，膀胱之脉也。膀胱与肾为表里，故巨阳引精也。巨，大也。然太阳之脉，吸引精气，上攻于肺者三日，中年者五日，素不以精气用事者七日，当咳出稠涕，其色青黄如脓状。平调咳者，从咽而上出于口，暴卒咳者，气冲突于蓄门而出于鼻。夫如是者，皆肾气劳竭，肺气内虚，阳气奔迫之所为，故不出则伤肺也。肺伤则荣卫散解，魄不内治，故死。新校正云：按王氏云：卒暴咳者，气冲突于蓄门而出于鼻。按《难经》七冲门无蓄门之名，疑是贲门。杨操云：贲者，膈也，胃气之所出，胃出谷气以传于肺，肺在膈上，故胃为贲门。

帝曰：有病

肾风者，面胕疣然壅，害于言，可刺不？疣然，肿起貌。壅，谓目下壅，如卧蚕形也。肾之脉，从肾上贯肝膈，入肺中，循喉咙侠舌本，故妨害于言语。

岐伯曰：虚不当刺，不当刺而刺，后五日其气必至。至，谓病气来至也。然谓藏配一日，而五日至肾。夫肾已不足，风内薄之，谓肿为实，以针大泄，反伤藏气，真气不足，不可复，故刺后五日其气必至也。

帝曰：其至何如？岐伯曰：至必少气时热，时热从胸背上至头，汗出手热，口干苦渴，小便黄，目下肿，腹中鸣，身重难以行，月事不来，烦而不能食，不能正偃，正偃则咳，病名曰风水，论在《刺法》中。《刺法》，篇名。今经亡。

帝曰：愿闻其说。

岐伯曰：邪之所凑，其气必虚，阴虚者阳必凑之，故少气时热而汗出也。小便黄者，少腹中有热也。不能正偃者，胃中不和也。正偃则咳甚，上迫肺也。

诸有水气者，微肿先见于目下也。

帝曰：何以言？岐伯曰：水者阴也，目下亦阴也，腹者至阴之所居，故水在腹者，必使目下肿也。真气上逆，故口苦舌干，卧不得正偃，正偃则咳出清水也。诸水病者，故不得卧，卧则惊，惊则咳甚也。腹中鸣者，病本于胃也。薄脾则烦不能食，食不下者，胃脘隔也。身重难以行者，胃脉在足也。月事不来者，胞脉闭也，胞脉者属心而络于胞中，今气上迫肺，心气不得下通，故月事不来也。考上文所释之义，未解热从胸背上至头汗出手热口干苦渴之义，应古论简脱，而此差谬之尔。如是者何？肾少阴之脉，从肾上贯肝膈，入肺中，循喉咙侠舌本。又膀胱太阳之脉，从目内眦上额交巅上；其支者，从巅至耳上角；其直者，从巅入络脑，还出别下项，循肩髆，内侠脊抵腰中，入循膂。今阴不足而阳有余，故热从胸背上至头，而汗出口干苦渴也。然心者阳藏也，其脉行于臂手。肾者阴藏也，其脉循于胸足。肾不足则心气有余，故手热矣。又以心肾之脉，俱是少阴脉也。

帝曰：善。

逆调论第三十四

新校正云：按全元起本在第四卷。

黄帝问曰：人身非常温也，非常热也，为之热而烦满者何也？异于常候，故曰非常。新校正云：按《甲乙经》无为之热三字。岐伯对曰：阴气少而阳气胜，故热而烦满也。

帝曰：人身非衣寒也，中非有寒气也，寒从中生者何？言不知谁为元主邪！岐伯曰：是人多痹气也，阳气少，阴气多，故身寒如从水中出。言自由形气阴阳之为是，非衣寒而中有寒也。

帝曰：人有四支热，逢风寒如灸如火者何也？新校正云：按全元起本无如火二字，《太素》云如灸于火，当从《太素》之文。

岐伯曰：是人者阴气虚，阳气盛。四支者阳也，两阳相得，而阴气虚少，少水不能灭盛火，而阳独治，独治者不能生长也，独胜而止耳。水为阴，火为阳，今阳气有余，阴气不足，故云少水不能灭盛火也。治者，王也。胜者，盛也。故云独胜而止。逢风而如炙如火者，是人当肉烁也。烁，言消也。言久久此人当肉消削也。新校正云：详如炙如火，当从《太素》作如炙于火。

帝曰：人有身寒，汤火不能热，厚衣不能温，然不冻慄，是为何病？

岐伯曰：是人者，素肾气胜，以水为事，太阳气衰，肾脂枯不长，一水不能胜两火，肾者水也，而生于骨，肾不生，则髓不能满，故寒甚至骨也。以水为事，言盛欲也。所以不能冻慄者，肝一阳也，心二阳也，肾孤藏也，一水不能胜二火，故不能冻慄，病名曰骨痹，是人当挛节也。肾不生则髓不满，髓不满则筋干缩，故节挛拘。

帝曰：人之肉苛者，虽近衣絮，犹尚苛也，是谓何疾？苛，谓瘵重。

岐伯曰：

荣气虚，卫气实也。荣气虚则不仁，卫气虚则不用，荣卫俱虚，则不仁且不用，肉如故也，人身与志不相有，曰死。身用志不应，志为身不亲，两者似不相有也。新校正云：按《甲乙经》曰死作三十日死也。

帝曰：人有逆气不得卧而息有音者；有不得卧而息无音者；有起居如故而息有音者；有得卧，行而喘者；有不得卧，不能行而喘者；有不得卧，卧而喘者；皆何藏使然？愿闻其故。

岐伯曰：不得卧而息有音者，是阳明之逆也，足三阳者下行，今逆而上行，故息有音也。阳明者，胃脉也，胃者六府之海，水谷海也。其气亦下行，阳明逆不得从其道，故不得卧也。《下经》曰：胃不和则卧不安，此之谓也。《下经》，上古经也。

夫起居如故而息有音者，此肺之络脉逆也。络脉不得随经上下，故留经而不行，络脉之病人也微，故起居如故而息有音也。夫不得卧，卧则喘者，是水气之客也。夫水者，循津液而流也，肾者水藏，主津液，主卧与喘也。

帝曰：善。寻经所解之旨，不得卧而息无音，有得卧行而喘，有不得卧不能行而喘，此三义悉阙而未论，亦古之脱简也。

重广补注黄帝内经素问卷第九

热论 谵 之阎切，多言也 怫 音弗

刺热论 颔 胡感切 洒淅 上先礼切，下先厯切 痠 音酸 骹 音玄 跟 音根

评热病论 胕㾓 下莫江切 髆 音传

逆调论 苛 胡歌切

重广补注黄帝内经素问卷第十

启玄子次注林亿孙奇高宝衡等奉敕校正孙兆重改误

疟论　刺疟篇　气厥论　咳论

疟论篇第三十五

新校正云：按全元起本在第五卷。

黄帝问曰：夫痎疟皆生于风，其蓄作有时者何也？痎，犹老也，亦瘦也。新校正云：按《甲乙经》云：夫疟疾皆生于风，其以日作以时发何也？与此文异。《太素》同今文。杨上善云：痎，有云二日一发名痎疟，此经但夏伤于暑至秋为病，或云痎疟，或但云疟，不必以日发间日以定瘥也，但应四时其形有异以为瘥尔。

岐伯对曰：疟之始发也，先起于毫毛，伸欠乃作，寒慄鼓颔，慄，谓战慄。鼓，谓振动。腰脊俱痛，寒去则内外皆热，头痛如破，渴欲冷饮。

帝曰：何气

使然？愿闻其道。

　　岐伯曰：阴阳上下交争，虚实更作，阴阳相移也。阳气者下行极而上，阴气者上行极而下，故曰阴阳上下交争也。阳虚则外寒，阴虚则内热，阳盛则外热，阴盛则内寒，由此寒去热生，则虚实更作，阴阳之气相移易也。阳并于阴，则阴实而阳虚，阳明虚则寒慄鼓颔也；阳并于阴，言阳气入于阴分也。阳明，胃脉也。胃之脉自交承浆，却分行循颐后下廉，出大迎；其支别者，从大迎前下人迎。故气不足，则恶寒战慄而颐颔振动也。巨阳虚，则腰背头项痛；巨阳者，膀胱脉。其脉从头别下项，循肩髆内，侠背抵腰中。故气不足，则腰背头项痛也。三阳俱虚，则阴气胜，阴气胜，则骨寒而痛；寒生于内，故中外皆寒；阳盛则外热，阴虚则内热，外内皆热，则喘而渴，故欲冷饮也。热伤气，故内外皆热，则喘而渴。此皆得之夏伤于暑，热气盛，藏于皮肤之内，肠胃之外，此荣气之所舍也。肠胃之外，荣气所主，故云荣气所舍也。舍，犹居也。此令人汗空疏，新校正云：按全元起本作汗出空疏。《甲乙经》《太素》并同。腠理开，因得秋气，汗出遇风，及得之以浴，水气舍于皮肤之内，与卫气并居。卫气者，昼日行于阳，夜行于阴，此气得阳而外出，得阴而内薄，内外相薄，是以日作。作，发作也。

帝曰：其间日而作者何也？间日，谓隔日。

岐伯曰：其气之舍深，内薄于阴，阳气独发，阴邪内著，阴与阳争不得出，是以间日而作也。不与卫气相逢会，故隔日发也。

帝曰：善。其作日晏与其日早者，何气使然？晏，犹日暮也。

岐伯曰：邪气客于风府，循膂而下，风府，穴名，在项上入发际同身寸之二寸，大筋内宛宛中也。膂，谓脊两傍。卫气一日一夜大会于风府，其明日日下一节，故其作也晏，此先客于脊背也，每至于风府，则腠理开，腠理开，则邪气入，邪气入则病作，以此日作稍益晏也。节，谓脊骨之节。然邪气远则逢会迟，故发暮也。其出于风府，日下一节，二十五日下至骶骨，二十六日入于脊内，注于伏膂之脉，项巳下至尾骶凡二十四节，故日下一节，二十五日下至骶骨，二十六日入于脊内，注于伏膂之脉也。伏膂之脉者，谓膂筋之间，肾脉之伏行者也。肾之脉，循股内后廉，贯脊属肾；其直行者，从肾上贯肝膈入肺中。以其贯脊，又不正应行穴，但循膂伏行，故谓之伏膂脉。新校正云：按全元起本二十五日作二十一日，二十六日作二十二日。《甲乙经》《太素》并同。伏膂之脉《甲乙经》作太冲之脉，巢元方作伏冲。其气上行，九日出于缺盆之中，其气日高，故作日益早也。以肾脉贯脊属肾，上入肺中。肺者，缺盆为之道。阴气之行速，故其气上行，九日出于缺盆之中。其间日发者，由邪气内薄于五藏，横连募原也，其道远，其气深，其行迟，不能与卫气俱行，不得皆出，故间日乃作也。募原，谓膈募之原系。新校正云：按全元起本募作膜。《太素》、巢元方并同。《举痛论》亦作膜原。

帝曰：夫子言卫气每

至于风府，腠理乃发，发则邪气入，入则病作。今卫气日下一节，其气之发也，不当风府，其日作者奈何？

岐伯曰：新校正云：按全元起本及《甲乙经》《太素》自此邪气客于头项至下则病作故八十八字并无。此邪气客于头项循膂而下者也，故虚实不同，邪中异所，则不得当其风府也。故邪中于头项者，气至头项而病；中于背者，气至背而病；中于腰脊者，气至腰脊而病；中于手足者，气至手足而病。故下篇各以居邪之所而刺之。卫气之所在，与邪气相合，则病作。故风无常府，卫气之所发，必开其腠理，邪气之所合，则其府也。虚实不同，邪中异所，卫邪相合，病则发焉，不必悉当风府而发作也。新校正云：按《甲乙经》、巢元方则其府也作其病作。

帝曰：善。夫风之与疟也，相似同类，而风独常在，疟得有时而休者何也？风疟皆有盛衰，故云相似同类。

岐伯曰：风气留其处，故常在；疟气随经络沉以内薄，新校正云：按《甲乙经》作次以内传。故卫气应乃作。留，谓留止。随，谓随从。

帝曰：疟先寒而后热者何也？

岐伯曰：夏伤于大暑，其汗大出，腠理开发，因遇夏气凄沧之水寒，新校正云：按《甲乙经》《太素》水寒作小寒迫之。藏于腠理皮肤之中，秋伤于风，则病成矣。暑为阳气，中风者阳气受之，故秋伤于风，则病成矣。夫寒者阴气也，风者阳气也，先伤于寒而后伤十风，故先寒而后热也，病以时作，名曰寒疟。露形触冒，则风寒伤之。

帝曰：先热而后寒者何也？

岐伯曰：此先伤于风，而后伤于寒，故先热而后寒也，亦以时作，名曰温疟。以其先热，故谓之温。其但热而不寒者，阴气先绝，阳气独发，则少气烦冤，手足热而欲呕，名曰瘅疟。瘅，热也，极热为之也。

帝曰：夫经言有余者泻之，不足者补之。今热为有余，寒为不足。夫疟者之寒，汤火不能温也，及其热，冰水不能寒也，此皆有余不足之类。当此之时，良工不能止，必须其自衰，乃刺之，其故何也？愿闻其说。言何暇不早使其盛极而自止乎？

岐伯曰：经言无刺熇熇之热，新校正云：按全元起本及《太素》热作气。无刺浑浑之脉，无刺漉漉之汗，故为其病逆，未可治也。熇熇，盛热也。浑浑，言无端绪也。漉漉，言汗大出也。夫疟之始发也，阳气并于阴，当是之时，阳虚而阴盛，外无气，故先寒傈也；阴气逆极，则复出之阳，阳与阴复并于外，则阴虚而阳实，故先热而渴。阴盛则胃寒，故先寒战慄。阳盛则胃热，故先热欲饮也。夫疟气者，并于阳则阳胜，并于阴则阴胜；阴胜则寒，阳胜则热。疟者，风寒之气不常也，病极则复。复，谓复旧也。言其气发至极，还复如旧。至新校正云：按《甲乙经》作疟者，风寒之暴气不常，病极则复至。全元起本及《太素》作疟，风寒气也，不常，病极则复至。至字连上句，与王氏之意异。病之发也，如火之热，如风雨不可当也。以其盛炽，故不可当也。故经言曰：方其盛时必毁，新校正云：按《太素》云：勿敢必毁。因其衰也，事必大昌，此之谓也。方，正也。正盛泻之，或伤真气，故必毁。病气衰已，补其经气，则邪气弭退，正气安平，故必大昌也。夫疟之未发也，阴未并阳，阳未并阴，因而调之，真气得安，邪气乃亡，所泻必中，所补必当，故真气得安，邪气乃亡也。故工不能治其已发，为其气逆也。真气浸息，邪气大行，真不胜邪，是为逆也。

帝曰：善。攻之奈何？早晏何如？

岐伯曰：疟之且发也，阴阳之且移也，必从四末始也。阳已伤，阴从之，故先其时坚束其处，令邪气不得入，阴气不得出，审候见之，在孙络盛坚而血者皆取之，此真往而未得并者也。言牢缚四支，令气各在其处，则邪所居处必自见之，既见之则刺出其血尔。往，犹去也。新校正云：按《甲乙经》真往作其往，《太素》作直往。

帝曰：疟不发，其应何如？

岐伯曰：疟气者，必更盛更虚。当气之所在也，病在阳，则热而脉躁；在阴，则寒而脉静；阴静阳躁，故脉亦随之。极则阴阳俱衰，卫气相离，故病得休；卫气集，则复病也。相薄至极，物极则反，故极则阴阳俱衰。

帝曰：时有间二日或至数日发，或渴或不渴，其故何也？

岐伯曰：其间日者，邪气与卫气客于六府，而有时相失，不能相得，故休数日乃作也。气不相会，故数日不能发也。疟者，阴阳更胜也，或甚或不甚，故或渴或不渴。阳胜阴甚则渴，阳胜阴不甚则不渴也。胜，谓强盛于彼之气也。

帝曰：论言夏伤于暑，秋必病疟，新校正云：按《生气通天论》并《阴阳应象大论》二论俱云夏伤于暑，秋必痎疟。今疟不必应者何也？言不必皆然。

岐伯曰：此应四时者也。其病异形者，反四时也。其以秋病者寒甚，秋气清凉，阳气下降，热藏肌肉，故寒甚也。以冬病者寒不甚，冬气严冽，阳气伏藏，不与寒争，故寒不甚。以春病者恶风，春气温和，阳气外泄，肉腠开发，故恶于风。以夏病者多汗。夏气暑热，津液充盛，外泄皮肤，故多汗也。

帝曰：夫病温疟与寒疟而皆安舍？舍于何藏？安，何也。舍，居止也。藏，谓五神藏也。

岐伯曰：温疟者，得之冬中于风，寒气藏于骨髓之中，至春则阳气大发，邪气不能自出，因遇大暑，脑髓烁，肌肉消，腠理发泄，或有所用力，邪气与汗皆出，此病藏于肾，其气先从内出之于外也。肾主于冬，冬主骨髓，脑为髓海，上下相应，厥热上熏，故脑髓销烁，销烁则热气外薄，故肌肉减削，而病藏于肾也。如是者，阴虚而阳盛，阳盛则热矣，阴虚谓肾藏气虚，阳盛谓膀胱太阳气盛。衰则气复反入，入则阳虚，阳虚则寒矣，故先热而后寒，名曰温疟。衰，谓病衰退也。复反入，谓入肾阴脉中。

帝曰：瘅疟何如？岐伯曰：瘅疟者，肺素有热，气盛于身，厥逆上冲，中气实而不外泄，因有所用力，腠理开，风寒舍于皮肤之内、分肉之间而发，发则阳气盛，阳气盛而不衰则病矣。其气不及于阴，新校正云：按全元起本及《太素》作不反之阴。巢元方作不及之阴。故但热而不寒，气内藏于心，而外舍于分肉之间，令人消烁脱肉，故命曰瘅疟。

帝曰：善。

刺疟篇第三十六

新校正云：按全元起本在第六卷。

足太阳之疟，令人腰痛头重，寒从背起，足太阳脉，从巅入络脑，还出别下项，循肩髆内，侠脊抵腰中；其支别者，从髆内左右别下贯胛，过髀枢。故令腰痛头重，寒从背起。新校正云：按《三部九候论》注贯胛作贯臀。《刺腰痛》注亦作贯臀《厥论》注作贯胛。《甲乙经》作贯胛。先寒后热，熇熇暍暍然，熇熇，甚热状。暍暍，亦热盛也。太阳不足，故先寒，寒极则生热，故后热也。热止汗出，难已，热生是为气虚，热止则为气复，气复而汗反出，此为邪气盛而真不胜，故难已。新校正云：按全元起本并《甲乙经》《太素》、巢元方并作先寒后热渴，渴止汗出。与此文异。刺郄中出血。太阳之郄，是谓金门。金门在足外踝下，一名曰关梁，阳维所别属也，刺可入同身寸之三分，若灸者可灸三壮。《黄帝中诰图经》云：委中主之。则古法以委中为郄中也。委中在腘中央约文中动脉，足太阳脉之所入也，刺可入同身寸之五分，留七呼，若灸者，可灸三壮。新校正云：详刺郄中《甲乙经》作腘中。今王氏两注之，当以腘中为正。

足少阳之疟，令人身体解㑊，身体解㑊，次如下句：寒不甚，热不甚，阳气未盛，故令其然。恶见人，见人心惕惕然，胆与肝合，肝虚则恐，邪薄其气，故恶见人，见人心惕惕然也。热多汗出甚，邪盛则热多，中风故汗出。

刺足少阳。侠溪主之。侠溪在足小指次指歧骨间本节前陷者中，少阳之荥，刺可入同身寸之三分，留三呼，若灸者可灸三壮。

足阳明之疟，令人先寒，洒淅洒淅，寒甚久乃热，热去汗出，喜见日月光火气，乃快然，阳虚则外先寒，阳虚极则复盛，故寒甚久乃热也。热去汗已，阴又内强，阳不胜阴，故喜见日月光火气乃快然也。刺足阳明跗上。冲阳穴也。在足跗上同身寸之五寸骨间动脉，上去陷谷同身寸之三寸，阳明之原，刺可入同身寸之三分，留十呼，若灸者可灸三壮。

足太阴之疟，令人不乐，好大息，心气流于肺则喜，令脾藏受病，心母救之，火气下入于脾，不上行于肺。又太阴脉支别者，复从胃上膈注心中。故令人不乐好大息也。不嗜食，多寒热汗出，脾主化谷，营助四傍，今邪薄之，诸藏无禀，土寄四季，王则邪气交争，故不嗜食，多寒热而汗出。新校正云：按《甲乙经》云：多寒少热。病至则善呕，呕已乃衰，足太阴脉，入腹属脾络胃，上膈侠咽。故病气来至则呕，呕已乃衰退也。即取之。待病衰去，即而取之，其言衰即取之井俞及公孙也。公孙在足大指本节后同身寸之一寸，太阴络也，刺可入同身寸之四分，留七呼，若灸者可灸三壮。

足少阴之疟，令人呕吐甚，多寒热，热多寒少，足少阴脉，贯肝膈入肺中，循喉咙。故呕吐甚，多寒热也。肾为阴藏，阴气生寒，今阴气不足，故热多寒少。新校正云：按《甲乙经》云：呕吐甚，多寒少热。欲闭户牖而处，其病难已。胃阳明脉，病欲独闭户牖而处，今谓胃土病证，反见肾水之中，土刑于水，故其病难已也。大钟、太溪悉主之。大钟在足内踝后街中，少阴络也，刺可入同身寸之二分，留七呼。若灸者，可灸三壮。太溪在足内踝后跟骨上动脉陷者中，少阴俞也，刺可入同身寸之三分，留七呼。若灸者，可灸三壮也。新校正云：按《甲乙经》云：其病难已，取太溪。又按太钟穴《甲乙经》作跟后冲中，《刺腰痛篇》注作跟后街中动脉，《水穴》注云在内踝后，此注云内踝后街中，诸注不同，当以《甲乙经》为正。

足厥阴之疟，令人腰痛少腹满，小便不利，如癃状，非癃也，数便，意恐惧，气不足，腹中悒悒，足厥阴脉，循股阴入毛中，环阴器抵少腹，故病如是。癃，谓不得小便也。悒悒，不畅之貌。新校正云：按《甲乙经》数便意三字作数噫二字。刺足厥阴。太冲主之，在足大指本节后同身寸之二寸陷者中，厥阴俞也，刺可入同身寸之三分，留十呼。若灸者，可灸三壮也。新校正云：按《刺腰痛篇》注云，在本节后内间动脉应手。

肺疟者，令人心寒，寒甚热，热间善惊，如有所见者，刺手太阴阳明。列缺主之。列缺在手腕后同身寸之一寸半，手太阴络也，刺可入同身寸之三分，留三呼。若灸者，可灸五壮。阳明穴，合谷主之。

合谷在手大指次指歧骨间，手阳明脉之所过也，刺可入同身寸之三分，留六呼。若灸者，可灸三壮。

心疟者，令人烦心甚，欲得清水，反寒多，不甚热，刺手少阴。神门主之。神门在掌后锐骨之端陷者中，手少阴俞也。刺可入同身寸之三分，留七呼。若灸者，可灸三壮。新校正云：按《太素》云：欲得清水及寒多，寒不甚热甚也。

肝疟者，令人色苍苍然，太息，其状若死者，刺足厥阴见血。中封主之。中封在足内踝前同身寸之一寸半陷者中，仰足而取之，伸足乃得之，足厥阴经也，刺出血止，常刺者可入同身寸之四分，留七呼。若灸者，可灸三壮。

脾疟者，令人寒，腹中痛，热则肠中鸣，鸣已汗出，刺足太阴。商丘主之。商丘在足内踝下微前陷者中，足太阴经也。刺可入同身寸之三分，留七呼。若灸者，可灸三壮。

肾疟者，令人洒洒然，腰脊痛，宛转，大便难，目眴眴然，手足寒，刺足太阳少阴。太钟主之。取如前足少阴疟中法。

胃疟者，令人且病也，善饥而不能食，食而支满腹大，胃热脾虚，故善饥而不能食，食而支满腹大也。是以下文兼刺太阴。新校正云：按《太素》且病作疽病。刺足阳明太阴横脉出血。厉兑、解溪、三里主之。厉兑在足大指次指之端，去爪甲如韭叶，阳明井也。刺可入同身寸之一分，留一呼。若灸者，可灸一壮。解溪在冲阳后同身寸之三寸半腕上陷者中，阳明经也。刺可入同身寸之五分，留五呼。若灸者，可灸三壮。三里在膝下同身寸之三寸，䯒骨外廉两筋肉分间，阳明合也。刺可入同身寸之一寸，留七呼。若灸者，可灸三壮。然足阳明取此三穴，足太阴刺其横脉出血也。横脉，谓足内踝前斜过大脉，则太阴之经脉也。新校正云：详解溪在冲阳后三寸半。按《甲乙经》一寸半，《气穴论》注二寸半。

疟发，身方热，刺跗上动脉，则阳明之脉也。开其空出其血，立寒。阳明之脉，多血多气，热盛气壮，故出其血而立可寒也。疟方欲寒，刺手阳明太阴、足阳明太阴。亦谓开穴而出其血也，当随井俞而刺之也。

疟脉满大急，刺背俞，用中针，傍伍胠俞各一，适肥瘦出其血也。瘦者浅刺少出血，肥者深刺多出血。背俞，谓大杼。五胠俞，谓谚语。疟脉小实急，灸胫少阴，刺指井。灸胫少阴，是谓复溜。复溜在内踝上同身寸之二寸陷者中，足少阴经也，刺可入同身寸之三分，留三呼。若灸者，可灸五壮。刺指井，谓刺至阴。至阴在足小指外侧去爪甲角如韭叶，足太阳井也，刺可入同身寸之一分，留五呼。若灸者，可灸三壮。疟脉满大急，刺背俞，用五胠俞背俞各一，适行至于血也。谓调适肥瘦，穴度深浅，循《三备法》而行针，令至于血脉也。背俞，谓大杼。五胠俞，谓譩譆主之。新校正云：详此条从疟脉满大至此注终，文注共五十五字，当从删削。经文与次前经文重复，王氏随而注之，别无义例，不若士安之精审，不复出也。疟脉缓大虚，便宜用药，不宜用针。缓者中风，大为气实，虚者血虚，血虚气实，风又攻之，故宜药治以遣其邪，不宜针泻而出血也。凡治疟先发如食顷乃可以治，过之则失时也。先其发时，真邪异居，波陇不起，故可治。过时则真邪相合，攻之则反伤真气，故曰失时。新校正云：详从前疟脉满大至此，全元起本在第四卷中，王氏移续于此也。诸疟而脉不见，刺十指间出血，血去必已，先视身之赤如小豆者尽取之。十二疟者，其发各不同时，察其病形，以知其何脉之病也。随其形证，而病脉可知。先其发时如食顷而刺之，一刺则衰，二刺则知，三刺则已，不已，刺舌下两脉出血，释具下文。不已，刺郄中盛经出血，又刺项已下侠脊者必已。并足太阳之脉气也。郄中，则委中也。侠脊者，谓大杼、风门热府穴也。大杼在项第一椎下两傍，相去各同身寸之一寸半陷者中，刺可入同身寸之三分，留七呼。若灸者，可灸五壮。风门热府在第二椎下两傍各同身寸之一寸半，刺可入同身寸之五分，留七呼。若灸者，可灸五壮。新校正云：详大杼穴灸五壮，按《甲乙经》作七壮，《气穴论》注作七壮，《刺热论》及《热穴》注并作五壮。舌下两脉者，廉泉也。廉泉，穴名。在颔下结喉上舌本下，阴维任脉之会，刺可入同身寸之三分，留三呼。若灸者，可灸三壮。

刺疟者，必先问其病之所先发者，先刺之。先头痛及重者，先刺头上及两额两眉间出血。头上，谓上星、百会。两额，谓悬颅。两眉间，谓攒竹等穴也。先项背痛者，先刺之。项，风池、风府主之。背，大杼、神道主之。先腰脊痛者，先刺郄中出血。先手臂痛者，先刺手少阴阳明十指间。新校正云：按别本作手阴阳，全本亦作手阴阳。先足胫酸痛者，先刺足阳明十指间出血。各以邪居之所而脱泻之。

风疟，疟发则汗出恶风，刺三阳经背俞

之血者。三阳，太阳也。新校正云：按《甲乙经》云：足三阳。骱酸痛甚，按之不可，名曰肘髓病，以镵针，针绝骨出血，立已。阳辅穴也。取如《气穴论》中府俞法。身体小痛，刺至阴。新校正云：按《甲乙经》无至阴二字。诸阴之井无出血，间日一刺。诸井皆在指端，足少阴井在足心宛宛中。疟不渴，间日而作，刺足太阳。新校正云：按《九卷》云：足阳明。《太素》同。渴而间日作，刺足少阳。新校正云：按《九卷》云：手少阳。《太素》同。温疟汗不出，为五十九刺。自胃疟下至此，寻《黄帝中诰图经》所主，或有不与此文同，应古之别法也。

气厥论篇第三十七

新校正云：按全元起本在第九卷，与《厥论》相并。

黄帝问曰：五藏六府，寒热相移者何？

岐伯曰：肾移寒于肝，痈肿，少气。肝藏血，然寒入则阳气不散，阳气不散，则血聚气涩，故为痈肿，又为少气也。新校正云：按全元起本云：肾移寒于脾。元起注云：肾伤于寒而传于脾，脾主肉，寒生于肉则结为坚，坚化为脓，故为痈也。血伤气少，故曰少气。《甲乙经》亦作移寒于脾。王因误本，遂解为肝，亦智者之一失也。脾移寒于肝，痈肿筋挛。脾藏主肉，肝藏主筋，肉温则筋舒，肉冷则筋急，故筋挛也。肉寒则卫气结聚，故为痈肿。肝移寒于心，狂隔中。心为阳藏，神处其中，寒薄之则神乱离，故狂也。阳气与寒相薄，故隔塞而中不通也。心移寒于肺，肺消，肺消者饮一溲二，死不治。心为阳藏，反受诸寒，寒气不消，乃移于肺，寒随心火内铄金精，金受火邪，故中消也。然肺藏消铄，气无所持，故令饮一而溲二也。金火相贼，故死不能治。肺移寒于肾，为涌水，涌水者，按腹不坚，水气客于大肠，疾行则鸣濯濯，如囊裹浆，水之病也。肺藏气，肾主水，夫肺寒入肾，肾气有余，肾气有余则上奔于肺，故云涌水也。大肠为肺之府，然肺肾俱为寒薄，上下皆无所之，故水气客于大肠也。肾受凝寒，不能化液，大肠积水而不流通，故其疾行，则肠鸣而濯濯有声，如囊裹浆而为水病也。新校正云：按《甲乙经》水之病也作治主肺者。

脾移热于肝，则为惊衄。肝藏血，又主惊，故热薄之则惊而鼻中血出。肝移热于心，则死。两阳和合，火木相燔，故肝热入心，则当死也。《阴阳别论》曰：肝之心谓之生阳，生阳之属不过四日而死。新校正云：按《阴阳别论》之文，义与此殊，王氏不当引彼误文，附会此义。心移热于肺，传为膈消。心肺两间，中有斜膈膜，膈膜下际，内连于横膈膜，故心热入肺，久久传化，内为膈热消渴而多饮也。**肺移热于肾，传为柔痓。**柔，谓筋柔而无力。痓，谓骨痓而不随。气骨皆热，髓不内充，故骨痓强而不举，筋柔缓而无力也。**肾移热于脾，传为虚，肠澼，死不可治。**脾土制水，肾反移热以与之，是脾土不能制水而受病，故久久传为虚损也。肠澼死者，肾主下焦，象水而冷，今乃移热，是精气内消，下焦无主以守持，故肠澼除而气不禁止。**胞移热于膀胱，则癃溺血。**膀胱为津液之府，胞为受纳之司，故热入膀胱，胞中外热，阴络内溢，故不得小便而溺血也。《正理论》曰：热在下焦，则溺血。此之谓也。**膀胱移热于小肠，膈肠不便，上为口糜。**小肠脉，络心，循咽下膈抵胃属小肠。故受热，以下令肠隔塞而不便，上则口生疮而糜烂也。糜，谓烂也。**小肠移热于大肠，为虙瘕为沉。**小肠热已，移入大肠，两热相薄，则血溢而为伏瘕也。血涩不利，则月事沉滞而不行，故云为虙瘕为沉也。虙与伏同。瘕一为疝，传写误也。**大肠移热于胃，善食而瘦入，谓之食亦。**胃为水谷之海，其气外养肌肉，热消水谷，又铄肌肉，故善食而瘦入也。食亦者，谓食入移易而过，不生肌肤也。亦，易也。新校正云：按《甲乙经》入作又。王氏注云：善食而瘦入也。殊为无义，不若《甲乙经》作又，读连下文。**胃移热于胆，亦曰食亦。**义同上。

胆移热于脑，则辛頞鼻渊，鼻渊者，浊涕下不止也，脑液下渗，则为浊涕，涕下不止，如彼水泉，故曰鼻渊也。頞，谓鼻頞也。足太阳脉，起于目内眦，上额交巅上，入络脑。足阳明脉，起于鼻，交頞中，傍约太阳之脉。今脑热则足太阳逆，与阳明之脉俱盛，薄于頞中，故鼻頞辛也。辛，谓酸痛。故下文曰：传为衄衊瞑目，以足阳明脉，交頞中，傍约太阳之脉，故耳热盛则阳络溢，阳络溢则衄出汗血也。衊，谓汗血也。血出甚，阳明太阳脉衰，不能荣养于目，故目瞑。瞑，暗也。故得之气厥也。厥者，气逆也，皆由气逆而得之。

咳论篇第三十八
新校正云：按全元起本在第九卷。

黄帝问曰：肺之令人咳何也？岐伯对曰：五藏六府皆令人咳，非独肺也。

帝曰：愿闻其状。岐伯曰：皮毛者肺之合也。皮毛先受邪气，邪气以从其合也。邪，谓寒气。其寒饮食入胃，从肺脉上至于肺，则肺寒，肺寒则外内合邪，因而客之，则为肺咳。肺脉起于中焦，下络大肠，还循胃口，上膈属肺。故云从肺脉上至于肺也。五藏各以其时受病，非其时，各传以与之。时，谓王月也。非王月则不受邪，故各传以与之。人与天地相参，故五藏各以治时，感于寒则受病，微则为咳，甚者为泄为痛。寒气微则外应皮毛，内通肺，故咳。寒气甚则入于内，内裂则痛，入于肠胃则泄痢。乘秋则肺先受邪，乘春则肝先受之，乘夏则心先受之，乘至阴则脾先受之，乘冬则肾先受之。以当用事之时，故先受邪气。新校正云：按全元起本及《太素》无乘秋则三字，疑此文误多也。

帝曰：何以异之？欲明其证也。

岐伯曰：肺咳之状，咳而喘息有音，甚则唾血。肺藏气而应息，故咳则喘息而喉中有声，甚则肺络逆，故唾血也。心咳之状，咳则心痛，喉中介介如梗状，甚则咽肿喉痹。手心主脉，起于胸中，出属心包。少阴之脉，起于心中，出属心系；其支别者，从心系上侠咽喉，故病如是。新校正云：按《甲乙经》介介如梗状作喝喝。又少阴之脉，上侠咽，不言侠喉。肝咳之状，咳则两胁下痛，甚则不可以转，转则两胠下满。足厥阴脉，上贯膈，布胁肋，循喉咙之后，故如是。胠，亦胁也。脾咳之状，咳则右胁下痛，阴阴引肩背，甚则不可以动，动则咳剧。足太阴脉，上贯膈侠咽；其支别者，复从胃别上膈，故病如是也。脾气连肺，故痛引肩背也。脾气主右，故右胠下阴阴然深慢痛也。肾咳之状，咳则腰背相引而痛，甚则咳涎。足少阴脉，上股内后廉，贯脊属肾络膀胱；其直行者，从肾上贯肝膈入肺中，循喉咙侠舌本。又膀胱脉，从肩髆内别下侠脊抵腰中，入循膂络肾，故病如是。

帝曰：六府之咳奈何？安所受病？

岐伯曰：五藏之久咳，乃移于六府。脾咳不已，则胃受之，胃咳之状，咳而呕，呕甚则长虫出。脾与胃合。又胃之脉循喉咙入缺盆，下膈属胃络脾，故脾咳不已，胃受之也。胃寒则呕，呕甚则肠气逆上，故蚘出。肝咳不已，则胆受之，胆咳之状，咳呕胆汁。肝与胆合。又胆之脉从缺盆以下胸中，贯膈络肝，故肝咳不已，胆受之也。胆气好逆，故呕出苦汁也。肺咳不已，则大肠受之，大肠咳状，咳而遗失。肺与大肠合。又大肠脉入缺盆络肺，故肺咳不已，大肠受之。大肠为传送之府，故寒入则气不禁焉。新校正云：按《甲乙经》遗失作遗矢。心咳不已，则小肠受之，小肠咳状，咳而失气，气与咳俱失。心与小肠合。又小肠脉入缺盆络心，故心咳不已，小肠受之。小肠寒盛，气入大肠，咳则小肠气下奔，故失气也。肾咳不已，则膀胱受之，膀胱咳状，咳而遗溺。肾与膀胱合。又膀胱脉从肩髆内侠脊抵腰中，入循膂络肾属膀胱，故肾咳不已，膀胱受之。膀胱为津液之府，是故遗溺。久咳不已，则三焦受之，三焦咳状，咳而腹满，不欲食饮，此皆聚于胃，关于肺，使人多涕唾，而面浮肿气逆也。三焦者，非谓手少阳也，正谓上焦中焦耳。何者？上焦者出于胃上口，并咽以上贯膈，布胸中，走腋。中焦者，亦至于胃口，出上焦之后。此所受气者，泌糟粕，蒸津液，化其精微，上注于肺脉，乃化而为血，故言皆聚于胃，关于肺也。两焦受病，则邪气熏肺而肺气满，故使人多涕唾而面浮肿气逆也。腹满不欲食者，胃寒故也。胃脉者，从缺盆下乳内廉，下循腹至气街；其支者，复从胃下口循腹里至气街中而合。今胃受邪，故病如是也。何以明其不谓下焦？然下焦者，别于回肠，注于膀胱，故水谷者常并居于胃中，盛糟粕而俱下于大肠，泌别汁，循下焦而渗入膀胱。寻此行化，乃与胃口悬远，故不谓此也。新校正云：按《甲乙经》胃脉下循腹作下侠脐。

帝曰：治之奈何？

岐伯曰：治藏者治其俞，治府者治其合，浮肿者治其经。诸藏俞者，皆脉之所起第三穴。诸府合者，皆脉之所起第六穴也。经者，藏脉之所起第四穴，府脉之所起第五穴。《灵枢经》曰：脉之所注为俞，所行为经，所入为合。此之谓也。

帝曰：善。

重广补注黄帝内经素问卷第十

疟论 熇火沃切 漉音鹿 弲 縣婢切

刺疟论 喝音谒 悒於急切 眴音舜

气厥论 痓音炽 麋武悲切 虙音复 瞙莫结切

咳论 蚘音回

重广补注黄帝内经素问卷第十一

启玄子次注林亿孙奇高宝衡等奉敕校正孙兆重改误

举痛论　腹中论　刺腰痛篇

举痛论篇第三十九

新校正云：按全元起本在第三卷，名《五藏举痛》，所以名举痛之义，未详。按本篇乃黄帝问五藏卒痛之疾，疑举乃卒字之误也。

黄帝问曰：余闻善言天者，必有验于人；善言古者，必有合于今；善言人者，必有厌于己。如此，则道不惑而要数极，所谓明也。善言天者，言天四时之气，温凉寒暑，生长收藏，在人形气，五藏参应，可验而指示善恶，故曰必有验于人。善言古者，谓言上古圣人养生损益之迹，与今养生损益之理，可合而与论成败，故曰必有合于今也。善言人者，谓言形骸骨节，更相枝拄，筋脉束络，皮肉包裏，而五藏六府次居其中，假七神五藏而运用之，气绝神去则之于死，是以知彼浮形不能坚久，静虑于己，亦与彼同，故曰必有厌于己也。夫如此者，是知道要数之极，悉无疑惑，深明至理，而乃能然矣。

今余问于夫子，令言而可知，视而可见，扪而可得，令验于己而发蒙解惑，可得而闻乎？言如发开童蒙之耳，解于疑惑者之心，令一一条理，而目视手循，验之可得。扪，犹循也。

岐伯再拜稽首对曰：何道之问也？请示问端也。

帝曰：愿闻人之五藏卒痛，何气使然？

岐伯对曰：经脉流行不止，环周不休，寒气入经而稽迟，泣而不行，客于脉外则血少，客于脉中则气不通，故卒然而痛。

帝曰：其痛或卒然而止者，或痛甚不休者，或痛甚不可按者，或按之而痛止者，或按之无益者，或喘动应手者，或心与背相引而痛者，或胁肋与少腹相引而痛者，或腹痛引阴股者，或痛宿昔而成积者，或卒然痛死不知人，有少间复生者，或痛而呕者，或腹痛而后泄者，或痛而闭不通者，凡此诸痛，各不同形，别之奈何？欲明异候之所起。

岐伯曰：寒气客于脉外则脉寒，脉寒则缩蜷，缩蜷则脉绌急，则外引小络，故卒然而痛，得炅则痛立止；脉左右环，故得寒则缩蜷而绌急，缩蜷绌急则卫气不得通流，故外引于小络脉也。卫气不入，寒内薄之，脉急不纵，故痛生也。得热则卫气复行，寒气退辟，故痛止。炅，热也。止，已也。因重中于寒，则痛久矣。重寒难释，故痛久不消。寒气客于经脉之中，与炅气相薄则脉满，满则痛而不可按也，按之痛甚者，其义具下文。寒气稽留，炅气从上，则脉充大而血气乱，故痛甚不可按也。脉既满大，血气复乱，按之则邪气攻内，故不可按也。寒气客于肠胃之间，膜原之下，血不得散，小络急引故痛，按之则血气散，故按之痛止。膜，谓膈间之膜；原，谓鬲肓之原。血不得散，谓膈膜之中小络脉内血也。络满则急，故牵引而痛生也。手按之则寒气散，小络缓故痛止。寒气客于侠脊之脉，则深按之不能及，故按之无益也。侠脊之脉者，当中督脉也，次两傍足太阳脉也。督脉者循脊里，太阳者贯臀筋，故深按之不能及也。若按当中则臀节曲，按两傍则臀筋癅合，曲与癅合，皆卫气不得行过，寒气益聚而内畜，故按之无益。寒气客于冲脉，冲脉起于关元，随腹直上，寒气客则脉不通，脉不诵则气因之，故喘动应手矣。冲脉，奇经脉也。关元，穴名，在脐下三寸。言起自此穴，即随腹而上，非生出于此也。其本生出，乃起于肾下也。直上者，谓上行会于咽喉也。气因之，谓冲脉不通，足少阴气因之上满。冲脉与少阴并行，故喘动应于手也。寒气客于背俞之脉则脉泣，脉泣则血虚，血虚则痛，其俞注于心，故相引而痛，按之则热气至，热气至则痛止矣。背俞，谓心俞脉，亦足太阳脉也。夫俞者，皆内通于藏，故曰其俞注于心相引而痛也。按之则温气入，温气入则心气外发，故痛止。寒气客于厥阴之脉，厥阴之脉者，络阴器系于肝，寒气客于脉中，则血泣脉急，故胁肋与少腹相引痛矣。厥阴者，肝之脉，入毛中，环阴器，抵少腹，上贯肝膈，布胁肋，故曰络阴器系于肝，脉急引胁与少腹痛也。厥气客于阴股，寒气上及少腹，血泣在下相引，故腹痛引阴股。亦厥阴肝脉之气也，以其脉循阴股入毛中，环阴器，上抵少腹，故曰厥气客于阴股，寒气上及于少腹也。寒气客于小肠膜原之间，络血之中，血泣不得注于大经，血气稽留不得行，故宿昔而成积矣。言血为寒气之所凝结而乃成积。寒气客于五藏，厥逆上泄，阴气竭，阳气未入，故卒然痛死不知人，气复反则生矣。言藏气被寒拥胃而不行，气复得通则已也。新校正云：详注中拥胃疑作拥冒。寒气客于肠胃，厥逆上出，故痛而呕也。

肠胃客寒留止，则阳气不得下流而反上行，寒不去则痛生，阳上行则呕逆，故痛而呕也。寒气客于小肠，小肠不得成聚，故后泄腹痛矣。小肠为受盛之府，中满则寒邪不居，故不得结聚而传下入于回肠。回肠，广肠也，为传导之府，物不得停留，故后泄而痛。热气留于小肠，肠中痛，瘅热焦渴，则坚干不得出，故痛而闭不通矣。热渗津液，故便坚也。

帝曰：所谓言而可知者也，视而可见奈何？谓候色也。

岐伯曰：五藏六府，固尽有部，谓面上之分部。视其五色，黄赤为热，中热则色黄赤。白为寒，阳气少，血不上荣于色，故白。青黑为痛，血凝泣则变恶，故色青黑则痛，此所谓视而可见者也。

帝曰：扪而可得奈何？扪，摸也，以手循摸也。

岐伯曰：视其主病之脉，坚而血及陷下者，皆可扪而得也。

帝曰：善。余知百病生于气也，夫气之为用，虚实逆顺缓急皆能为病，故发此问端。怒则气上，喜则气缓，悲则气消，恐则气下，寒则气收，炅则气泄，惊则气乱，新校正云：按《太素》惊作忧。劳则气耗，思则气结，九气不同，何病之生？

岐伯曰：怒则气逆，甚则呕血及飧泄，新校正云：按《甲乙经》及《太素》飧泄作食而气逆。故气上矣。怒则阳气逆上而肝气乘脾，故甚则呕血及飧泄也。何以明其然？怒则面赤，甚则色苍。《灵枢经》曰：盛怒而不止则伤志。明怒则气逆上而不下也。喜则气和志达，荣卫通利，故气缓矣。气脉和调，故志达畅。荣卫通利，故气徐缓。悲则心系急，肺布叶举，而上焦不通，荣卫不散，热气在中，故气消矣。布叶，谓布盖之大叶。新校正云：按《甲乙经》及《太素》而上焦不通作两焦不通。又王注肺布叶举谓布盖之大叶，疑非。全元起云：悲则损于心，心系急则动于肺，肺气系诸经，逆故肺布而叶举。安得谓肺布为肺布盖之大叶？恐则精却，却则上焦闭，闭则气还，还则下焦胀，故气不行矣。恐则阳精却上而不下流，故却则上焦闭也。上焦既闭，气不行流，下焦阴气亦还回不散，而聚为胀也。然上焦固禁，下焦气还，各守一处，故气不行也。新校正云：详气不行当作气下行也。寒则腠理闭，气不行，故气收矣。腠，谓津液渗泄之所。理，谓文理逢会之中。闭，谓密闭。气，谓卫气。行，谓流行。收，谓收敛也。身寒则卫气沉，故皮肤文理及渗泄之处，皆闭密而气不流行，卫气收敛于中而不发散也。新校正云：按《甲乙经》气不行作营卫不行。炅则腠理开，荣卫通，汗大泄，故气泄。人在阳则舒，在阴则惨，故热则肤腠开发，荣卫大通，津液外渗，而汗大泄也。惊则心无所倚，神无所归，虑无所定，故气乱矣。气奔越故不调理。新校正云：按《太素》惊作忧。劳则喘息汗出，外内皆越，故气耗矣。疲力役则气奔速，故喘息。气奔速则阳外发，故汗出。然喘且汗出，内外皆逾越于常纪，故气耗损也。思则心有所存，神有所归，正气留而不行，故气结矣。系心不散，故气亦停留。新校正云：按《甲乙经》归正二字作止字。

腹中论篇第四十

新校正云：按全元起本在第五卷。

黄帝问曰：有病心腹满，旦食则不能暮食，此为何病？

岐伯对曰：名为鼓胀。心腹胀满，不能再食，形如鼓胀，故名鼓胀也。新校正云：按《太素》鼓作谷。

帝曰：治

之奈何？

岐伯曰：治之以鸡矢醴，一剂知，二剂已。按古《本草》鸡矢并不治鼓胀，惟大利小便，微寒，今方制法当取用处汤渍服之。

帝曰：其时有复发者何也？复，谓再发，言如旧也。

岐伯曰：此饮食不节，故时有病也。虽然其病且已，时故当病，气聚于腹也。饮食不节则伤胃，胃脉者，循腹里而下行，故饮食不节，时有病者复，病气聚于腹中也。

帝曰：有病胸胁支满者，妨于食，病至则先闻腥臊臭，出清液，先唾血，四支清，目眩，时时前后血，病名为何？何以得之？清液，清水也，亦谓之清涕。清涕者，谓从窃漏中漫液而下，水出清冷也。眩，谓目视眩转也。前后血，谓前阴后阴出血也。

岐伯曰：病名血枯，此得之年少时，有所大脱血，若醉入房中，气竭肝伤，故月事衰少不来也。出血多者，谓之脱血，漏下、鼻衄、呕血、出血皆同焉。夫醉则血脉盛，血脉盛则内热，因而入房，髓液皆下，故肾中气竭也。肝藏血，以少大脱血，故肝伤也。然于丈夫则精液衰乏，女子则月事衰少而不来。

帝曰：

治之奈何？复以何术？

岐伯曰：以四乌鲗骨一藘茹二物并合之，丸以雀卵，大如小豆，以五丸为后饭，饮以鲍鱼汁，利肠中。新校正云：按别本一作伤中。及伤肝也。饭后药先，谓之后饭。按古《本草经》云，乌鲗鱼骨、藘茹并不治血枯，然经法用之，是攻其所生所起尔。夫醉劳力入房，则肾中精气耗竭；月事衰少不至，则中有恶血淹留。精气耗竭，则阴萎不起而无精；恶血淹留，则血痹著中而不散。故先兹四药，用入方焉。古《本草经》曰：乌鲗鱼骨味咸冷平无毒，主治女子血闭。藘茹味辛寒平有小毒，主散恶血。雀卵味甘温平无毒，主治男子阴萎不起，强之令热，多精有子。鲍鱼味辛臭温平无毒，主治瘀血血痹在四支不散者。寻文会意，方义如此而处治之也。新校正云：按《甲乙经》及《太素》藘茹作藺茹。详王注性味乃藺茹，当改藘作藺。又按《本草》乌鲗鱼骨冷作微温，雀卵甘作酸，与王注异。

帝曰：病有少腹盛，上下左右皆有根，此为何病？可治不？

岐伯曰：病名曰伏梁。伏梁，心之积也。新校正云：详此伏梁与心积之伏梁大异，病有名同而实异者非一，如此之类是也。

帝曰：伏梁何因而得之？岐伯曰：裹大脓血，居肠胃之外，不可治，治之，每切，按之致死。

帝曰：何以然？岐伯曰：此下则因阴，必下脓血，上则迫胃脘，生膈，侠胃脘内痈，正当冲脉带脉之部分也。带脉者，起于季胁，回身一周，横络于脐下。冲脉者，与足少阴之络起于肾下，出于气街，循阴股；其上行者，出脐下同身寸之三寸关元之分，侠脐直上，循腹各行会于咽喉，故病当其分，则少腹盛，上下左右皆有根也。以其上下坚盛，如有潜梁，故曰病名伏梁不可治也。以裹大脓血，居肠胃之外，按之痛闷不堪，故每切按之致死也。以冲脉下行者络阴，上行者循腹故也。上则迫近于胃脘，下则因薄于阴器也。若因薄于阴，则便下脓血。若迫近于胃，则病气上出于膈，复侠胃脘内长其痛也。何以然哉？以本有大脓血在肠胃之外故也。生当为出，传文误也。新校正云：按《太素》侠胃作使胃。此久病也，难治。居脐上为逆，居脐下为从，勿动亟夺，若裹大脓血居脐上，则渐伤心藏，故为逆。居脐下则去心稍远，犹得渐攻，故为从。从，顺也。亟，数也。夺，去也。言不可移动，但数数去之则可矣。论在《刺法》中。今经亡。

帝曰：人有身体髀股䯒皆肿，环脐而痛，是为何病？岐伯曰：病名伏梁，此二十六字，错简在《奇病论》中，若不有此二十六字，则下文无据也。新校正云：详此并无注解，尽在下卷《奇病论》中。此风根也。此四字此篇本有，《奇病论》中亦有之。其气溢于大肠而著于肓，肓之原在脐下，故环脐而痛也。不可动之，动之为水溺涩之病。亦冲脉也。脐下，谓脖胦，在脐下同身寸之二寸半。《灵枢经》曰：肓之原名曰脖胦。

帝曰：夫子数言热中消中，不可服高粱、芳草、石药，石药发瘨，芳草发狂。多饮数溲，谓之热中。多食数溲，谓之消中。多喜曰瘨，多怒曰狂。芳，美味也。夫热中消中者，皆富贵人也，今禁高粱，是不合其心，禁芳草石药，是病不愈，愿闻其说。热中消中者，脾气之上溢，甘肥之所致，故禁食高粱芳美之草也。《通评虚实论》曰：凡治消瘅甘肥贵人，则高粱之疾也。又《奇病论》曰：夫五味入于口，藏于胃，脾为之行其精气，津液在脾，故令人口甘，此肥美之所发也。此人必数食甘美而多肥也。肥者令人内热，甘者令人中满，故其气上溢，转为消渴。此之谓也。夫富贵人者，骄恣纵欲轻人而无能禁之，禁之则逆其志，顺之则加其病。帝思难诘，故发问之。高，膏也。梁，粱也。石药，英乳也。芳草，浓美也。然此五者，富贵人常服之，难禁也。

岐伯曰：夫芳草之气美，石药之气悍，二者其气急疾坚劲，故非缓心和人，不可以服此二者。脾气溢而生病，气美则重盛于脾，消热之气躁疾气悍，则又滋其热。若人性和心缓，气候舒匀，不与物争，释然宽泰，则神不躁迫，无惧内伤，故非缓心和人，不可以服此二者。悍，利也。坚，定也，固也。劲，刚也。言其芳草石药之气，坚定固久，刚烈而卒不歇灭，此二者是也。

帝曰：不可以服此二者，何以然？岐伯曰：夫热气慓悍，药气亦然，二者相遇，恐内伤脾，慓，疾也。脾者土也，而恶木，服此药者，至甲乙日更论。热气慓盛则木气内余，故心非和缓则躁怒数起，躁怒数起则热气因木以伤脾，甲乙为木，故至甲乙日更论脾病之增减也。

帝曰：善。有病膺肿 新校正云：按《甲乙经》作痈肿。颈痛胸满腹胀，此为何病？何以得之？膺，胸傍也。颈，项前也。胸，膺间也。岐伯曰：名厥逆。气逆所生，故名厥逆。

帝曰：治之奈何？岐伯曰：灸之则瘖，石之则狂，须其气并，乃可治也。石，谓以石针开破之。

帝曰：何以然？岐伯曰：阳气重上，有余于上，灸之则阳气入阴，入则瘖，石之则阳气虚，虚则狂，灸之则火气助阳，阳盛故入阴。石之则阳气出，阳气出则内不足，故狂。须其气并而治之，可使全也。并，谓并合也。待自并合则两气俱全，故可治。若不尔而灸石之，则偏致胜负，故不得全而瘖狂也。

帝曰：善。何以知怀子之且生也？岐伯曰：身有病而无邪脉也。病，谓经闭也。《脉法》曰：尺中之脉来而断绝者，经闭也。月水不利若尺中脉绝者，经闭也。今病经闭脉反如常者，妇人妊娠之证，故云身有病而无邪脉。

帝曰：病热而有所痛者何也？岐伯曰：病热者，阳脉也，以三阳之动也，人迎一盛少阳，二盛太阳，三盛阳明，入阴也。夫阳入于阴，故病在头与腹，乃䐜胀而头痛也。

帝曰：善。新校正云：按《六节藏象论》云：人迎一盛病在少阳，二盛病在太阳，三盛病在阳明。与此论同。又按《甲乙经》三盛阳明无入阴也三字。

刺腰痛篇第四十一

新校正云：按全元起本在第六卷。

足太阳脉令人腰痛，引项脊尻背如重状，足太阳脉，别下项，循肩髆内，侠脊抵腰中，别下贯臀。故令人腰痛，引项脊尻背如重状也。新校正云：按《甲乙经》贯臀作贯胂。《刺疟》注亦作贯胂。《三部九候》注作贯臀。刺其郄中太阳正经出血，春无见血。郄中，委中也。在膝后屈处腘中央约文中动脉，足太阳脉之所入也。刺可入同身寸之五分，留七呼。若灸者可灸三壮。太阳合肾，肾王于冬，水衰于春，故春无见血也。

少阳令人腰痛，如以针刺其皮中，循循然，不可以俯仰，不可以顾，足少阳脉，绕毛际，横入髀厌中。故令腰痛，如以针刺其皮中，循循然不可俯仰。少阳之脉起于目锐眦，上抵头角，下耳后，循颈行手阳明之前，至肩上，交出手少阳之后；其支别者，目锐眦下入大迎，合手少阳于頄，下加颊车，下颈合缺盆，故不可以顾。新校正云：按《甲乙经》行手阳明之前作行手少阳之前也。刺少阳成骨之端出血，成骨在膝外廉之骨独起者，夏无见血。成骨，谓膝外近下，骭骨上端，两起骨相并间，陷容指者也。骭骨所成柱膝髀骨，故谓之成骨也。少阳合肝，肝王于春，木衰于夏，故无见血也。

阳明令人腰痛，不可以顾，顾如有见者，善悲，足阳明脉，起于鼻，交頞中，下循鼻外入上齿中，还出侠口环唇，下交承浆，却循颐后下廉出大迎；其支别者，从大迎前下人迎，循喉咙，入缺盆；又其支别者，起胃下口，循腹里至气街中而合，以下髀。故令人腰痛不可顾，顾如有见者。阳虚，故悲也。刺阳明于骱前三痏，上下和之出血，秋无见血。按《内经中诰流注图经》阳明脉穴俞之所主，此腰痛者悉刺骱前三痏，则正三里穴也。三里穴在膝下同身寸之三寸，骱骨外廉两筋肉分间，刺可入同身寸之一寸，留七呼。若灸者，可灸三壮。阳明合脾，脾王长夏，土衰于秋，故秋无见血。新校正云：按《甲乙经》骱作骭。

足少阴令人腰痛，痛引脊内廉，足少阴脉，上股内后廉，贯脊属肾。故令人腰痛，痛引脊内廉也。新校正云：按全元起本脊内廉作脊内痛。《太素》亦同。此前少足太阴腰痛证，并刺足太阴法，应古文脱简也。刺少阴于内踝上二痏，春无见血，出血太多，不可复也。按《内经中诰流注图经》少阴脉穴俞所主，此腰痛者，当刺内踝上，则正复溜穴也。复溜在内踝后上同身寸之二寸动脉陷者中，刺可入同身寸之三分，留三呼。若灸者，可灸五壮。

厥阴之脉令人腰痛，腰中如张弓弩弦，足厥阴脉，自阴股环阴器，抵少腹；其支别者，与太阴少阳结于腰髁下狭脊第三第四骨空中，其穴即中髎、下髎，故腰痛则中如张弓弩之弦也。如张弦者，言强急之甚。刺厥阴之脉，在腨踵鱼腹之外，循之累累然，乃刺之。腨踵者，言脉在腨外侧，下当足跟也。腨形势如卧鱼之腹，故曰鱼腹之外也。循其分肉，有血络累累然，乃刺出之。此正当蠡沟穴分，足厥阴之络，在内踝上五寸，别走少阳者，刺可入同身寸之二分，留三呼，若灸者可灸三壮。厥阴一经作居阴，是传写草书厥字为居也。新校正云：按经云厥阴之脉令人腰痛，次言刺厥阴之脉，注言刺厥阴之络，经注相违，疑经中脉字乃络字之误也。其病令人善言，默默然不慧，刺之三痏。厥阴之脉，循喉咙之后，上入颃颡，络于舌本，故病则善言。风盛则昏冒，故不爽慧也。三刺其处，腰痛乃除。新校正云：按经云善言、默默然不慧，详善言与默默二病难相兼，全元起本无善字，于义为允。又按《甲乙经》厥阴之脉不络舌本，王氏于《素问》之中五处引注，而注《厥论》与《刺热》及此三篇，皆云络舌本，注《风论》注《痹论》二篇，不言络舌本，盖王氏亦疑而两言之也。

解脉令人腰痛，痛引肩，目䀮䀮然，时遗溲。解脉，散行脉也，言不合而别行也。此足太阳之经，起于目内眦，上额交巅上，循肩髆侠脊抵腰中，入循膂络肾属膀胱，下入腘中。故病斯候也。又其支别者，从髀内别下贯胂，循髀外后廉而下合于腘中。两脉如绳之解股，故名解脉也。刺解脉，在膝筋肉分间郄外廉之横脉出血，血变而止。膝后两傍，大筋双上，股之后，两筋之间，横文之处，努肉高起，则郄中之分也。古《中诰》以腘中为太阳之郄，当取郄外廉有血络横见，迢然紫黑而盛满者，乃刺之，当见黑血，必候其血色变赤乃止，血不变赤，极而泻之必行，血色变赤乃止，此太阳中经之为腰痛也。

解脉令人腰痛如引带，常如折腰状，善恐，足太阳之别脉，自肩而别下，循背脊至腰，而横入髀外后廉，而下合腘中。故若引带，如折腰之状。新校正云：按《甲乙经》如引带作如裂，善恐作善怒也。刺解脉，在郄中结络如黍米，刺之血射以黑，见赤血而已。郄中则委中穴，足太阳合也。在膝后屈处腘中央约文中动脉，刺可入同身寸之五分，留七呼。若灸者，可灸三壮，此经刺法也。今则取其结络大如黍米者，当黑血箭射而出，见血变赤，然可止也。新校正云：按全元起云：有两解脉，病源名异，恐误，未详。

同阴之脉，令人腰痛，痛如小锤居其中，怫然肿；足少阳之别络也。并少阳经上行，去足外踝上同身寸之五寸，乃别走厥阴，并经下络足跗，故曰同阴脉也。怫，怒也，言肿如嗔怒也。新校正云：按《太素》小锤作小针。刺同阴之脉，在外踝上绝骨之端，为三痏。绝骨之端如前同身寸之三分，阳辅穴也，足少阳脉所行，刺可入同身寸之五分，留七呼。若灸者，可灸三壮。

阳维之脉，令人腰痛，痛上怫然肿，阳维起于阳，则太阳之所生，奇经八脉，此其一也。刺阳维之脉，脉与太阳合腨下间，去地一尺所。太阳所主，与正经并行而上，至腨下，复与太阳合而上也。腨下去地正同身寸之一尺，是则承光穴，在锐腨肠下肉分间陷者中，刺可入同身寸之七分。若灸者，可灸五壮。以其取腨肠下肉分间，故云合腨下间。新校正云：按穴之所在乃承山穴，非承光也。山字误为光。

衡络之脉，令人腰痛，不可以俯仰，仰则恐仆，得之举重伤腰，衡络绝，恶血归之，衡，横也，谓太阳之外络也，自腰中横入髀外后廉，而下与中经合于腘中者。今举重伤腰，则横络绝，中经独盛，故腰痛不可以俯仰矣。一经作衡绝之脉，传写鱼鲁之误也。若是衡脉，《中诰》不应取太阳脉委阳殷门之穴也。刺之在郄阳筋之间，上郄数寸，衡居为二痏出血。横居二穴，谓委阳殷门，平视横相当也。郄阳，谓浮郄穴上侧委阳穴也。筋之间，谓膝后腘上两筋之间殷门穴也。二穴各去臀下横文同身寸之六寸，故曰上郄数寸也。委阳刺可入同身寸之七分，留五呼。若灸者，可灸三壮。殷门刺可入同身寸之五分，留七呼。若灸者，可灸三壮。故曰衡居为二痏。新校正云：详王氏云浮郄穴上侧委阳穴也。按《甲乙经》委阳在浮郄穴下一寸，不得言上侧也。

会阴之脉，令人腰痛，痛上漯漯然汗出，汗干令人欲饮，饮已欲走，足太阳之中经也，其脉循腰下会于后阴，故曰会阴之脉。其经自腰下行至足，今阳气大盛，故痛上漯然汗出。汗液既出，则肾燥阴虚，故汗干令人欲饮水以救肾也。水入腹已，肾气复生，阴气流行，太阳又盛，故饮水已，反欲走也。刺直阳之脉上三痏，在蹻上郄下五寸横居，视其盛者出血。直阳之脉，则太阳之脉，侠脊下行贯臀，下至腘中，下循腨，过外踝之后，条直而行者，故曰直阳之脉也。蹻为阳蹻所生申脉穴，在外踝下也。郄下，则腨下也。言此刺处在腨下同身寸之五寸，上承郄中之穴，下当申脉之位，是谓承筋穴，即腨中央如外陷者中也，太阳脉气所发，禁不可刺，可灸三壮。今云刺者，谓刺其血络之盛满者也。两腨皆有太阳经气下行，当视两腨中央有血络盛满者，乃刺出之，故曰视其盛者出血。新校正云：详上云会阴之脉令人腰痛，此云刺直阳之脉者，详此直阳之脉即会阴之脉也，文变而事不殊。又承筋穴注云腨中央如外，按《甲乙经》及《骨空论》注无如外二字。

飞阳之脉，令人腰痛，痛上拂拂然，甚则悲以恐。是阴维之脉也，去内踝上同身寸之五寸腨分中，并少阴经而上也。少阴之脉前，则阴维脉所行也。足少阴之脉，从肾上贯肝膈，入肺中，循喉咙侠舌本；其支别者，从肺出络心，注胸中。故甚则悲以恐也。恐者生于肾，悲者生于心。刺飞阳之脉，在内踝上五寸，臣亿等按：《甲乙经》作二寸。少阴之前，与阴维之会。内踝后上同身寸之五寸复溜穴，少阴脉所行，刺可入同身寸之三分。内踝之后筑宾穴，阴维之郄，刺可入同身寸之三分，若灸者可灸五壮。少阴之前，阴维之会，以三脉会在此穴位分也，刺可入同身寸之三分，若灸者可灸五壮。今《中诰经》文正同此法。臣亿等按：《甲乙经》：足太阳之络，别走少阴者，名曰飞扬，在外踝上七寸。又云：筑宾阴维之郄，在内踝上腨分中。复溜穴在内踝上二寸。今此经注都与《甲乙》不合者，疑经注中五寸字当作二寸，则《素问》与《甲乙》相应矣。

昌阳之脉，令人腰痛，痛引膺，目眪眪然，甚则反折，舌卷不能言，阴蹻脉也。阴蹻者，足少阴之别也，起于然骨之后，上内踝之上，直上循阴股入阴，而循腹上入胸里，入缺盆，上出入迎之前，入頄内廉，属目内眦，合于太阳阳蹻而上行，故腰痛之状如此。刺内筋为二痏，在内踝上大筋前，太阴后，上踝二寸所。内筋，谓大筋之前分肉也。太阴后大筋前，即阴蹻之郄交信穴也，在内踝上同身寸之二寸，少阴前，太阴后，筋骨之间，陷者之中，刺可入同身寸之四分，留五呼，若灸者可灸三壮。今《中诰经》文正主此。

散脉，令人腰痛而热，热甚生烦，腰下如有横木居其中，甚则遗溲，散脉，足太阴之别也，散行而上，故以名焉。其脉循股内，入腹中，与少阴少阳结于腰髁下骨空中。故病则腰下如有横木居其中，甚乃遗溲也。刺散脉，在膝前骨肉分间，络外廉束脉，为三痏。谓膝前内侧也。

骨肉分，谓膝内辅骨之下，下廉腨肉之两间也。络外廉，则太阴之络，色青而见者也。辅骨之下，后有大筋，撷束膝胻之骨，令其连属，取此筋骨系束之处脉，以去其病，是曰地机，三刺而已，故曰束脉为之三痏也。

肉里之脉，令人腰痛，不可以咳，咳则筋缩急，肉里之脉，少阳所生，则阳维之脉气所发也。里，里也。刺肉里之脉为二痏，在太阳之外，少阳绝骨之后。分肉主之。一经云少阳绝骨之前，传写误也。绝骨之前，足少阳脉所行。绝骨之后，阳维脉所过。故指日在太阳之外，少阳绝骨之后也。分肉穴，在足外踝直上绝骨之端，如后同身寸之二分筋肉分间，阳维脉气所发，刺可入同身寸之五分，留十呼，若灸者可灸三壮。新校正云：按分肉之穴，《甲乙经》不见，与《气穴》注两出，而分寸不同，《气穴》注二分作三分，五分作三分，十呼作七呼。腰痛侠脊而痛至头几几然，目䀮䀮欲僵仆，刺足太阳郄中出血。郄中，委中。新校正云：按《太素》作头沉沉然。腰痛上寒，刺足太阳、阳明；上热刺足厥阴；不可以俯仰，刺足少阳；中热而喘，刺足少阴，刺郄中出血。此法玄妙，《中诰》不同，莫可窥测，当用知其应。不尔，皆应先去血络，乃调之也。

腰痛上寒，

不可顾，刺足阳明；上寒，阴市主之。阴市在膝上同身寸之三寸，伏兔下陷者中，足阳明脉气所发，刺可入同身寸之三分，留七呼，若灸者可灸三壮。不可顾，三里主之。三里在膝下同身寸之三寸，胻外廉两筋肉分间，足阳明脉之所入也，刺可入同身寸之一寸，留七呼，若灸者可灸三壮。上热，刺足太阴；地机主之。地机在膝下同身寸之五寸，足太阴之郄也，刺可入同身寸之三分，若灸者可灸三壮。新校正云：按《甲乙经》作五壮。中热而喘，刺足少阴。涌泉，太钟悉主之。涌泉在足心陷者中，屈足捲指宛宛中，足少阴脉之所出，刺可入同身寸之三分，留三呼。若灸者，可灸三壮。大钟在足跟后街中动脉，足少阴之络，刺可入同身寸之二分，留七呼。若灸者可灸三壮。新校正云：按《刺疟》注大钟在内踝后街中。《水穴论》注在内踝后。此注在跟后街中动脉。三注不同。《甲乙经》亦云跟后冲中，当从《甲乙经》为正。大便难，刺足少阴。涌泉主之。少腹满，刺足厥阴。太冲主之。在足大指本节后内间同身寸之二寸陷者中，脉动应手，足厥阴脉之所注也，刺可入同身寸之三分，留十呼，若灸者可灸三壮。如折，不可以俯仰，不可举，刺足太阳。如折，束骨主之。不可以俯仰，京骨、昆仑悉主之。不可举，申脉、仆参悉主之。束骨在足小指外侧本节后赤白肉际陷者中，足太阳脉之所注也，刺可入同身寸之三分，留三呼。若灸者，可灸三壮。京骨在足外侧大骨下，赤白肉际陷者中，按而得之，足太阳脉之所过也，刺可入同身寸之三分，留七呼，若灸者可灸三壮。昆仑在足外踝后跟骨上陷者中，细脉动应手，足太阳脉之所行也，刺可入同身寸之五分，留十呼，若灸者可灸三壮。申脉在外踝下同身寸之五分，容爪甲，阳跷之所生也，刺可入同身寸之六分，留十呼，若灸者可灸三壮。仆参在跟骨下陷者中，足太阳阳跷二脉之会，刺可入同身寸之三分，留七呼，若灸者可灸三壮。新校正云：按《甲乙经》申脉在外踝下陷者中，无五分字。刺入六分作三分，留十呼作留六呼，《气穴》注作七呼。仆参留七呼，《甲乙经》作六呼。引脊内廉，刺足少阴。复溜主之。取同飞阳。注：从腰痛上寒不可顾至此件经语，除注并合朱书。新校正云：按全元起本及《甲乙经》并《太素》自腰痛上寒 至此并无，乃王氏所添也。今注云从腰痛上寒至并合朱书十九字非王冰之语，盖后人所加也。

　　腰痛引少腹控䏚，不可以仰，新校正云：按《甲乙经》作不可以俯仰。刺腰尻交者，两髁胂上，以月生死为痏数，发针立已。此邪客于足太阴之络也。控，通引也。䏚，谓季胁下之空软处也。腰尻交者，谓髁下尻骨两傍四骨空，左右八穴，俗呼此骨为八髎骨也。此腰痛取腰髁下第四髎，即下髎穴也。足太阴、厥阴、少阳三脉，左右交结于中，故曰腰尻交者也。两髁胂，谓两髁骨下坚起肉也。胂上非胂之上巅，正当刺胂肉矣，直刺胂肉，即胂上也。何者？胂之上巅，别有中膂肉俞、白环俞，虽并主腰痛，考其形证，经不相应矣。髁骨，即腰脊两傍起骨也。侠脊两傍，腰髁之下，各有胂肉陇起，而斜趣于髁骨之后，内承其髁，故曰两髁胂也。下承髁胂肉，左右两胂，各有四骨空，故曰上髎、次髎、中髎、下髎。上髎当髁骨下陷者中，余三髎少斜下，按之陷中是也。四空悉主腰痛，唯下髎所主，文与经同，即太阴、厥阴、少阳所结者也。刺可入同身寸之二寸，留十呼，若灸者可灸三壮，以月生死为痏数者，月初向圆为月生，月半向空为月死，死月刺少，生月刺多。《缪刺论》曰：月生一日一痏，二日二痏，渐多之，十五日十五痏。十六日十四痏，渐少之。其痏数多少，如此即知也。左取右，右取左。痛在左，针取右。痛在右，针取左。所以然者，以其脉左右交结于尻骨之中故也。新校正云：详此腰痛引少腹一节，与《缪刺论》重。

重广补注黄帝内经素问卷第十一

举痛论 泣而 音涩 绌急 上丁骨切

腹中论 鲗 则昨则鱼切 芦茹 上力居切，下音如 脖胦 上蒲没切，下乌朗切 瘖 音阴

刺腰痛论 厌 于艳切 髁 苦瓦切 髎 音辽 踹踹 丑用切 蠡沟 上卢启切，又落戈切 嘿 音黑 小锤 直垂切 潔 他合切 骱 苦嫁切 撷 虎结切 眇 亡表切

重广补注黄帝内经素问卷第十二

启玄子次注林亿孙奇高宝衡等奉敕校正孙兆重改误

风论　痹论　痿论　厥论

风论篇第四十二

新校正云：按全元起本在第九卷。

黄帝问曰：风之伤人也，或为寒热，或为热中，或为寒中，或为疠风，或为偏枯，或为风也，其病各异，其名不同，或内至五藏六府，不知其解，愿闻其说。伤，谓人自中之。

岐伯对曰：风气藏于皮肤之间，内不得通，外不得泄。腠理开疏则邪风入，风气入已，玄府闭封，故内不得通，外不得泄也。风者善行而数变，腠理开则洒然寒，闭则热而闷，洒然，寒貌。闷，不爽貌。腠理开则风飘扬，故寒。腠理闭则风混乱，故闷。其寒也则衰食饮，其热也则消肌肉，故使人怢慄不能食，名曰寒热。寒风入胃，故食饮衰。热气内藏，故消肌肉。寒热相合，故怢慄而不能食，名曰寒热也。怢慄，卒振寒貌。新校正云：详怢慄，全元起本作失味。《甲乙经》作解㑊。

风气与阳明入胃，循脉而上至目内眦，其人肥则风气不得外泄，则为热中而目黄；人瘦则外泄而寒，则为寒中而泣出。阳明者，胃脉也。胃脉起于鼻，交頞中，下循鼻外入上齿中，还出侠口环唇，下交承浆，却循颐后下廉，循喉咙，入缺盆，下膈属胃，故与阳明入胃，循脉而上至目内眦也。人肥则腠理密致，故不得外泄，则为热中而目黄。人瘦则腠理开疏，风得外泄，则寒中而泣出也。

风气与太阳俱入，行诸脉俞，散于分肉之间，与卫气相干，其道不利，故使肌肉愤䐜而有疡，卫气有所凝而不行，故其肉有不仁也。肉分之间，卫气行处，风与卫气相薄，俱行于肉分之间，故气道涩而不利也。气道不利，风气内攻，卫气相持，故肉愤䐜而疮出也。疮，疮也。若卫气被风吹之，不得流转，所在偏并，凝而不行，则肉有不仁之处也。不仁，谓痛而不知寒热痛痒。疠者有荣气热胕，其气不清，故使其鼻柱坏而色败，皮肤疡溃，次则风入于经脉之中也。荣行脉中，故风入脉中，内攻于血，与荣气合，合热而血胕坏也。其气不清，言溃乱也。然血脉溃乱，荣复挟风，阳脉尽上于头，鼻为呼吸之所，故鼻柱坏而色恶，皮肤破而溃烂也。《脉要精微论》曰：脉风盛为厉。风寒客于脉而不去，名曰疠风，或名曰寒热。始为寒热，热成曰厉风。新校正云：按别本成一作盛。

以春甲乙伤于风者为肝风，以夏丙丁伤于风者为心风，以季夏戊己伤于邪者为脾风，以秋庚辛中于邪者为肺风，以冬壬癸中于邪者为肾风。春甲乙木，肝主之；夏丙丁火，心主之；季夏戊己土，脾主之；秋庚辛金，肺主之；冬壬癸水，肾主之。

风中五藏六府之俞，亦为藏府之风，各入其门户所中，则为偏风。随俞左右而偏中之，则为偏风。风气循风府而上，则为脑风。风人系头，则为目风，眼寒。风府，穴名，正入项发际一寸大筋内宛宛中，督脉阳维之会，自风府而上，则脑户也。脑户者，督脉足太阳之会。故循风府而上，则为脑风也。足太阳之脉者，起于目内眦，上额交巅上，入络脑还出。故风入系头则为目风，眼寒也。饮酒中风，则为漏风。热郁腠疏，中风汗出，多如液漏，故曰漏风。经具名曰酒风。入房汗出中风，则为内风。内耗其精，外开腠理，因内风袭，故曰内风。经具名曰劳风。新沐中风，则为首风。沐发中风，舍于头，故曰首风。久风入中，则为肠风飧泄。风在肠中，上熏于胃，故食不化而下出焉。飧泄者，食不化而出也。新校正云：按全元起云：飧泄者，水谷不分为利。外在腠理，则为泄风。风居腠理，则玄府开通，风薄汗泄，故云泄风。故风者百病之长也，至其变化，乃为他病也，无常方，然致有风气也。长，先也，先百病而有也。新校正云：按全元起本及《甲乙经》致字作故攻。

帝曰：五藏风之形状不同者何？愿闻其诊及其病能。诊，谓可言之证。能，谓内作病形。

岐伯曰：肺风之状，多汗恶风，色䩄然白，时咳短气，昼日则差，暮则甚，诊在眉上，其色白。凡内多风气，则热有余，热则腠理开，故多汗也。风薄于内，故恶风焉。䘏，谓薄白色也。肺色白，在变动为咳，主藏气，风内迫之，故色䘏然白，时咳短气也。昼则阳气在表，故差。暮则阳气入里，风内应之，故甚也。眉上，谓两眉间之上，阙庭之部，所以外司肺候，故诊在焉。白，肺色也。心风之状，多汗恶风，焦绝善怒吓，赤色，病甚则言不可快，诊在口，其色赤。焦绝，谓唇焦而文理断绝也。何者？热则皮剥故也。风薄于心则神乱，故善怒而吓人也。心脉支别者，从心系上侠咽喉，而主舌，故病甚则言不可快也。口唇色赤，故诊在焉。赤者，心色也。新校正云：按《甲乙经》无吓字。肝风之状，多汗恶风，善悲，色微苍，嗌干善怒，时憎女子，诊在目下，其色青。肝病则心藏无养，心气虚，故善悲。肝合木，木色苍，故色微苍也。肝脉者，循股阴入毛中，环阴器，抵少腹，侠胃属肝络胆，上贯膈，布胁肋，循喉咙之后，入颃颡，上出额与督脉会于巅；其支别者，从目系下。故嗌干善怒，时憎女子，诊在目下也。青，肝色也。脾风之状，多汗恶风，身体怠惰，四肢不欲动，色薄微黄，不嗜食，诊在鼻上，其色黄。脾脉起于足，上循骱骨，又上膝股内前廉，入腹属脾络胃，上膈侠咽，连舌本，散舌下；其支别者，复从胃，别上膈注心中。心脉出于手，循臂。故身体怠堕，四肢不欲动，而不嗜食。脾气合土，主中央，鼻于面部亦居中，故诊在焉。黄，脾色也。新校正云：按王注脾风不当引心脉出于手循臂七字，于义无取。脾主四肢，脾风则四肢不欲动矣。肾风之状，多汗恶风，面庞然浮肿，脊痛不能正立，其色炲，隐曲不利，诊在肌上，其色黑。庞然，言肿起也。炲，黑色也。肾者阴也，目下亦阴也。故肾藏受风，则面庞然而浮肿。肾脉者，起于足下，上循腨内，出腘内廉，上股内后廉，贯脊。故脊痛不能正立也。隐曲者，谓隐蔽委曲之处也。肾藏精，外应交接，今藏被风薄，精气内微，故隐蔽委曲之事，不通利所为也。《阴阳应象大论》曰：气归精，精食气。今精不足，则气内归精。气不注皮，故肌皮上黑也。黑，肾色也。

胃风之状，颈多汗恶风，食饮不下，膈塞不通，腹善满，失衣则䐜胀，食寒则泄，诊形瘦而腹大。胃之脉，支别者从颐后下廉过人迎，循喉咙，入缺盆，下膈属胃络脾；其直行者，从缺盆下乳内廉，下侠脐入气街中；其支别者，起胃下口，循腹里，至气街中而合。故颈多汗，食欲不下，膈塞不通，腹善满也。然失衣则外寒而中热，故腹䐜胀。食寒则寒物薄胃而阳不内消，故泄利。胃合脾而主肉，胃气不足则肉不长，故瘦也。胃中风气稸聚，故腹大也。新校正云：按孙思邈云：新食竟取风为胃风。

首风之状，头面

多汗恶风，当先风一日，则病甚，头痛不可以出内，至其风日，则病少愈。头者诸阳之会，风客之则皮腠疏，故头面多汗也。夫人阳气，外合于风，故先当风一日则病甚。以先风甚故亦先衰，是以至其风日则病少愈。内，谓室屋之内也。不可以出室屋之内者，以头痛甚而不喜外风故也。新校正云：按孙思邈云：新沐浴竟取风为首风。漏风之状，或多汗，常不可单衣，食则汗出，甚则身汗，喘息恶风，衣常濡，口干善渴，不能劳事。脾胃风热，故不可单衣。腠理开疏，故食则汗出。甚则风薄于肺，故身汗，喘息恶风，衣裳濡，口干善渴也。形劳则喘息，故不能劳事。新校正云：按孙思邈云：因醉取风为漏风，其状恶风，多汗少气，口干善渴，近衣则身热如火，临食则汗流如雨，骨节懈惰，不欲自劳。泄风之状，多汗，汗出泄衣上，口中干，上渍其风，不能劳事，身体尽痛则寒。上渍，谓皮上湿如水渍也，以多汗出故尔。汗多则津液涸，故口中干。形劳则汗出甚，故不能劳事。身体尽痛，以其汗多，汗多则亡阳，故寒也。新校正云：按孙思邈云：新房室竟取风为内风，其状恶风，汗流沾衣裳。疑此泄风乃内风也。按本论前文先云漏风、内风、首风，次言入中为肠风，在外为泄风。今有泄风，而无内风，孙思邈载内风乃此泄风之状，故疑此泄字，内之误也。

帝曰：善。

痹论篇第四十三

新校正云：按全元起本在第八卷。

黄帝问曰：痹之安生？安，犹何也。言何以生。岐伯对曰：风、寒、湿三气杂至，合而为痹也。虽合而为痹，发起亦殊矣。其风气胜者为行痹，寒气胜者为痛痹，湿气胜者为著痹也。风则阳受之，故为痹行。寒则阴受之，故为痹痛。湿则皮肉筋脉受之，故为痹著而不去也。故乃痹从风、寒、湿之所生也。

帝曰：其有五者何也？言风、寒、湿气各异则三，痹生有五，何气之胜也？

岐伯曰：以冬遇此者为骨痹，以春遇此者为筋痹，以夏遇此者为脉痹，以至阴遇此者为肌痹，以秋遇此者为皮痹。冬主骨，春主筋，夏主脉，秋主皮，至阴主肌肉，故各为其痹也。至阴，谓戊己月及土寄王月也。

帝曰：内舍五藏六府，何气使然？言皮肉筋脉痹，以五时之外，遇然内居藏府，何以致之？岐伯曰：五藏皆有合，病久而不去者，内舍于其合也。肝合筋，心合脉，脾合肉，肺合皮，肾合骨，久病不去，则入于是。故骨痹不已，复感于邪，内舍于肾。筋痹不已，复感于邪，内舍于肝；脉痹不已，复感于邪，内舍于心。肌痹不已，复感于邪，内舍于脾；皮痹不已，复感于邪，内舍于肺。所谓痹者，各以其时重感于风、寒、湿之气也。时，谓气王之月也。肝王春，心王夏，肺王秋，肾王冬，脾王四季之月。感，谓感应也。凡痹之客五藏者，肺痹者，烦满喘而呕。以藏气应息，又其脉还循胃口，故使烦满喘而呕。心痹者，脉不通，烦则心下鼓，暴上气而喘，嗌干善噫，厥气上则恐。心合脉，受邪则脉不通利也。邪气内扰，故烦也。手心主心包之脉，起于胸中，出属心包，下膈。手少阴心脉，起于心中，出属心系，下膈络小肠；其支别者，从心系上侠咽喉；其直者，复从心系却上肺。故烦则心下鼓满，暴上气而喘，嗌干也。心主为噫，以下鼓满，故噫之以出气也。若是逆气上乘于心，则恐畏也，神惧凌弱故尔。肝痹者，夜卧则惊，多饮数小便，上为引如怀。肝主惊骇，气相应，故中夜卧则惊也。肝之脉循股阴入毛中，环阴器，抵少腹，侠胃属肝络胆，上贯膈，布胁肋，循喉咙之后上入颃颡。故多饮水，数小便，上引少腹如怀妊之状。肾痹者，善胀，尻以代踵，脊以代头。肾者胃之关，关不利则胃气不转，故善胀也。尻以代踵，谓足挛急也。脊以代头，谓身蜷屈也。踵，足跟也。肾之脉起于足小指之下，斜趋足心，出于然骨之下，循内踝之后别入跟中，以上腨内，出腘内廉，上股内后廉，贯脊属肾络膀胱；其直行者，从肾上贯肝膈，入肺中，气不足而受邪，故不伸展。新校正云：详然骨一作然谷。脾痹者，四肢解㑊，发咳呕汁，上为大寒。土王四季，外主四肢，故四肢解㑊。又以其脉起于足，循腨骭上膝股也。然脾脉入腹属肾络胃，上膈侠咽，故发咳呕汁。脾气养肺，胃复连咽，故上为大寒也。肠痹者，数饮而出不得，中气喘争，时发飧泄。大肠之脉入缺盆络肺，下膈属大肠。小肠之脉，又入缺盆络心，循咽下膈抵胃属小肠。今小肠有邪，则脉不下膈，脉不下膈，则肠不行化而胃气稸热，故多饮水而不得下出也。肠胃中阳气与邪气奔喘交争，得时通利，以肠气不化，故时或得通则为飧泄。胞痹者，少腹膀胱按之内痛，若沃以汤，涩于小便，府，胞内居之；少腹处关元之中，内藏胞器。然膀胱之脉，起于目内眦，上额交巅上，入络脑，还出别下项，循肩髆内，侠脊抵腰中，入循膂，络肾属膀胱；其支别者，从腰中下贯臀，入腘中。今胞受风寒湿气，则膀胱太阳之脉不得下流于足。故少腹膀胱按之内痛，若沃以汤，涩于小便也。小便既涩，太阳之脉不得下行，故上烁其脑而为清涕出于鼻窍矣。沃，犹灌也。新校正云：按全元起本内痛二字作两髀。

阴气者，静则神藏，躁则消亡，阴，谓五神藏也。所以说神藏与消亡者，言人安静不涉邪气，则神气宁以内藏，人躁动触冒邪气，则神被害而离散，藏无所守，故曰消亡。此言五藏受邪之为痹也。饮食自倍，肠胃乃伤。藏以躁动致伤，府以饮食见损，皆谓过用越性，则受其邪。此言六府受邪之为痹也。淫气喘息，痹聚在肺；淫气忧思，痹聚在心；淫气遗溺，痹聚在肾；淫气乏竭，痹聚在肝；淫气肌绝，痹聚在脾。淫气，谓气之妄行者，各随藏之所主而入为痹也。新校正云：详从上凡痹之客五藏者至此，全元起本在《阴阳别论》中，此王氏之所移也。诸痹不已，亦益内也，从外不去，则益深至于身内。其风气胜者，其人易已也。

帝曰：痹，其时有死者，或疼久者，或易已者，其故何也？岐伯曰：其入藏者死，其留连筋骨间者疼久，其留皮肤间者易已。入藏者死，以神去也。筋骨疼久，以其定也。皮肤易已，以浮浅也。由斯深浅，故有是不同。

帝曰：其客于六府者何也？岐伯曰：此亦其食饮居处，为其病本也。四方虽土地温凉高下不同，物性刚柔，食居不异，但动过其分，则六府致伤。《阴阳应象大论》曰：水谷之寒热，感则害六府。新校正云：按《伤寒论》曰：物性刚柔，食居亦异。六府亦各有俞，风、寒、湿气中其俞，而食饮应之，循俞而入，各舍其府也。六府俞，亦谓背俞也。胆俞在十椎之傍，胃俞在十二椎之傍，三焦俞在十三椎之傍，大肠俞在十六椎之傍，小肠俞在十八椎之傍，膀胱俞在十九椎之傍，随形分长短而取之如是，各去脊同身寸之一寸五分，并足太阳脉气之所发也。新校正云：详六府俞并在本椎下两傍，此注言在椎之傍者，文略也。

帝曰：以针治之奈何？

岐伯曰：五藏有俞，六府有合，循脉之分，各有所发，各随其过。新校正云：按《甲乙经》随作治，则病瘳也。肝之俞曰太冲，心之俞曰太陵，脾之俞曰太白，肺之俞曰太渊，肾之俞曰太溪，皆经脉之所注也。太冲在足大指间本节后二寸陷者中。新校正云：按《刺腰痛》注云：太冲在足大指本节后内间二寸陷者中，动脉应手。刺可入同身寸之三分，留十呼。若灸者，可灸三壮。大陵在手掌后骨两筋间陷者中，刺可入同身寸之六分，留七呼。若灸者，可灸三壮。太白在足内侧核骨下陷者中，刺可入同身寸之三分，留七呼。若灸者，可灸三壮。太渊在手掌后陷者中，刺可入同身寸之二分，留二呼。若灸者，可灸三壮。太溪在足内踝后跟骨上动脉陷者中，刺可入同身寸之三分，留七呼。若灸者，可灸三壮也。胃合入于三里，胆合入于阳陵泉，大肠合入于曲池，小肠合入于小海，三焦合入于委阳，膀胱合入于委中。三里在膝下三寸，䯒外廉两筋间，刺可入同身寸之一寸，留七呼，若灸者可灸三壮。阳陵泉在膝下一寸，䯒外廉陷者中，刺可入同身寸之六分，留十呼。若灸者，可灸三壮。小海在肘内大骨外，去肘端五分陷者中，屈肘乃得之，刺可入同身寸之二分，留七呼。若灸者，可灸五壮。曲池在肘外辅，屈肘曲骨之中，刺可入同身寸之五分，留七呼。若灸者，可灸三壮。委阳在足腘中外廉两筋间，刺可入同身寸之七分，留五呼。若灸者，可灸三壮，屈伸而取之。委中在腘中央约文中动脉，刺可入同身寸之五分，留七呼。若灸者，可灸三壮。新校正云：按《刺热》注：委中在足膝后屈处。余并同此。故经言循脉之分，各有所发，各随其过，则病瘳也。过，谓脉所经过处。新校正云：详王氏以委阳为三焦之合，按《甲乙经》云：委阳，三焦下辅俞也，足太阳之别络。三焦之合，自在手少阳经天井穴，为少阳脉之所为合。详此六府之合，俱引本经所入之穴，独三焦不引本经所入之穴者，王氏之误也。王氏但见《甲乙经》云三焦合于委阳，彼说自异。彼又以大肠合于巨虚上廉，小肠合于下廉，此以曲池、小海易之，故知当以天井穴为合也。

帝曰：荣卫之气，亦令人痹乎？

岐伯曰：荣者，水谷之精气也，和调于五藏，洒陈于六府，乃能入于脉也。《正理论》曰：谷入于胃，脉道乃行，水入于经，其血乃成。又《灵枢经》曰：荣气之道，内谷为实。新校正云：按别本实作宝。谷入于胃，气传于肺，精专者上行经隧。由此故水谷精气合荣气运行，而入于脉也。故循脉上下，贯五藏，络六府也。荣行脉内，故无所不至。卫者，水谷之悍气也，其气慓疾滑利，不能入于脉也。悍气，谓浮盛之气也。以其浮盛之气，故慓疾滑利，不能入于脉中也。故循皮肤之中，分肉之间，熏于肓膜，散于胸腹，皮肤之中，分肉之间，谓脉外也。肓膜，谓五藏之间膈中膜也。以其浮盛，故能布散于胸腹之中，空虚之处，熏其肓膜，令气宣通也。逆其气则病，从其气则愈，不与风、寒、湿气合，故不为痹。

帝曰：善。痹或痛，或不痛，或不仁，或寒，或热，或燥，或湿，其故何也？

岐伯曰：痛者寒气多也，有寒故痛也。风、寒、湿气客于肉分之间，迫切而为沫，得寒则聚，聚则排分肉，肉裂则痛，故有寒则痛也。其不痛不仁者，病久入深，荣卫之行涩，经络时疏，故不通，新校正云：按《甲乙经》不通作不痛。详《甲乙经》此条论不痛与不仁两事，后言不痛，是再明不痛之为重也。皮肤不营，故为不仁。不仁者，皮顽不知有无也。其寒者，阳气少，阴气多，与病相益，故寒也。病本生于风、寒、湿气，故阴气益之也。其热者，阳气多，阴气少，病气胜，阳遭阴，故为痹热。遭，遇也。言遇于阴气，阴气不胜故为热。新校正云：按《甲乙经》遭作乘。其多汗而濡者，此其逢湿甚也，阳气少，阴气盛，两气相感，故汗出而濡也。中表相应，则相感也。

帝曰：夫痹之为病，不痛何也？

岐伯曰：痹在于骨则重，在于脉则血凝而不流，在于筋则屈不伸，在于肉则不仁，在于皮则寒，故具此五者则不痛也。凡痹之类，逢寒则虫，逢热则纵。

帝曰：善。虫，谓皮中如虫行。纵，谓纵缓不相就。新校正云：按《甲乙经》虫作急。

痿论篇第四十四

新校正云：按全元起本在第四卷。

黄帝问曰：五藏使人痿何也？痿，谓痿弱无力以运动。

岐伯对曰：肺主身之皮毛，心主身之血脉，肝主身之筋膜，新校正云：按全元起本云：膜者，人皮下肉上筋膜也。脾主身之肌肉，肾主身之骨髓，所主不同，痿生亦各归其所主。故肺热叶焦，则皮毛虚弱急薄，著则生痿躄也。躄，谓挛躄，足不得伸以行也。肺热则肾受热气故尔。心气热，则下脉厥而上，上则下脉虚，虚则生脉痿，枢折挈，胫纵而不任地也。心热盛则火独光，火独光则内炎上，肾之脉常下行，今火盛而上炎用事，故肾脉亦随火炎烁而逆上行也。阴气厥逆，火复内燔，阴上隔阳，下不守位，心气通脉，故生脉痿。肾气主足，故膝腕枢纽如折去而不相提挈，胫筋纵缓而不能任用于地也。肝气热，则胆泄口苦筋膜干，筋膜干则筋急而挛，发为筋痿。胆约肝叶而汁味至苦，故肝热则胆液渗泄。胆病则口苦，今胆液渗泄，故口苦也。肝主筋膜，故热则筋膜干而挛急，发为筋痿也。《八十一难经》曰：胆在肝短叶间下。脾气热，则胃干而渴，肌肉不仁，发为肉痿。脾与胃以膜相连，脾气热则胃液渗泄，故干而且渴也。脾主肌肉，今热薄于内，故肌肉不仁，而发为肉痿。肾气热，则腰脊不举，骨枯而髓减，发为骨痿。腰为肾府，又肾脉上股内贯脊属肾，故肾气热则腰脊不举也。肾主骨髓，故热则骨枯而髓减，发则为骨痿。

帝曰：何以得之？

岐伯曰：肺者，藏之长也，为心之盖也。位高而布叶于胸中，是故为藏之长，心之盖。有所失亡，所求不得，则发肺鸣，鸣则肺热叶焦。志苦不畅，气郁故也。肺藏气，气郁不利，故喘息有声而肺热叶焦也。故曰：五藏因肺热叶焦，发为痿躄。此之谓也。肺者所以行荣卫治阴阳，故引曰五藏因肺热而发为痿躄也。悲哀太甚，则胞络绝，胞络绝则阳气内动，发则心下崩，数溲血也。悲则心系急，肺布叶举，而上焦不通，荣卫不散，热气在中，故胞络绝而阳气内鼓动，发则心下崩数溲血也。心下崩，谓心包内崩而下血也。溲，谓溺也。新校正云：按杨上善云：胞络者，心上胞络之脉也。详经注中胞字，俱当作包。全本胞又作肌也。故《本病》曰：大经空虚，发为肌痹，传为脉痿。《本病》古经论篇名也。大经，谓大经脉也。以心崩溲血，故大经空虚，脉空则热内薄，卫气盛，荣气微，故发为肌痹也。先见肌痹，后渐脉痿，故曰传为脉痿也。思想无穷，所愿不得，意淫于外，入房太甚，宗筋拖纵，发为筋痿，及为白淫。思想所愿，为祈欲也，施泻劳损，故为筋痿及白淫也。白淫，谓白物淫衍，如精之状，男子因溲而下，女子阴器中绵绵而下也。故《下经》曰：筋痿者，生于肝使内也。《下经》，上古之经名也。使内，谓劳役阴力，费竭精气也。有渐于湿，以水为事，若有所留，居处相湿，肌肉濡渍，痹而不仁，发为肉痿。业惟近湿，居处泽下，皆水为事也。平者久而犹怠，感之者尤甚矣。肉属于脾，脾气恶湿，湿著于内则卫气不荣，故肉为痿也。故《下经》曰：肉痿者，得之湿地也。《阴阳应象大论》曰：地之湿气，感则害皮肉筋脉。此之谓害肉也。有所远行劳倦，逢大热而渴，渴则阳气内伐，内伐则热舍于肾，肾者水藏也，今水不胜火，则骨枯而髓虚，故足不任身，发为骨痿。阳气内伐，谓伐腹中之阴气也。水不胜火，以热舍于肾中也。故《下经》曰：骨痿者，生于大热也。肾性恶燥，热反居中，热薄骨干，故骨痿无力也。

帝曰：何以别之？

岐伯曰：肺热者色白而毛败，心热者色赤而络脉溢，肝热者色苍而爪枯，脾热者色黄而肉蠕动，肾热者色黑而齿槁。各求藏色及所主养而命之，则其应也。

帝曰：如夫子言可矣，论言治痿者独取阳明，何也？

岐伯曰：阳明者，五藏六府之海，阳明，胃脉也。胃为水谷之海也。主闰宗筋，宗筋主束骨而利机关也。宗筋，谓阴毛中横骨上下之竖筋也。上络胸腹，下贯髋尻，又经于背腹上头项，故云宗筋主束骨而利机关也。然腰者，身之大关节，所以司屈伸，故曰机关。冲脉者，经脉之海也，《灵枢经》曰：冲脉者，十二经之海。主渗灌溪谷，与阳明合于宗筋，寻此则横骨上下脐两傍坚筋，正宗筋也。冲脉循腹侠脐傍各同身寸之五分而上，阳明脉亦侠脐傍各同身寸之一寸五分而上，宗筋脉于中，故云与阳明合于宗筋也。以为十二经海，故主渗灌溪谷也。肉之大会为谷，小会为溪。新校正云：详宗筋脉于中，一作宗筋纵于中。阴阳揔宗筋之会，会于气街，而阳明为之长，皆属于带脉，而络于督脉。宗筋聚会，会于横骨之中，从上而下，故云阴阳揔宗筋之会也。宗筋侠脐下合于横骨，阳明辅其外，冲脉居其中，故云会于气街而阳明为之长也。气街，则阴毛两傍脉动处也。带脉者，起于季胁，回身一周，而络于督脉也。督脉者，起于关元，上下循腹。故云皆属于带脉而络于督脉也。督脉、任脉、冲脉三脉者，同起而异行，故经文或参差而引之。故阳明虚则宗筋纵，带脉不引，故足痿不用也。阳明之脉，从缺盆下乳内廉，下侠脐至气街中；其支别者，起胃下口，循腹里下至气街中而合，以下髀，抵伏兔，下入膝膑中，下循骭外廉，下足跗，入中指内间；其支别者，下膝三寸而别，以下入中指外间。故阳明虚则宗筋纵缓，带脉不引，而足痿弱不可用也。引，谓牵引。

帝曰：治之奈何？

岐伯曰：各补其荥而通其俞，调其虚实，和其逆顺，筋脉骨肉，各以其时受月，则病已矣。

帝曰：善。时受月，谓受气

时月也。如肝王甲乙，心王丙丁，脾王戊己，肺王庚辛，肾王壬癸，皆王气法也。时受月则正谓五常受气月也。

厥论篇第四十五

新校正云：按全元起本在第五卷。

黄帝问曰：厥之寒热者何也？厥，谓气逆上也。世谬传为脚气，广饰方论焉。岐伯对曰：阳气衰于下，则为寒厥；阴气衰于下，则为热厥。阳，谓足之三阳脉。阴，谓足之三阴脉。下，谓足也。

帝曰：热厥之为热也，必起于足下者何也？阳主外而厥在内，故问之。

岐伯曰：阳气起于足五指之表，阴脉者，集于足下而聚于足心，故阳气胜则足下热也。大约而言之，足太阳脉出于足小指之端外侧，足少阳脉出于足小指次指之端，足阳明脉出于足中指及大指之端，并循足阳而上，肝脾肾脉集于足下，聚于足心，阴弱故足下热也。新校正云：按《甲乙经》阳气起于足作走于足。起当作走。

帝曰：寒厥之为寒也，必从五指而上于膝者何也？阴主内而厥在外，故问之。

岐伯曰：阴气起于五指之里，集

于膝下而聚于膝上，故阴气胜则从五指至膝上寒，其寒也，不从外，皆从内也。亦大约而言之也。足太阴脉起于足大指之端内侧，足厥阴脉起于足大指之端三毛中，足少阴脉起于足小指之下斜趣足心，并循足阴而上循股阴入腹，故云集于膝下，而聚于膝之上也。

帝曰：寒厥何失而然也？

岐伯曰：前阴者，宗筋之所聚，太阴阳明之所合也。宗筋侠脐，下合于阴器，故云前阴者宗筋之所聚也。太阴者，脾脉。阳明者，胃脉。脾胃之脉，皆辅近宗筋，故云太阴阳明之所合。新校正云：按《甲乙经》前阴者，宗筋之所聚。作厥阴者，众筋之所聚。全元起云：前阴者，厥阴也。与王注义异，亦自一说。春夏则阳气多而阴气少，秋冬则阴气盛而阳气衰，此乃天之常道。此人者质壮，以秋冬夺于所用，下气上争不能复，精气溢下，邪气因从之而上也，质，谓形质也。夺于所用，谓多欲而夺其精气也。气因于中，新校正云：按《甲乙经》气因于中作所中。阳气衰，不能渗营其经络，阳气日损，阴气独在，故手足为之寒也。

帝曰：热厥何如而然也？源其所由尔。岐伯曰：酒入于胃，则络脉满而经脉虚，脾主为胃行其津液者也。阴气虚则阳气入，阳气入则胃不和，胃不和则精气竭，精气竭则不营其四肢也。前阴，为太阴、阳明之所合，故胃不和则精气竭也。内精不足，故四肢无气以营之。此人必数醉若饱以入房，气聚于脾中不得散，酒气与谷气相薄，热盛于中，故热遍于身内热而溺赤也。夫酒气盛而慓悍，肾气有衰，阳气独胜，故手足为之热也。醉饱入房，内亡精气，中虚热入，由是肾衰，阳盛阴虚，故热生于手足也。

帝曰：厥或令人腹满，或令人暴不知人，或至半日远至一日乃知人者何也？暴，犹卒也，言卒然冒闷不醒觉也。不知人，谓闷甚不知识人也，或谓尸厥。

岐伯曰：阴气盛于上

则下虚，下虚则腹胀满；阳气盛于上，则下气重上而邪气逆，逆则阳气乱，阳气乱则不知人也。阴，谓足太阴气也。新校正云：按《甲乙经》阳气盛于上五字作腹满二字，当从《甲乙经》之说。何以言之？别按《甲乙经》云：阳脉下坠，阴脉上争，发尸厥。焉有阴气盛于上，而又言阳气盛于上。又按张仲景云：少阴脉不至，肾气微，少精血，奔气促迫，上入胸膈，宗气反聚，血结心下，阳气退下，热归阴股，与阴相动，令身不仁，此为尸厥。仲景言阳气退下，则是阳气不得盛于上，故知当从《甲乙经》也。又王注阴谓足太阴，亦为未尽。按《缪刺论》云：邪客于手足少阴、太阴、足阳明之络，此五络皆会于耳中，上络左角，五络俱竭，令人身脉皆动而形无知，其状若尸，或曰尸厥。焉得专解阴为太阴也？

帝曰：善。愿闻六经脉之厥状病能也。为前问解，故请备闻诸经厥也。

岐伯曰：巨阳之厥，则肿首头重，足不能行，发为眴仆。巨阳，太阳也。足太阳脉，起于目内眦，上额交巅上；其支别者，从巅至耳上角；其直行者，从巅入络脑，还出别下项，循肩髆内，侠脊抵腰中，入循膂络肾属膀胱；其支别者，从腰中下贯臀，入腘中；其支别者，从髆内左右别下贯胂，过髀枢，循髀外后廉下合腘中，以下贯腨内，出外踝之后，循京骨至小指之端外侧。由是厥逆外形斯证也。肿，或作踵，非。

阳明之厥，则癫疾欲

走呼，腹满不得卧，面赤而热，妄见而妄言。足阳明脉，起于鼻，交頞中，下循鼻外，入上齿中，还出侠口环唇，下交承浆，却循颐后下廉，出大迎，循颊车上耳前，过客主人，循发际至额颅；其支别者，从大迎前下人迎，循喉咙入缺盆，下膈属胃络脾；其直行者，从缺盆下乳内廉，下侠齐入气街中；其支别者，起胃下口，循腹里，下至气街中而合，以下髀，抵伏兔，下入膝髌中，下循胻外廉，下足跗，入中指内间；其支别者，下膝三寸而别，以下入中指外间；其支别者，跗上入大指间出其端。故厥如是也。癫，一为巅，非。少阳之厥，则暴聋颊肿而热，胁痛，胻不可以运。足少阳脉，起于目锐眦，上抵头角，下耳后，循颈，行手少阳之前，至肩上，交出手少阳之后，入缺盆；其支别者，从耳后入耳中，出走耳前，至目锐眦后；其支别者，目锐眦下大迎，合手少阳于頞，下加颊车，下颈合缺盆以下胸中，贯膈络肝属胆，循胁里，出气街，绕毛际，横入髀厌中；其直行者，从缺盆下掖，循胸过季胁，下合髀厌中，以下循髀阳，出膝外廉，下入外辅骨之前，直下抵绝骨之端，下出外踝之前，循足跗，出小指次指之端，故厥如是。太阴之厥，则腹满䐜胀，后不利，不欲食，食则呕，不得卧。足太阴脉，起于大指之端，上膝股内前廉，入腹属脾络胃，上膈侠咽，连舌本；散舌下；其支别者，复从胃别上膈，注心中。故厥如是。少阴之厥，则口干溺赤，腹满心痛。足少阴脉，上股内后廉，贯脊属肾络膀胱；其直行者，从肾上贯肝膈，入肺中，循喉咙，侠舌本；其支别者，从肺出络心，注胸中。故厥如是。

厥阴之厥，则少腹肿痛，腹胀泾溲不利，好卧屈膝，阴缩肿，骱内热。足厥阴脉，去内踝一寸，上踝八寸，交出太阴之后，上腘内廉，循股阴，入毛中，下环阴器，抵少腹，侠胃属肝络胆，上贯膈。故厥如是矣。胻内热一本云胻外热，传写行书内外误也。**盛则泻之，虚则补之，不盛不虚，以经取之。**不盛不虚，谓邪气未盛，真气未虚，如是则以穴俞经法留呼多少而取之。**太阴厥逆，骱急挛，心痛引腹，治主病者。**足太阴脉，起于大指之端，循指内侧上内踝前廉，上腨内，循骱骨后，上膝股内前廉，入腹；其支别者，复从胃，别上膈，注心中。故骱急挛，心痛引腹也。太阴之脉，行有左右，候其有过者，当发取之，故言治主病者。新校正云：详从太阴厥逆至篇末，全元起本在第九卷，王氏移于此。

少阴厥逆，虚满呕变，下泄清，治主病者。以其脉从肾上贯肝膈，入肺中，循喉咙，故如是。

厥阴厥逆，挛，腰痛，虚满前闭，谵言，新校正云：按全元起云：谵言者，气虚独言也。**治主病者。**以其脉循股阴，入毛中，环阴器，复上循喉咙之后，络舌本，故如是。新校正云：按《甲乙经》厥阴之经不络舌本，王氏注《刺热篇》《刺腰痛篇》并此三注俱云络舌本。又注《风论》《痹论》各不云络舌本，王注自有异同，当以《甲乙经》为正。

三阴俱逆，不得前后，使人手足寒，三日死。三阴绝，故三日死。

太阳厥逆，僵仆，呕血善衄，治主病者。以其脉起目内眦，又循脊络脑。故如是。

少阳厥逆，机关不利，机关不利者，腰不可以行，项不可以顾，以其脉循颈下绕毛际，横入髀厌中，故如是。发肠痈不可治，惊者死。足少阳脉，贯膈络肝属胆，循胁里，出气街，发肠痈则经气绝，故不可治，惊者死也。

阳明厥逆，喘咳身热，善惊，衄呕血。以其脉循喉咙，入缺盆，下膈属胃络脾，故如是。

手太阴厥逆，虚满而咳，善呕沫，治主病者。手太阴脉，起于中焦，下络大肠，还循胃口，上膈属肺，故如是。

手心主、少阴厥逆，心痛引喉，身热，死不可治。手心主脉，起于胸中，出属心包。手少阴脉，其支别者，从心系上侠咽喉，故如是。

手太阳厥逆，耳聋泣出，项不可以顾，腰不可以俯仰，治主病者。手太阳脉，支别者，从缺盆循颈上颊，至目锐眦，却入耳中；其支别者，从颊上䪼抵鼻，至目内眦。故耳聋泣出，项不可以顾也。腰不可以俯仰，脉不相应，恐古错简文。

手阳明、少阳厥逆，发喉痹，嗌肿，痓，治主病者。手阳明脉，支别者，从缺盆上颈；手少阳脉，支别者，从膻中上出缺盆，上项，故如是。新校正云：按全元起本痓作痊。

重广补注黄帝内经素问卷第十二

风论　癞音利　溃胡对切　脑奴皓切

痹论　肓音荒

痿论　躄必亦切　髋音宽　尻枯熬切　揔音揔　膑音牝

厥论　颐于交切䪼也　谵音儳　僵居良切　仆音赴　髦音毛

重广补注黄帝内经素问卷第十三

启玄子次注林亿孙奇高宝衡等奉敕校正孙兆重改误

病能论　奇病论　大奇论　脉解论

病能论篇第四十六

新校正云：按全元起本在第五卷。

黄帝问曰：人病胃脘痈者，诊当何如？岐伯对曰：诊此者当候胃脉，其脉当沉细，沉细者气逆，胃者水谷之海，其血盛气壮，今反脉沉细者，是逆常平也。新校正云：按《甲乙经》沉细作沉涩。《太素》作沉细。逆者人迎甚盛，甚盛则热；沉细为寒，寒气格阳，故人迎脉盛。人迎者，阳明之脉，故盛则热也。人迎，谓结喉傍脉动应手者。人迎者胃脉也，胃脉循喉咙而入缺盆，故云人迎者胃脉也。逆而盛，则热聚于胃口而不行，故胃脘为痈也。血气壮盛，而热内薄之，两气合热，故结为痈也。

帝曰：善。人有卧而有所不安者何也？岐伯曰：藏有所伤，及精有所之寄则安，故人不能悬其病也。五藏有所伤损及之，水谷精气有所之寄，扶其下则卧安，以伤及于藏，故人不能悬其病处于空中也。新校正云：按《甲乙经》精有所之寄则安作情有所倚则卧不安。《太素》作精有所倚则不安。

帝曰：人之不得偃卧者何也？谓不得仰卧也。

岐伯曰：肺者藏之盖也，居高布叶，四藏下之，故言肺者藏之盖也。肺气盛则脉大，脉大则不得偃卧，肺气盛满，偃卧则气促喘奔，故不得偃卧也。论在《奇恒阴阳》中。《奇恒阴阳》上古经篇名，世本阙。

帝曰：有病厥者，诊右脉沉而紧，左脉浮而迟，不然，病主安在？不然，言不沉也。新校正云：按《甲乙经》不然作不知。岐伯曰：冬诊之，右脉固当沉紧，此应四时，左脉浮而迟，此逆四时，在左当主病在肾，颇关在肺，当腰痛也。

以冬左脉浮而迟，浮为肺脉，故言颇关在肺也。腰者肾之府，故肾受病则腰中痛也。

帝曰：何以言之？岐伯曰：少阴脉贯肾络肺，今得肺脉，肾为之病，故肾为腰痛之病也。左脉浮迟，非肺来见，以左肾不足而脉不能沉，故得肺脉肾为病也。

帝曰：善。有病颈痈者，或石治之，或针灸治之，而皆已，其真安在？言所攻则异，所愈则同，欲闻真法何所在也。

岐伯曰：此同名异等者也。言虽同曰颈痛，然其皮中别异不一等也。故下云：夫痈气之息者，宜以针开除去之，夫气盛血聚者，宜石而泻之，此所谓同病异治也。息，瘜也，死肉也。石，砭石也，可以破大痈出脓，今以铍针代之。

帝曰：有病怒狂者，新校正云：按《太素》怒狂作善怒。此病安生？岐伯曰：生于阳也。

帝曰：阳何以使人狂？怒不虑祸，故谓之狂。岐伯曰：阳气者因暴折而难决，故善怒也，病名曰阳厥。言阳气被折郁不散也。此人多怒，亦曾因暴折而心不疏畅故尔。如是者，皆阳逆躁极所生，故病名阳厥。

帝曰：何以知之？岐伯曰：阳明者常动，巨阳少阳不动，不动而动大疾，此其候也。言颈项之脉皆动不止也。阳明常动者，动于结喉傍，是谓人迎、气舍之分位也。若少阳之动，动于曲颊下，是谓天窗、天牖之分位也。若巨阳之动，动于项两傍大筋前陷者中，是谓天柱、天容之分位也。不应常动，而反动甚者，动当病也。新校正云：详王注以天窗为少阳之分位，天容为太阳之分位。按《甲乙经》天窗乃太阳脉气所发，天容乃少阳脉气所发，二位交互，当以《甲乙经》为正也。

帝曰：治之奈何？岐伯曰：夺其食即已，夫食入于阴，长气于阳，故夺其食即已。食少则气衰，故节去其食，即病自止。新校正云：按《甲乙经》夺作衰。《太素》同也。使之服以生铁洛为饮，新校正云：按《甲乙经》铁洛作铁落。为饮作为后饭。夫生铁洛者，下气疾也。之或为人，传文误也。铁洛，味辛微温平，主治下气，方俗或呼为铁浆，非是生铁液也。

帝曰：善。有病身热解㑊，汗出如浴，恶风少气，此为何病？

岐伯曰：病名曰酒风。饮酒中风者也。《风论》曰：饮酒中风则为漏风。是亦名漏风也。夫极饮者，阳气盛而腠理疏，玄府开发，阳盛则筋痿弱，故身体解惰也。腠理疏则风内攻，玄府发则气外泄，故汗出如浴也。风气外薄，肤腠复开，汗多内虚，痹热熏肺，故恶风少气也。因酒而病，故曰酒风。

帝曰：治之奈何？岐伯曰：以泽泻、术各十分，麋衔五分，合以三指撮，为后饭。术，味苦温平，主治大风，止汗。麋衔，味苦寒平，主治风湿筋痿。泽泻，味甘寒平，主治风湿，益气。由此功用，方故先之。饭后药先，谓之后饭。

所谓深之细者，其中手如针也，摩之切之，聚者坚也，博者大也。《上经》者，言气之通天也；《下经》者，言病之变化也；《金匮》者，决死生也；《揆度》者，切度之也；《奇恒》者，言奇病也。所谓奇者，使奇病不得以四时死也；恒者，得以四时死也，新校正云：按杨上善云：得病传之，至于胜时而死，此为恒。中生喜怒，今病次传者，此为奇。所谓揆者，方切求之也，言切求其脉理也。度者，得其病处，以四时度之也。凡言所谓者，皆释未了义。今此所谓，寻前后经文，悉不与此篇义相接，似今数句少成文义者，终是别释经文，世本既阙第七二篇，应彼阙经错简文也。古文断裂，缪续于此。

奇病论篇第四十七

新校正云：按全元起本在第五卷。

黄帝问曰：人有重身，九月而瘖，此为何也？重身，谓身中有身，则怀妊者也。瘖，谓不得言语也。妊娠九月，足少阴脉养，胎约气断，则瘖不能言也。

岐伯对曰：胞之络脉绝也。绝，谓脉断绝而不通流，而不能言，非天真之气断绝也。

帝曰：何以言之？

岐伯曰：胞络者系于肾，少阴之脉，贯肾系舌本，故不能言。少阴，肾脉也。气不营养，故舌不能言。

帝曰：治之奈何？岐伯曰：无治也，当十月复。十月胎去，胞络复通，肾脉上营，故复旧而言也。《刺法》曰：无损不足，益有余，以成其疹。疹，谓久病也。反法而治，则胎死不去，遂成久固之疹病也。然后调之。新校正云：按《甲乙经》及《太素》无此四字。按全元起注云：所谓不治者，其身九月而瘖，身重不得为治，须十月满生后复如常也。然后调之。则此四字本全元起注文，误书于此，当删去之。所谓无损不足者，身羸瘦，无用镵石也。妊娠九月，筋骨瘦劳，力少身重，又拒于谷，故身形羸瘦，不可以镵石伤也。无益其有余者，腹中有形而泄之，泄之则精出而病独擅中。故曰疹成也。胎约胞络，肾气不通，因而泄之，肾精随出，精液内竭，胎则不全，胎死腹中，著而不去，由此独擅，故疹成焉。

帝曰：病胁下满气逆，二三岁不已，是为何病？

岐伯曰：病名曰息积，此不妨于食，不可灸刺，积为导引、服药，药不能独治也。腹中无形，胁下逆满，频岁不愈，息且形之，气逆息难，故名息积也。气不在胃，故不妨于食也。灸之则火热内烁，气化为风，刺之则必泻其经，转成虚败，故不可灸刺。是可积为导引，使气流行，久以药攻，内消瘀稽，则可矣。若独凭其药，而不积为导引，则药亦不能独治之也。

帝曰：人有身体髀股骱皆肿，环脐而痛，是为何病？

岐伯曰：病名曰伏梁。以冲脉病，故名曰伏梁。然冲脉者，与足少阴之络起于肾下，出于气街，循阴股内廉，斜入腘中，循骭骨内廉，并足少阴经下入内踝之后，入足下；其上行者，出脐下同身寸之三寸关元之分，侠脐直上，循腹各行会于咽喉。故身体髀皆肿，绕脐而痛，名曰伏梁。环，谓圆绕如环也。此风根也，其气溢于大肠，而著于肓，肓之原在脐下，故环脐而痛也。大肠，广肠也。经说大肠，当言回肠也。何者？《灵枢经》曰：回肠当脐，右环回周叶积而下。广肠附脊，以受回肠，左环叶积，上下辟大。寻此则是回肠，非应言大肠也。然大肠回肠俱与肺合，从合而命，故通曰大肠也。不可动之，动之为水溺涩之病也。以冲脉起于肾下，出于气街；其上行者，起于胞中，上出脐下关元之分。故动之则为水而溺涩也。动，谓齐其毒药而击动之，使其大下也。此一问答之义，与《腹中论》同，以为奇病，故重出于此。

帝曰：人有尺脉数甚，筋急而见，此为何病？筋急，谓掌后尺中两筋急也。《脉要精微论》曰：尺外以候肾，尺里以候腹中。今尺脉数急，脉数为热，热当筋缓，反尺中筋急而见，腹中筋当急，故问为病乎？《灵枢经》曰：热即筋缓，寒则筋急。

岐伯曰：此所谓疹筋，是人腹必急，白色黑色见，则病甚。腹急，谓侠脐竖筋俱急。以尺里候腹中，故见尺中筋急，则必腹中拘急矣。色见，谓见于面部也。夫相五色者，白为寒，黑为寒，故二色见，病弥甚也。

帝曰：人有病头痛以数岁不已，此安得之？名为何病？头痛之疾，不当逾月，数年不愈，故怪而问之也。

岐伯曰：当有所犯大寒，内至骨髓，髓者以脑为主，脑逆故令头痛，齿亦痛，夫脑为髓主，齿是骨余，脑逆反寒，骨亦寒入，故令头痛齿亦痛。病名曰厥逆。

帝曰：善。全注：人先生于脑，缘有脑则有骨髓。齿者，骨之本也。

帝曰：有病口甘者，病名为何？何以得之？

岐伯曰：此五气之溢也，名曰脾瘅。瘅，谓热也。脾热则四藏同禀，故五气上溢也。生因脾热，故曰脾瘅。夫五味入口，藏于胃，脾为之行其精气，津液在脾，故令人口甘也；脾热内渗，津液在脾，胃谷化余，精气随溢，口通脾气，故口甘。津液在脾，是脾之湿。此肥美之所发也，新校正云：按《太素》发作致。此人必数食甘美而多肥也，肥者令人内热，甘者令人中满，故其气上溢，转为消渴。食肥则腠理密，阳气不得外泄，故肥令人内热。甘者性气和缓而发散逆，故甘令人中满。然内热则阳气炎上，炎上则欲饮而嗌干，中满则陈气有余，有余则脾气上溢，故曰其气上溢转为消渴也。《阴阳应象大论》曰：辛甘发散为阳。《灵枢经》曰：甘多食之令人闷。然从中满以生之。新校正云：按《甲乙经》消渴作消瘅。治之以兰，除陈气也。兰，谓兰草也。神农曰：兰草味辛热平，利水道，辟不祥，胸中痰澼也。除，谓去也。陈，谓久也。言兰除陈久甘肥不化之气者，以辛能发散故也。《藏气法时论》曰：辛者，散也。新校正云：按《本草》兰，平。不言热也。

帝曰：有病口苦取阳陵泉，口苦者病名为何？何以得之？

岐伯曰：病名曰胆瘅。亦谓热也。胆汁味苦，故口苦。新校正云：按全元起本及《太素》无口苦取阳陵泉六字。详前后文势，疑此为误。夫肝者中之将也，取决于胆，咽为之使。《灵兰秘典论》曰：肝者将军之官，谋虑出焉。胆者中正之官，决断出焉。肝与胆合，气性相通，故诸谋虑取决于胆。咽胆相应，故咽为使焉。新校正云：按《甲乙经》曰：胆者中精之府，五藏取决于胆，咽为之使。疑此文误。此人者，数谋虑不决，故胆虚，气上溢，而口为之苦，治之以胆募俞，胸腹曰募，背脊曰俞。胆募在乳下二肋外，期门下，同身寸之五分。俞在脊第十椎下，两傍相去各同身寸之一寸半。治在《阴阳十二官相使》中。言治法具于彼篇，今经已亡。

帝曰：有癃者，一日数十溲，此不足也。身热如炭，颈膺如格，人迎躁盛，喘息气逆，此有余也。是阳气太盛于外，阴气不足，故有余也。新校正云：详此十五字，旧作文写。按《甲乙经》《太素》并无此文。再详乃是全元起注，后人误书于此，今作注书。太阴脉微细如发者，此不足也，其病安在？名为何病？癃，小便不得也。溲，小便也。颈膺如格，言颈与胸膺，如相格拒不顺应也。人迎躁盛，谓结喉两傍脉动，盛满急数，非常躁速也，胃脉也。太阴脉微细如发者，谓手大指后同身寸之一寸骨高脉动处脉，则肺脉也，此正手太阴脉气之所流，可以候五藏也。

岐伯曰：病在太阴，其盛在胃，颇在肺，病名曰厥，死不治，病癃数溲，身热如炭，颈膺如格，息气逆者，皆手太阴脉当洪大而数。今太阴脉反微细如发者，是病与脉相反也。何以致之？肺气逆陵于胃而为是，上使人迎躁盛也，故曰病在太阴，其盛在胃也。以喘息气逆，故云颇亦在肺也。病因气逆，证不相应，故病名曰厥，死不治也。此所谓得五有余二不足也。

帝曰：何谓五有余二不足？

岐伯曰：所谓五有余者，五病之气有余也。二不足者，亦病气之不足也。今外得五有余，内得二不足，此其身不表不里，亦正死明矣。外五有余者，一身热如炭，二颈肤如格，三人迎躁盛，四喘息，五气逆也。内二不足者，一病癃一日数十溲，二太阴脉微细如发。夫如是者，谓其病在表，则内有二不足，谓其病在里，则外得五有余，表里既不可泻，补泻固难为法，故曰此其身不表不里，亦正死明矣。

帝曰：人生而有病巅疾者，病名曰何？安所得之？夫百病者，皆生于风雨寒暑阴阳喜怒也。然始生有形，未犯邪气，已有巅疾，岂邪气素伤邪？故问之。巅，谓上巅，则头首也。

岐伯曰：病名为胎病，此得之在母腹中时，其母有所大惊，气上而不下，精气并居，故令子发为巅疾也。精气，谓阳之精气也。

帝曰：有病痝然如有水状，切其脉大紧，身无痛者，形不瘦，不能食，食少，名为何病？痝然，谓面目浮起而色杂也。大紧，谓如弓弦也。大即为气，紧即为寒，寒气内薄，而反无痛，与众别异，帝故问之也。

岐伯曰：病生在肾，名为肾风。脉如弓弦，大而且紧，劳气内稸，寒复内争，劳气薄寒，故化为风，风胜于肾，故曰肾风。肾风而不能食，善惊，惊已，心气痿者死。肾水受风，心火痿弱，火水俱困，故必死。

帝曰：善。

大奇论篇第四十八

新校正云：按全元起本在第九卷。

肝满肾满肺满皆实，即为肿。满，谓脉气满，实也。肿，谓痈肿也。藏气满，乃如是。肺之雍，喘而两胠满。肺藏气而外主息，其脉支别者，从肺系横出腋下，故喘而两胠满也。新校正云：详肺雍、肝雍、肾雍，《甲乙经》俱作痈。肝雍，两胠满，卧则惊，不得小便。肝之脉，循股阴入毛中，环阴器，抵少腹，上贯肝膈，布胁肋，故胠满不得小便也。肝主惊骇，故卧则惊。肾雍，脚下至少腹满，新校正云：按《甲乙经》脚下作胕下。脚当作胕，不得言脚下至少腹也。胻有大小，髀胻大跛，易偏枯。冲脉者，经脉之海，与少阴之络俱起于肾下，出于气街，循阴股内廉，斜入胭中，循骭骨内廉，并少阴之经，下入内踝之后，入足下；其上行者出脐下同身寸之三寸，故如是。若血气变易，为偏枯也。心脉满大，痫瘛筋挛。心脉满大，则肝气下流，热气内薄，筋干血涸，故痫瘛而筋挛。

肝脉小急，痫瘛筋挛，肝养筋，内藏血，肝气受寒，故痫瘛而筋挛。脉小急者，寒也。肝脉骛暴，有所惊骇，骛，谓驰骛，言其迅急也。阳气内薄，故发为惊也。脉不至若瘖，不治自己。肝气若厥，厥则脉不通，厥退则脉复通矣。又其脉布胁肋，循喉咙之后，故脉不至若瘖，不治亦自己。肾脉小急，肝脉小急，心脉小急，不鼓皆为瘕。小急为寒甚，不鼓则血不流，血不流而寒薄，故血内凝而为瘕也。

肾肝并沉为石水，肝脉入阴内，贯小腹，肾脉贯脊中，络膀胱。两藏并，藏气熏冲脉，自肾下络于胞，令水不行化，故坚而结。然肾主水，水冬冰，水宗于肾，肾象水而沉，故气并而沉，名为石水。新校正云：详肾肝并沉至下并小弦欲惊，全元起本在《厥论》中，王氏移于此。并浮为风水，脉浮为风，下焦主水，风薄于下，故名风水。并虚为死，肾为五藏之根，肝为发生之主，二者不足，是生主俱微，故死。并小弦欲惊，脉小弦为肝肾不足故尔。肾脉大急沉，肝脉大急沉，皆为疝。疝者，寒气结聚之所为也。夫脉沉为实，脉急为痛，气实寒薄聚，故为绞痛，为疝。心脉搏滑急为心疝，肺脉沉搏为肺疝。皆寒薄于藏故也。三阳急为瘕，三阴急为疝，太阳受寒，血凝为瘕。太阴受寒，气聚为疝。二阴急为痫厥，二阳急为惊。二阴，少阴也。二阳，阳明也。新校正云：详二阳急为瘕至此，全元起本在《厥论》，王氏移于此。脾脉外鼓，沉为肠澼，久自已。外鼓，谓鼓动于臂外也。肝脉小缓为肠澼，易治。肝脉小缓为脾乘肝，故易治。肾脉小搏沉，为肠澼下血，小为阴气不足，搏为阳气乘之，热在下焦，故下血也。血温身热者死。血温身热，是阴气衰败，故死。心肝澼亦下血，肝藏血，心养血，故澼皆下血也。二藏同病者可治，心火肝木，木火相生，故可治之。其脉小沉涩为肠澼，心肝脉小而沉涩者，澼也。其身热者死，热见七日死。肠澼下血而身热者，是火气内绝，去心而归于外也，故死。火成数七，故七日死。

胃脉沉鼓涩，胃外鼓大，心脉小坚急，皆鬲偏枯，外鼓，谓不当尺寸而鼓击于臂外侧也。男子发左，女子发右，阳主左，阴主右故尔。《阴阳应象大论》曰：左右者，阴阳之道路。此其义也。不瘖舌转，可治，三十日起，偏枯之病，瘖不能言，肾与胞脉内绝也。胞脉系于肾，肾之脉从肾上贯肝膈入肺中，循喉咙，侠舌本，故气内绝，则瘖不能言也。其从者，瘖，三岁起，从，谓男子发左，女子发右也。病顺左右而瘖不能言，三岁治之乃能起。年不满二十者，三岁死。以其五藏始定，血气方刚，藏始定则易伤，气方刚则甚贲，易伤甚贲，故三岁死也。

脉至而搏，血衄身热者死，血衄为虚，脉不应搏，今反脉搏，是气极乃然，故死。脉来悬钩浮为常脉。以其为血衄者之常脉也。脉至如喘，名曰暴厥。喘，谓卒来盛急，去而便衰，如人之喘状也。暴厥者，不知与人言。所谓暴厥之候如此。脉至如数，使人暴惊，脉数为热，热则内动肝心，故惊。三四日自已。数为心脉，木被火干，病非肝生，不与邪合，故三日后四日自除。所以尔者，木生数三也。

脉至浮合，如浮波之合，后至者凌前，速疾向动，无常候也。浮合如数，一息十至以上，是经气予不足也，微见九十日死。脉至如火薪然，是心精之予夺也，草干而死。薪然之火焰，瞥瞥不定其形，而便绝也。脉至如散叶，是肝气予虚也，木叶落而死。如散叶之随风，不常其状。新校正云：按《甲乙经》散叶作丛棘。脉至如省客，省客者，脉塞而鼓，是肾气予不足也，悬去枣华而死。脉塞而鼓，谓才见不行，旋复去也。悬，谓如悬物，物动而绝去也。

脉至如丸泥，是胃精予不足也，榆荚落而死。如珠之转，是谓丸泥。脉至如横格，是胆气予不足也，禾熟而死。脉长而坚，如横木之在指下也。脉至如弦缕，是胞精予不足也，病善言，下霜而死，不言可治。胞之脉系于肾，肾之脉侠舌本，人气不足者，则当不能言，今反善言，是真气内绝，去肾外归于舌也，故死。

脉至如交漆，交漆者，左右傍至也，微见三十日死。左右傍至，言如沥漆之交，左右反戾。新校正云：按《甲乙经》交漆作交棘。脉至如涌泉，浮鼓，肌中，太阳气予不足也，少气味，韭英而死。如水泉之动，但出而不入。脉至如颓土之状，按之不得，是肌气予不足也，五色先见，黑白垒发死。颓土之状，谓浮之大而虚软，按之则无。新校正云：按《甲乙经》颓土作委土。脉至如悬雍，悬雍者，浮揣切之益大，是十二俞之予不足也，水凝而死。如颡中之悬雍也。新校正云：按全元起本悬雍作悬离。元起注云：悬离者，言脉与肉不相得也。

脉至如偃刀，偃刀者，浮之小急，按之坚大急，五藏菀熟，寒热独并于肾也，如此其人不得坐，立春而死。菀，积也。熟，热也。脉至如丸，滑不直手，不直手者，按之不可得也，是大肠气予不足也，枣叶生而死。脉至如华者，令人善恐，不欲坐卧，行立常听，是小肠气予不足也，季秋而死。脉至如华，谓似华虚弱，不可正取也。小肠之脉，上入耳中，故常听也。

脉解篇第四十九

新校正云：按全元起本在第九卷。

太阳所谓肿腰脽痛者，正月太阳寅，寅太阳也，脽，谓臀肉也。正月三阳生，主建寅，三阳谓之太阳，故曰寅太阳也。正月阳气出在上，而阴气盛，阳未得自次也，正月虽三阳生，而天气尚寒，以其尚寒，故曰阴气盛阳未得自次。次，谓立王之次也。故肿腰脽痛也。以其脉抵腰中，入贯臀，过髀枢，故尔。病偏虚为跛者，正月阳气冻解，地气而出也，所谓偏虚者，冬寒颇有不足者，故偏虚为跛也。以其脉循股内后廉，合腘中，下循腨，过外踝之后，循京骨至小指外侧故也。新校正云：详王氏云其脉循股内，殊非。按《甲乙经》太阳流注，不到股内，股内乃髀外之误，当云髀外后廉。所谓强上引背者，阳气大上而争，故强上也。强上，谓颈项噤强也。甚则引背矣。所以尔者，以其脉从脑出，别下项背故也。所谓耳鸣者，阳气万物盛上而跃，故耳鸣也。以其脉支别者，从巅至耳上角，故尔。所谓甚则狂巅疾者，阳尽在上，而阴气从下，下虚上实，故狂巅疾也，以其脉上额交巅上，入络脑还出；其支别者，从巅至耳上角。故狂巅疾也。项上曰巅。所谓浮为聋者，皆在气也。亦以其脉至耳故也。所谓入中为瘖者，阳盛已衰，故为瘖也。阳气盛，入中而薄于胞肾，则胞络肾络气不通，故瘖也。胞之脉系于肾，肾之脉侠舌本，故瘖不能言也。内夺而厥，则为瘖俳，此肾虚也。俳，废也。肾之脉与冲脉并出于气街，循阴股内廉，斜入腘中，循骺骨内廉及内踝之后，入足下，故肾气内夺而不顺，则舌瘖足废，故云此肾虚也。新校正云：详王注云肾之脉与冲脉并出，按《甲乙经》是肾之络，非肾之脉，况王注《痿论》并《奇病论》《大奇论》并云肾之络，则此脉字当为络。少阴不至者，厥也。少阴，肾脉也。若肾气内脱，则少阴脉不至也。少阴之脉不至，是则太阴之气逆上而行也。

少阳所谓心胁痛者，言少阳盛也，盛者心之所表也，心气逆则少阳盛，心气宜木，外铄肺金，故盛者心之所表也。九月阳气尽而阴气盛，故心胁痛也。足少阳脉，循胁里出气街，心主脉，循胸出胁故尔。火墓于戌，故九月阳气尽而阴气盛也。所谓不可反侧者，阴气藏物也，物藏则不动，故不可反侧也。所谓甚则跃者，跃，谓跳跃也。九月万物尽衰，草木毕落而堕，则气去阳而之阴，气盛而阳之下长，故谓跃。亦以其脉循髀阳，出膝外廉，下入外辅之前，直下抵绝骨之端，下出外踝之前，循足跗，故气盛则令人跳跃也。

阳明所谓洒洒振寒者，阳明

者午也，五月盛阳之阴也，阳盛以明，故云午也。五月夏至，一阴气上，阳气降下，故云盛阳之阴也。阳盛而阴气加之，故洒洒振寒也。阳气下，阴气升，故云阳盛而阴气加之也。所谓胫肿而股不收者，是五月盛阳之阴也，阳者衰于五月，而一阴气上，与阳始争，故胫肿而股不收也。以其脉下髀抵伏兔；下入膝膑中，下循骱外廉，下足跗，入中指内间；又其支别者，下膝三寸而别，以下入中指外间。故尔。所谓上喘而为水者，阴气下而复上，上则邪客于藏府间，故为水也。藏，脾也。府，胃也。足太阴脉从足走腹，足阳明脉从头走足，今阴气微下而太阴上行，故云阴气下而复上也。复上则所下之阴气不散，客于脾胃之间，化为水也。所谓胸痛少气者，水气在藏府也，水者阴气也，阴气在中，故胸痛少气也。水停于下，则气郁于上，气郁于上，则肺满，故胸痛少气也。所谓甚则厥，恶人与火，闻木音则惕然而惊者，阳气与阴气相薄，水火相恶，故惕然而惊也。所谓欲独闭户牖而处者，阴阳相薄也，阳尽而阴盛，故欲独闭户牖而居。恶喧故尔。所谓病至则欲乘高而歌，弃衣而走者，阴阳复争，而外并于阳，故使之弃衣而走也。新校正云：详所谓甚则厥至此，与前《阳明脉解篇》相通。所谓客孙脉则头痛鼻鼽腹肿者，阳明并于上，上者则其孙络太阴也，故头痛鼻鼽腹肿也。

太阴所谓病胀者，太阴子也，十一月万物气皆藏于中，故曰病胀。阴气大盛，太阴始于子，故云子也。以其脉入腹属脾络胃，故病胀也。所谓上走心为噫者，阴盛而上走于阳明，阳明络属心，故曰上走心为噫也。按《灵枢经》说，足阳明流注并无至心者，太阴脉说云：其支别者，复从胃别上膈，注心中。法应以此络为阳明络也。新校正云：详王氏以足阳明流注，并无至心者。按《甲乙经》阳明之脉上通于心，循咽出于口，宜其经言阳明络属心为噫，王氏安得谓之无。所谓食则呕者，物盛满而上溢，故呕也。以其脉属脾络胃上膈侠咽故也。所谓得后与气则快然如衰者，十二月阴气下衰，而阳气且出，故曰得后与气则快然如衰也。

少阴所谓腰痛者，少阴者肾也，十月万物阳气皆伤，故腰痛也。少阴者，肾脉也。腰为肾府，故腰痛也。所谓呕咳上气喘者，阴气在下，阳气在上，诸阳气浮，无所依从，故呕咳上气喘也。以其脉从肾上贯肝膈入肺中，故病如是也。所谓色色新校正云：详色色字疑误。不能久立久坐，起则目䀮䀮无所见者，万物阴阳不定未有主也，秋气始至，微霜始下，而方杀万物，阴阳内夺，故目䀮䀮无所见也。所谓少气善怒者，阳气不治，阳气不治，则阳气不得出，肝气当治而未得，故善怒，善怒者，名曰煎厥。所谓恐如人将捕之者，秋气万物未有毕去，阴气少，阳气入，阴阳相薄，故恐也。所谓恶闻食臭者，胃无气，故恶闻食臭也。所谓面黑如地色者，秋气内夺，故变于色也。所谓咳则有血者，阳脉伤也，阳气未盛于上而脉满，满则咳，故血见于鼻也。

厥阴所谓癩疝，妇人少腹肿者，厥阴者辰也，三月阳中之阴，邪在中，故曰癩疝少腹肿也。以其脉循股阴，入毛中，环阴器，抵少腹，故尔。所谓腰脊痛不可以俯仰者，三月一振荣华，万物一俯而不仰也。所谓癩癃疝肤胀者，曰阴亦盛而脉胀不通，故曰癫癃疝也。所谓甚则嗌干热中者，阴阳相薄而热，故嗌干也。此一篇殊与前后经文不相连接，别释经脉发病之源，与《灵枢经》流注略同，所指殊异。新校正云：详此篇所解，多《甲乙经》是动所生之病，虽复少有异处，大概则不殊矣。

重广补注黄帝内经素问卷第十三

病能论 解 音介 惰 徒卧切 撮 子括切

奇病论 鑱 锄衔切 疹 丑刃切 稽 音畜

大奇论 歜 弋念切 瞥 蒲灭切 揣 初委切

脉解论 睢 音蛆

重广补注黄帝内经素问卷第十四

启玄子次注林亿孙奇高宝衡等奉敕校正孙兆重改误

刺要论　刺齐论　刺禁论　刺志论　针解　长刺节论

刺要论篇第五十

新校正云：按全元起本在第六卷《刺齐》篇中

黄帝问曰：愿闻刺要。

岐伯对曰：病有浮沉，刺有浅深，各至其理，无过其道。道，谓气所行之道也。过之则内伤，不及则生外壅，壅则邪从之。过之内伤，以太深也。不及外壅，以妄益他分之气也。气益而外壅，故邪气随虚而从之也。浅深不得，反为大贼，内动五藏，后生大病。贼，谓私害。动，谓动乱。然不及则外壅，过之则内伤，既且外壅内伤，是为大病之阶渐尔，故曰后生大病也。故曰：病有在毫毛腠理者，有在皮肤者，有在肌肉者，有在脉者，有在筋者，有在骨者，有在髓者。毛之长者曰毫，皮之文理曰腠理，然二者皆皮之可见者也。

是故刺毫毛腠理无伤皮，皮伤则内动肺，肺动则秋病温疟，泝泝然寒慄。《针经》曰：凡刺有五，以应五藏。一曰半刺，半刺者，浅内而疾发针，令针伤多，如拔发状，以取皮气，此肺之应也。然此其浅以应于肺，腠理毫毛犹应更浅，当取发根浅深之半尔。肺之合皮，王于秋气，故肺动则秋病温疟。泝泝然，寒慄也。刺皮无伤肉，肉伤则内动脾，脾动则七十二日四季之月，病腹胀烦，不嗜食。脾之合肉，寄王四季。又其脉从股内前廉，入腹属脾络胃，上膈侠咽，连舌本，散舌下；其支别者，复从胃别上膈，注心中。故伤肉则动脾，脾动则四季之月腹胀烦而不嗜食也。七十二日四季之月者，谓三月、六月、九月、十二月各十二日后，土寄王十八日也。刺肉无伤脉，脉伤则内动心，心动则夏病心痛。心之合脉，王于夏气。真心少阴之脉，起于心中，出属心系。心包心主之脉，起于胸中，出属心包。《平人气象论》曰：

藏真通于心。故脉伤则动心，心动则夏病心痛。刺脉无伤筋，筋伤则内动肝，肝动则春病热而筋弛。肝之合筋，王于春气。《针经》曰：热则筋缓。故筋伤则动肝，肝动则春病热而筋弛缓。弛，犹纵缓也。刺筋无伤骨，骨伤则内动肾，肾动则冬病胀腰痛。肾亦合骨，王于冬气。腰为肾府，故骨伤则动肾，肾动则冬病腰痛也。肾之脉直行者，从肾上贯肝膈，故胀也。刺骨无伤髓，髓伤则销铄，胻酸，体解㑊然不去矣。髓者骨之充。《针经》曰：髓海不足，则脑转耳鸣，胻酸眩冒。故髓伤则脑髓销铄，胻酸体解㑊然不去也。销铄，谓髓脑销铄。解㑊，谓强不强，弱不弱，热不热，寒不寒，解解㑊㑊然，不可名之也。脑髓销铄，骨空之所致也。

刺齐论篇第五十一

新校正云：按全元起本在第六卷。

黄帝问曰：愿闻刺浅深之分。谓皮、肉、筋、脉、骨之分位也。岐伯对曰：刺骨者无伤筋，刺筋者无伤肉，刺肉者无伤脉，刺脉者无伤皮，刺皮者无伤肉，刺肉者无伤筋，刺筋者无伤骨。

帝曰：余未知其所谓，愿闻其解。

岐伯曰：刺骨无伤筋者，针至筋而去，不及骨也。刺筋无伤肉者，至肉而去，不及筋也。刺肉无伤脉者，至脉而去，不及肉也。刺脉无伤皮者，至皮而去，不及脉也。是皆谓遣邪也。然筋有寒邪，肉有风邪，脉有湿邪，皮有热邪，则如是遣之。所谓邪者，皆言其非顺正气而相干犯也。新校正云：详此谓刺浅不至所当刺之处也，下文则诫其太深也。所谓刺皮无伤肉者，病在皮中，针入皮中，无伤肉也。刺肉无伤筋者，过肉中筋也。刺筋无伤骨者，过筋中骨也。此之谓反也。此则诫过分太深也。新校正云：按全元起云：刺如此者，是谓伤，此皆过，过必损其血气，是谓逆也，邪必因而入也。

刺禁论篇第五十二

新校正云：按全元起本在第六卷。

黄帝问曰：愿闻禁数。岐伯对曰：藏有要害，不可不察，肝生于左，肝象木，王于春，春阳发生，故生于左也。肺藏于右，肺象金，王于秋，秋阴收杀，故藏于右也。新校正云：按杨上善云：肝为少阳，阳长之始，故曰生。肺为少阴，阴藏之初，故曰藏。心部于表，阳气主外，心象火也。肾治于里，阴气主内，肾象水也。新校正云：按杨上善云：心为五藏部主，故得称部。肾间动气，内治五藏，故曰治。脾为之使，营动不已，糟粕水谷，故使者也。胃为之市。水谷所归，五味皆入，如市杂，故为市也。膈肓之上，中有父母，膈肓之上，气海居中，气者生之原，生者命之主，故气海为人之父母也。新校正云：按杨上善云：心下膈上为肓，心为阳，父也；肺为阴，母也。肺主于气，心主于血，共营卫于身，故为父母。七节之傍，中有小心，小心，谓真心神灵之官室。新校正云：按《太素》小心作志心。杨上善云：脊有三七二十一节，肾在下七节之傍，肾神曰志，五藏之灵皆名为神，神之所以任，得名为志者，心之神也。从之有福，逆之有咎。从，谓随顺也。八者人之所以生，形之所以成，故顺之则福延，逆之则咎至。

刺中心，一日死，其动为噫。心在气为噫。刺中肝，五日死，其动为语。肝在气为语。新校正云：按全元起本并《甲乙经》语作欠。元起云：肾伤则欠，子母相感也。王氏改欠作语。刺中肾，六日死，其动为嚏。肾在气为嚏。新校正云：按全元起本及《甲乙经》六日作三日。刺中肺，三日死，其动为咳。肺在气为咳。刺中脾，十日死，其动为吞。脾在气为吞。新校正云：按全元起本及《甲乙经》十日作十五日。刺中五藏，与《诊要经终论》并《四时刺逆从论》相重。此叙五藏相次之法，以所生为次，《甲乙经》以心、肺、肝、脾、肾为次，是以所克为次，全元起本旧文则错乱无次矣。刺中胆，一日半死，其动为呕。胆气勇，故为呕。新校正云：按《诊要经终论》刺中胆下又云：刺中膈者，为伤中，其病虽愈，不过一岁而死。

刺跗上，中大脉，血出不止死。跗，为足跗。大脉动而不止者，则胃之大经也。胃为水谷之海，然血出不止，则胃气将倾，海竭气亡故死。刺面，中溜脉，不幸为盲。面中溜脉者，手太阳任脉之交会。手太阳脉，自颧而斜行，至目内眦。任脉自鼻頄两傍上行，至瞳子下，故刺面中溜脉，不幸为盲。刺头，中脑户，入脑立死。脑户，穴名也。在枕骨上，通于脑中。然脑为髓之海，真气之所聚，针入脑则真气泄，故立死。刺舌下，中脉太过，血出不止为瘖。舌下脉，脾之脉也。脾脉者，侠咽连舌本，散舌下。血出不止，则脾气不能营运于舌，故瘖不能言语。刺足下布络中脉，血不出为肿。布络，谓当内踝前足下空处布散之络，正当然谷穴分也。络中脉，则冲脉也。冲脉者，并少阴之经，下入内踝之后，入足下也。然刺之而血不出，则肾脉与冲脉气并归于然谷之中，故为肿。刺郄中大脉，令人仆脱色。寻此经郄中主治，与《中诰流注经》委中穴正同。应郄中者，以经穴为名，委中，处所为名，亦犹寸口、脉口、气口，皆同一处尔。然郄中大脉者，足太阳经脉也。足太阳之脉，起于目内眦，合手太阳。手太阳脉，自目内眦，斜络于颧。足太阳脉，上头下项，又循于足。故刺之过禁，则令人仆倒而面色如脱去也。刺气街中脉，血不出为肿鼠仆。气街之中，胆胃脉也。胆之脉，循胁里出气街。胃之脉，侠脐入气街中，其支别者，起胃下口，循腹里至气街中而合。今刺之而血不出，则血脉气并聚于中，故内结为肿，如伏鼠之形也。气街在腹下侠脐两傍相去四寸，鼠仆上一寸，动脉应手也。新校正云：按别本仆一作髁。《气府论》注：气街在脐下横骨两端鼠髁上一寸也。刺脊间，中髓为伛。伛，谓伛偻，身踡屈也。脊间，谓脊骨节间也。刺中髓，则骨精气泄，故伛偻也。刺乳上，中乳房，为肿，根蚀。乳之上下，皆足阳明之脉也。乳房之中，乳液渗泄，胸中气血，皆外凑之。然刺中乳房，则气更交凑，故为大肿。中有脓根，内蚀肌肤，化为脓水，而久不愈。刺缺盆中内陷，气泄，令人喘咳逆。五藏者，肺为之盖，缺盆为之道。肺藏气而主息，又在气为咳，刺缺盆中内陷，则肺气外泄，故令人喘咳逆也。刺手鱼腹内陷，为肿。手鱼腹内，肺脉所流，故刺之内陷，则为肿也。新校正云：按《甲乙经》肺脉所流当作留字。

无刺大醉，令人气乱。脉数过度，故因刺而乱也。新校正云：按

《灵枢经》气乱当作脉乱。无刺大怒，令人气逆。怒者气逆，故刺之益甚。无刺大劳人，经气越也。无刺新饱人，气盛满也。无刺大饥人，气不足也。无刺大渴人，血脉干也。无刺大惊人，神荡越而气不治也。新校正云：详无刺大醉至此七条，与《灵枢经》相出入。《灵枢经》云：新内无刺，已刺无内。大怒无刺，已刺无怒。大劳无刺，已刺无劳。大醉无刺，已刺无醉。大饱无刺，已刺无饱。大饥无刺，已刺无饥。大渴无刺，已刺无渴。大惊、大恐，必定其气，乃刺之也。

刺阴股中大脉，血出不止死。阴股之中，脾之脉也。脾者，中土孤藏，以灌四傍。今血出不止，脾气将竭，故死。新校正云：按刺阴股中大脉条，皇甫士安移在前刺跗上中大脉下相续，自后至篇末，逐条与前条相间也。刺客主人内陷中脉，为内漏、为聋。客主人，穴名也，今名上关，在耳前上廉起骨，开口有空，手少阳足阳明脉交会于中。陷脉，言刺太深也。刺太深则交脉破决，故为耳内之漏。脉内漏则气不营，故聋。新校正云：详客主人穴，与《气穴论》注同。按《甲乙经》及《气府论》注云：手足少阳足阳明三脉之会，疑此脱足少阳一脉也。刺膝髌出液，为跛。膝为筋府，筋会于中，液出筋干，故跛。刺臂太阴脉，出血多立死。臂太阴者，肺脉也。肺者，主行荣卫阴阳，治节由之。血出多则荣卫绝，故立死也。刺足少阴脉，重虚出血，为舌难以言。足少阴,肾脉也。足少阴脉,贯肾络肺系舌本,故重虚出血,则舌难言也。刺膺中陷,中肺,为喘逆仰息。肺气上泄,逆所致也。刺肘中内陷,气归之,为不屈伸。肘中,谓肘屈折之中,尺泽穴中也。刺过陷脉,恶气归之,气固关节,故不屈伸也。刺阴股下三寸内陷,令人遗溺。股下三寸,肾之络也。冲脉与少阴之络,皆起于肾下,出于气街,并循于阴股;其上行者,出胞中。故刺陷脉,则令人遗溺也。刺掖下胁间内陷,令人咳。掖下,肺脉也。肺之脉,从肺系,横出掖下。真心藏脉,直行者,从心系却上掖下。刺陷脉,则心肺俱动,故咳也。刺少腹,中膀胱,溺出,令人少腹满。胞气外泄,谷气归之,故少腹满也。少腹,谓脐下也。刺腨肠内陷,为肿。腨肠之中,足太阳脉也。太阳气泄,故为肿。刺匡上陷骨中脉,为漏为盲。匡,目匡也。骨中,谓目匡骨中也。匡骨中脉,目之系,肝之脉也。刺内陷,则眼系绝,故为目漏、目盲。刺关节中液出,不得屈伸。诸筋者,皆属于节,津液渗润之,液出则筋膜干,故不得屈伸也。

刺志论篇第五十三

新校正云:按全元起本在第六卷。

黄帝问曰：愿闻虚实之要。岐伯对曰：气实形实，气虚形虚，此其常也，反此者病；《阴阳应象大论》曰：形归气。由是故虚实同焉。反，谓不相合应，失常平之候也。形气相反，故病生。气，谓脉气。形，谓身形也。谷盛气盛，谷虚气虚，此其常也，反此者病；《灵枢经》曰：荣气之道，内谷为实，谷入于胃，气传与肺，精专者上行经隧。由是故谷气虚实，占必同焉。候不相应，则为病也。新校正云：按《甲乙经》实作宝。脉实血实，脉虚血虚，此其常也，反此者病。脉者血之府，故虚实同焉。反不相应，则为病也。

帝曰：如何而反？岐伯曰：气虚身热，此谓反也；气虚为阳气不足，阳气不足当身寒，反身热者，脉气当盛，脉不盛而身热，证不相符，故谓反也。新校正云：按《甲乙经》云：气盛身寒，气虚身热，此谓反也。当补此四字。谷入多而气少，此谓反也；胃之所出者，谷气而布于经脉也，谷入于胃，脉道乃散，今谷入多而气少者，是胃气不散，故谓反也。谷不入而气多，此谓反也；胃气外散，肺并之也。脉盛血少，此谓反也；脉少血多，此谓反也。经脉行气，络脉受血，经气入络，络受经气，候不相合，故皆反常也。气盛身寒，得之伤寒。气虚身热，得之伤暑。伤，谓触冒也。寒伤形，故气盛身寒。热伤气，故气虚身热。谷入多而气少者，得之有所脱血，湿居下也。脱血则血虚，血虚则气盛内郁，化成津液，流入下焦，故云湿居下也。谷入少而气多者，邪在胃及与肺也。胃气不足，肺气下流于胃中，故邪在胃。然肺气入胃，则肺气不自守，气不自守，则邪气从之，故云邪在胃及与肺也。脉小血多者，饮中热也。饮，谓留饮也。饮留脾胃之中则脾气溢，脾气溢则发热中。脉大血少者，脉有风气，水浆不入，此之谓也。风气盛满，则水浆不入于脉。夫实者，气入也；虚者，气出也。入为阳，出为阴。阴生于内故出，阳生于外故入。气实者，热也；气虚者，寒也。阳盛而阴内拒，故热。阴盛而阳外微，故寒。入实者，左手开针空也；入虚者，左手闭针空也。言用针之补泻也。右手持针，左手捻穴，故实者左手开针空以泻之，虚者左手闭针空以补之也。

针解篇第五十四

新校正云：按全元起本在第六卷。

黄帝问曰：愿闻九针之解，虚实之道。

岐伯对曰：刺虚则实之者，针下热也，气实乃热也。满而泄之者，针下寒也，气虚乃寒也。菀陈则除之者，出恶血也。菀，积也。陈，久也。除，去也。言络脉之中血积而久者，针刺而除去之也。邪胜则虚之者，出针勿按。邪者，不正之目，非本经气，是则谓邪，非言鬼毒精邪之所胜也。出针勿按，穴俞且开，故得经虚，邪气发泄也。徐而疾则实者，徐出针而疾按之。疾而徐则虚者，疾出针而徐按之。徐出，谓得经气已久，乃出之。疾按，谓针出穴已，速疾按之，则真气不泄，经脉气全，故徐而疾乃实也。疾出针，谓针入穴已，至于经脉，即疾出之。徐按，谓针出穴已，徐缓按之，则邪气得泄，精气复固，故疾而徐乃虚也。言实与虚者，寒温气多少也。寒温，谓经脉阴阳之气也。若无若有者，疾不可知也。言其冥昧，不可即而知也。夫不可即知，故若无。慧然神悟，故若有也。察后与先者，知病先后也。知病先后，乃补泻之。为虚与实者，工勿失其法。《针经》曰：经气已至，慎守勿失。此之谓也。

新校正云：按《甲乙经》云：若存若亡，为虚与实。若得若失者，离其法也。妄为补泻，离乱大经，误补实者，转令若得，误泻虚者，转令若失，故曰若得若失也。《针经》曰：无实实，无虚虚。此其诫也。新校正云：详自篇首至此，与《太素·九针解篇》经同而解异，二经互相发明也。虚实之要，九针最妙者，为其各有所宜也。热在头身，宜镵针。肉分气满，宜员针。脉气虚少，宜鍉针。泻热出血，发泄固病，宜锋针。破痈肿，出脓血，宜铍针。调阴阳，去暴痹，宜员利针。治经络中痛痹，宜毫针。痹深居骨解腰脊节腠之间者，宜长针。虚风舍于骨解皮肤之间，宜大针。此之谓各有所宜也。新校正云：按别本铍一作鈹。补泻之时者，与气开阖相合也。气当时刻谓之开，已过未至谓之阖。时刻者，然水下一刻，人气在太阳；水下二刻，人气在少阳；水下三刻，人气在阳明；水下四刻，人气在阴分。水下不已，气行不已。如是则当刻者谓之开，过刻及未至者谓之阖也。《针经》曰：谨候其气之所在而刺之，是谓逢时。此所谓补泻之时也。新校正云：详自篇首至此，文出《灵枢经》《素问》解之，互相发明也。《甲乙经》云补泻之时，以针为之者。此脱此四字也。九针之名，各不同形者，针穷其所当补泻也。各不同形，谓长短锋颖不等。穷其补泻，谓各随其疗而用之也。新校正云：按九针之形，今具《甲乙经》。

刺实须其虚者，留针阴气隆至，乃去针也。刺虚须其实者，阳气隆至，针下热乃去针也。言要以气至而有效也。经气已至，慎守勿失者，勿变更也。变，谓变易。更，谓改更。皆变法也。言得气至，必宜谨守，无变其法，反招损也。深浅在志者，知病之内外也。志一为意，志意皆行针之用也。近远如一者，深浅其候等也。言气虽近远不同，然其测候，皆以气至而有效也。如临深渊者，不敢憻也。言气候补泻，如临深渊，不敢堕慢，失补泻之法也。手如握虎者，欲其壮也。壮，谓持针坚定也。《针经》曰：持针之道，坚者为实。则其义也。新校正云：按《甲乙经》实字作宝。神无营于众物者，静志观病人，无左右视也。目绝妄视，心专一务，则用之必中，无惑误也。新校正云：详从刺实须其虚至此，又见《宝命全形论》，此又为之解，亦互相发明也。义无邪下者，欲端以正也。正指直刺，针无左右。必正其神者，欲瞻病人目，制其神，令气易行也。检彼精神，令无散越，则气为神使，中外易调也。所谓三里者，下膝三寸也。所谓跗之者，新校正云：按全元起本跗之作低胕。《太素》作付之。按《骨空论》跗之疑作跗上。举膝分易见也。三里，穴名，正在膝下三寸，骱外两筋肉分间。极重按之，则足跗上动脉止矣，故曰举膝分易见。巨虚者，跷足骱独陷者。巨虚，穴名也。跷，谓举也。取巨虚下廉，当举足取之，则骱外两筋之间陷下也。下廉者，陷下者也。欲知下廉穴者，骱外两筋之间独陷下者，则其处也。

帝曰：余闻九针，上应天地四时阴阳，愿闻其方，令可传于后世，以为常也。

岐伯曰：夫一天、二地、三人、四时、五音、六律、七星、八风、九野，身形亦应之，针各有所宜，故曰九针。新校正云：详此文与《灵枢经》相出入。人皮应天，覆盖于物，天之象也。人肉应地，柔厚安静，地之象也。人脉应人，盛衰易变，人之象也。人筋应时，坚固真定，时之象也。人声应音，备五音故。人阴阳合气应律，交会气通，相生无替，则律之象。新校正云：按别本气一作度。人齿面目应星，人面应七星者，所谓面有七孔应之也。新校正云：详此注乃全元起之辞也。人出入气应风，动出往来，风之象也。人九窍三百六十五络应野，身形之外，野之象也。故一针皮，二针肉，三针脉，四针筋，五针骨，六针调阴阳，七针益精，八针除风，九针通九窍，除三百六十五节气，此之谓各有所主也。一镜针，二员针，三鍉针，四锋针，五铍针，六员利针，七毫针，八长针，九大针。新校正云：按别本铍作铍。人心意应八风，动静不形，风之象也。人气应天，运行不息，天之象也。人发齿耳目五声应五音六律，发齿生长，耳目清通，五声应同，故应五音及六律也。人阴阳脉血气应地，人阴阳有交会，生成脉血，气有虚盈盛衰，故应地也。人肝目应之九。肝气通目，木生数三，三而三之，则应之九也。

九窍三百六十五，新校正云：按全元起本无此七字。人一以观动静，天二以候五色，七星应之以候发毋泽，五音一以候宫、商、角、徵、羽，六律有余不足应之，二地一以候高下有余，九野一节俞应之以候闭节三人，变一分人候齿泄多血少，十分角之变五分，以候缓急，六分不足三分，寒关节第九分四时人寒温燥湿四时一应之以候相反一四方各作解此一百二十四字，蠹简烂文，义理残缺，莫可寻究，而上古书故且载之，以俟后之具本也。新校正云：详王氏云一百二十四字，今有一百二十三字，又亡一字。

长刺节论篇第五十五

新校正云：按全元起本在第三卷。

刺家不诊，听病者言，在头头疾痛，为藏针之，藏，犹深也，言深刺之。故下文曰：新校正云：按全起本云：为针之，无藏字。刺至骨，病已上，无伤骨肉及皮，皮者道也。皮者针之道，故刺骨无伤骨肉及皮也。阴刺，入一傍四处，治寒热。头有寒热，则用阴刺法治之。阴刺，谓卒刺之如此数也。新校正云：按别本卒刺一作平刺。按《甲乙经》：阳刺，正内一傍内四。阴刺者，左右卒刺之。此阴刺疑是阳刺也。深专者，刺大藏，寒热病气深专攻中者，当刺五藏以拒之。迫藏刺背，背俞也。迫，近也。渐近于藏，则刺背五藏之俞也。刺之迫藏，藏会，言刺近于藏者何也？以是藏气之会发也。腹中寒热去而止。

言刺背俞者，无问其数，要以寒热去乃止针。与刺之要，发针而浅出血。若与诸俞刺之，则如此。治腐肿者刺腐上，视痈小大深浅刺，腐肿，谓肿中肉腐败为脓血者。痛小者浅刺之，痛大者深刺之。新校正云：按全元起本及《甲乙经》腐作痈。刺大者多血，小者深之，必端内针为故止。痛之大者，多出血。痛之小者，但直针之而已。新校正云：按《甲乙经》云：刺大者多而深之，必端内针为故止也。此文云小者深之，疑此误。

病在少腹有积，刺皮䯚以下，至少腹而止，刺侠脊两傍四椎间，刺两髂髎季胁肋间，导腹中气热下已。少腹积，谓寒热之气结积也。皮䯚，谓脐下同身寸之五寸横约文。审刺而勿过深之。《刺禁论》曰：刺少腹中膀胱溺出，令人少腹满。由此故不可深之矣。侠脊四椎之间，据经无俞，恐当云五椎间，五椎之下，两傍正心之俞，心应少腹，故当言椎间也。髂为腰骨，髎一为髁字，形相近之误也。髎谓居髎，腰侧穴也。季胁肋间，当是刺季胁之间京门穴也。新校正云：按《释音》皮䯚作皮骺，苦末反，是骺误作䯚也。及遍寻《篇》《韵》中无䯚字，只有骺字，骺，骨端也。皮骺者，盖谓脐下横骨之端也。全元起本作皮髓，元起注云：脐傍埵起也。亦未为得。病在少腹，腹痛不得大小便，病名曰疝，得之寒，刺少腹两股间，刺腰髁骨间，刺而多之，尽炅病已。厥阴之脉，环阴器，抵少腹。冲脉与少阴之络，皆起于肾下，出于气街，循阴股；其后行者，自少腹以下骨中央，女子入系廷孔，其络循阴器合篡间，绕篡后，别绕臀至少阴，与巨阳中络者，合少阴上股内后廉，贯脊属肾，其男子循茎下至篡，与女子等。故刺少腹及两股间，又刺腰髁骨间也。腰髁骨者，腰房侠脊平立陷者中，按之有骨处也。疝为寒生，故多刺之，少腹尽热乃止针。炅，热也。新校正云：按别本篡一作基。

病在筋，筋挛节痛，不可以行，名曰筋痹，刺筋上为故，刺分肉间，不可中骨也，分，谓肉分间有筋维络处也。刺筋无伤骨，故不可中骨也。病起筋炅病已止。筋寒痹生，故得筋热病已乃止。病在肌肤，肌肤尽痛，名曰肌痹，伤于寒湿，刺大分小分，多发针而深之，以热为故，大分，谓大肉之分。小分，谓小肉之分。无伤筋骨，伤筋骨，痛发若变，《针经》曰：病浅针深，内伤良肉，皮肤为痛。又曰：针太深则邪气反沉，病益甚。伤筋骨则针太深，故痛发若变也。诸分尽热病已止。热可消寒，故病已则止。病在骨，骨重不可举，骨髓酸痛，寒气至，名曰骨痹，深者刺，无伤脉肉为故，其道大分小分，骨热病已止。骨痹刺无伤脉肉者何？自刺其气，通肉之大小分中也。

病在诸阳脉，且寒且热，诸分且寒且热，名曰狂。气狂乱也。刺之虚脉，视分尽热，病已止。病初发，岁一发，不治，月一发，不治，月四五发，名曰癫病。刺诸分诸脉，其无寒者以针调之，病止。新校正云：按《甲乙经》云：刺诸分，其脉尤寒，以针补之。病风且寒且热，炅汗出，一日数过，先刺诸分理络脉，汗出且寒且热，三日一刺，百日而已。病大风，骨节重，须眉堕，名曰大风，刺肌肉为故，汗出百日，泄卫气之怫热。刺骨髓，汗出百日，泄荣气之怫热。凡二百日，须眉生而止针。怫热屏退，阴气内复，故多汗出，须眉生也。

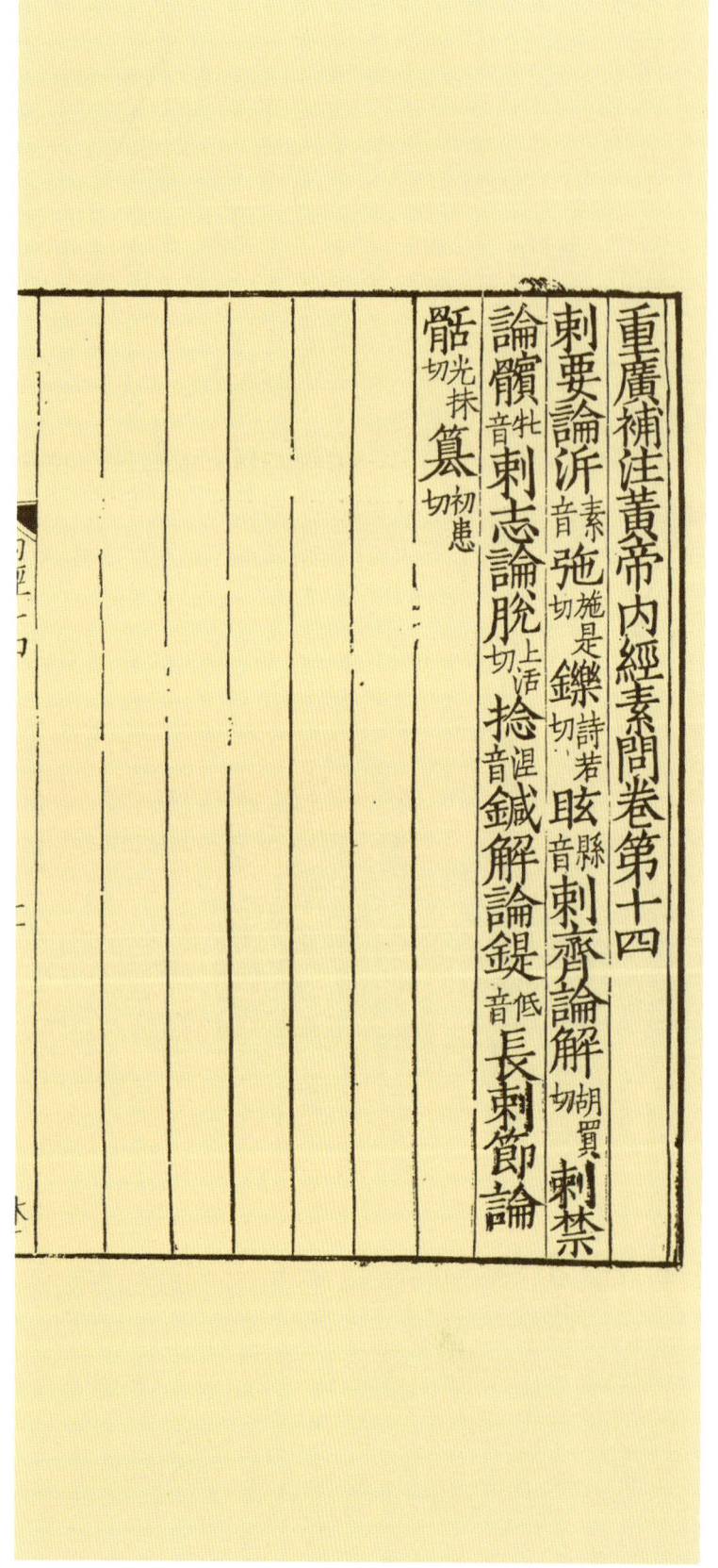

重广补注黄帝内经素问卷第十四

刺要论　泝 音素　弛 施是切　铄 诗若切　眩 音縣

刺齐论　解 胡买切

刺禁论　髌 音牝

刺志论　脱 上活切　捻 音捏

针解论　鍉 音低

长刺节论　骷 光抹切　篡 初患切

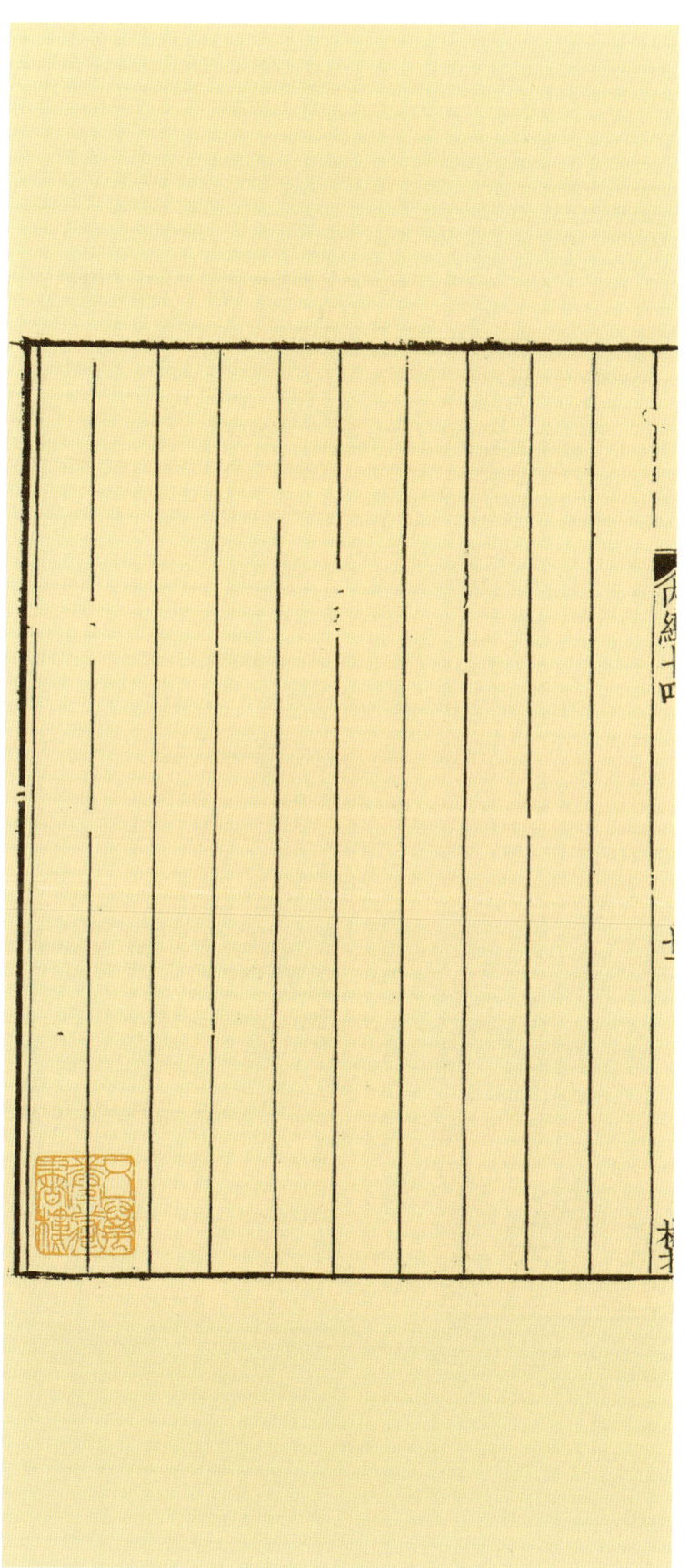

重广补注黄帝内经素问卷第十五

启玄子次注林亿孙奇高宝衡等奉敕校正孙兆重改误

皮部论　经络论　气穴论　气府论

皮部论篇第五十六

新校正云：按全元起本在第二卷。

黄帝问曰：余闻皮有分部，脉有经纪，筋有结络，骨有度量，其所生病各异，别其分部，左右上下，阴阳所在，病之始终，愿闻其道。

岐伯对曰：欲知皮部以经脉为纪者，诸经皆然。循经脉行止所主，则皮部可知。诸经，谓十二经脉也。十二经脉皆同。阳明之阳，名曰害蜚，蜚，生化也。害，杀气也。杀气行则生化弭，故曰害蜚。上下同法，视其部中有浮络者，皆阳明之络也。上，谓手阳明。下，谓足阳明也。其色多青则痛，多黑则痹，黄赤则热，多白则寒，五色皆见，则寒热也。络盛则入客于经，阳主外，阴主内。阳谓阳络，阴谓阴络，此通言之也。手足身分所见经络皆然。

少阳之阳，名曰枢持，枢谓枢要，持谓执持。上下同法，视其部中有浮络者，皆少阳之络也，络盛则入客于经。故在阳者主内，在阴者主出，以渗于内，诸经皆然。

太阳之阳，名曰关枢，关司外动，以静镇为事，如枢之运，则气和平也。上下同法，视其部中有浮络者，皆太阳之络也，络盛则入客于经。

少阴之阴，名曰枢儒，儒，顺也。守要而顺阴阳开阖之用也。新校正云：按《甲乙经》儒作懦。上下同法，视其部中有浮络者，皆少阴之络也，络盛则入客于经，其入经也，从阳部注于经，其出者，从阴内注于骨。

心主之阴，名曰害肩，心主脉入掖下，气不和则妨害肩掖之动运。上下同法，视其部中有浮络者，皆心主之络也，络盛则入客于经。

太阴之阴，名曰关蛰，关闭蛰类，使顺行藏。新校正云：按《甲乙经》蛰作执。上下同法，视其部中有浮络者，皆太阴之络也，络盛则入客于经。部，皆谓本经络之所部分。浮，谓浮息也。凡十二经络脉者，皮之部也。列阴阳位，部主于皮，故曰皮之部也。

是故百病之始生也，必先于皮毛，邪中之则腠理开，开则入客于络脉，留而不去，传入于经，留而不去，传入于府，廪于肠胃。廪，积也，聚也。邪之始入于皮也，泝然起毫毛，开腠理；泝然，恶寒也。起，谓毛起竖也。腠理，皆谓皮空及文理也。其入于络也，则络脉盛色变；盛，谓盛满。变，谓易其常也。其入客于经也，则感虚乃陷下；经虚邪入，故曰感虚。脉虚气少，故陷下也。其留于筋骨之间，寒多则筋挛骨痛，热多则筋弛骨消，肉烁䐃破，毛直而败。挛，急也。弛，缓也。消，烁也。《针经》曰：寒则筋急，热则筋缓，寒胜为痛，热胜为气消。䐃者肉之标，故肉消则䐃破毛直而败也。

帝曰：夫子言皮之十二部，其生病皆何如？岐伯曰：皮者脉之部也，脉气留行，各有阴阳，气随经所过而部主之，故云脉之部。邪客于皮则腠理开，开则邪入客于络脉，络脉满则注于经脉，经脉满则入舍于府藏也，故皮者有分部，不与而生大病也。脉行皮中，各有部分，脉受邪气，随则病生，非由皮气而能生也。新校正云：按《甲乙经》不与作不愈。全元起本作不与。元起云：气不与经脉和调，则气伤于外，邪流入于内，必生大病也。

帝曰：善。

经络论篇第五十七

新校正云：按全元起本在《皮部论》末，王氏分

黄帝问曰：夫络脉之见也，其五色各异，青黄赤白黑

不同，其故何也？

岐伯对曰：经有常色而络无常变也。经行气，故色见常应于时。络主血，故受邪则变而不一矣。

帝曰：经之常色何如？岐伯曰：心赤，肺白，肝青，脾黄，肾黑，皆亦应其经脉之色也。

帝曰：络之阴阳，亦应其经乎？岐伯曰：阴络之色应其经，阳络之色变无常，随四时而行也。顺四时气化之行止。寒多则凝泣，凝泣则青黑，热多则淖泽，淖泽则黄赤，此皆常色，谓之无病。五色具见者，谓之寒热。淖，湿也。泽，润液也，谓微湿润也。

帝曰：善。

气穴论篇第五十八
新校正云：按全元起本在第二卷。

黄帝问曰：余闻气穴三百六十五，以应一岁，未知其所，愿卒闻之。

岐伯稽首再拜对曰：窘乎哉问也！其非

圣帝，孰能穷其道焉！因请溢意尽言其处。孰，谁也。

帝捧手逡巡而却曰：夫子之开余道也，目未见其处，耳未闻其数，而目以明，耳以聪矣。目以明耳以聪，言心志通明，迥如意也。岐伯曰：此所谓圣人易语，良马易御也。

帝曰：余非圣人之易语也，世言真数开人意，今余所访问者真数，发蒙解惑，未足以论也。开气穴真数，庶将解彼蒙昧之疑惑，未足以论述深微之意也。然余愿闻夫子溢志尽言其处，令解其意，请藏之金匮，不敢复出。言其处，谓穴俞处所。

岐伯再拜而起曰：臣请言之。背与心相控而痛，所治天突与十椎及上纪，天突在颈结喉下同身寸之四寸中央宛宛中，阴维任脉之会，低针取之，刺可入同身寸之一寸，留七呼。若灸者，可灸三壮。按今《甲乙经》《经脉流注孔穴图经》当脊十椎下并无穴目，恐是七椎也，此则督脉气所主之。上纪之处，次如下说。新校正云：按《甲乙经》天突在结喉下五寸。上纪者，胃脘也，谓中脘也。中脘者，胃募也，在上脘下同身寸之一寸，居心蔽骨与脐之中，手太阳、少阳、足阳明三脉所生，任脉气所发也，刺可入同身寸之一寸二分，若灸者可灸七壮。新校正云：按《甲乙经》云：任脉之会也。下纪者，关元也。开元者，少阳募也，在脐下同身寸之三寸，足三阴任脉之会，刺可入同身寸之二寸，留七呼，若灸者可灸七壮。背胸邪系阴阳左右，如此其病前后痛涩，胸胁痛而不得息，不得卧，上气短气偏痛，新校正云：按别本偏一作满。脉满起斜出尻脉，络胸胁支心贯膈，上肩加天突，斜下肩交十椎下。寻此支络脉流注病形证，悉是督脉支络自尾骶出，各上行，斜络胁，支心贯膈，上加天突，斜之肩而下交于七椎。新校正云：详自背与心相控而痛至此，疑是《骨空论》文，简脱误于此。

藏俞五十穴，藏，谓五藏肝、心、脾、肺、肾，非兼四形藏也。俞，谓井、荥、俞、经、合，非背俞也。然井、荥、俞、经、合者，肝之井也，大敦也；荥，行间也；俞，太冲也；经，中封也；合，曲泉也。大敦在足大指端，去爪甲角如韭叶，及三毛之中，足厥阴脉之所出也，刺可入同身寸之三分，留十呼，若灸者可灸三壮。行间，在足大指之间脉动应手陷者中，足厥阴脉之所流也。新校正云：按《甲乙经》留作流。余所流并作留。刺可入同身寸之六分，留十呼，若灸者可灸三壮。太冲，在足大指本节后同身寸之二寸陷者中，新校正云：按《刺腰痛》注云：本节后内间同身寸之二寸陷者中，动脉应手。足厥阴脉之所注也，刺可入同身寸之三分，留十呼，若灸者可灸三壮。中封，在足内踝前同身寸之一寸半，新校正云：按《甲乙经》云：一寸。陷者中，仰足而取之，伸足乃得之，足厥阴脉之所行也，刺可入同身寸之四分，留七呼，若灸者可灸三壮。曲泉，在膝内辅骨下大筋上小筋下陷者中，屈膝而得之，足厥阴脉之所入也，刺可入同身寸之六分，留十呼，若灸者可灸三壮。心包之井者，中冲也；荥，劳宫也；俞，太陵也；经，间使也；合，曲泽也。中冲在手中指之端，去爪甲角如韭叶陷者中，手心主脉之所出也，刺可入同身寸之一分，留三呼，若灸者可灸一壮。劳宫在掌中央动脉，手心主脉之所流也，刺可入同身寸之三分，留六呼，若灸者可灸三壮。大陵在掌后骨两筋间陷者中，手心主脉之所注也，刺可入同身寸之六分，留七呼，若灸者可灸三壮。间使，在掌后同身寸之三寸两筋间陷者中，手心主脉之所行也，刺可入同身寸之六分，留七呼，若灸者可灸七壮。新校正云：按《甲乙经》云灸三壮。曲泽，在肘内廉下陷者中，屈肘而得之，手心主脉之所入也，刺可入同身寸之三分，留七呼，若灸者可灸三壮。脾之井者，隐白也；荥，大都也；俞，太白也；经，商丘也；合，阴陵泉也。隐白在足大指之端内侧，去爪甲角如韭叶，足太阴脉之所出也，刺可入同身寸之一分，留三呼，若灸者可灸三壮。大都，在足大指本节后陷者中，足太阴脉之所流也，刺可入同身寸之三分，留七呼，若灸者可灸三壮。太白，在足内侧核骨下陷者中，足太阴脉之所注也，刺可入同身寸之三分，留七呼，若灸者可灸三壮。商丘，在足内踝下微前陷者中，足太阴脉之所行也，刺可入同身寸之四分，留七呼，若灸者可灸三壮。阴陵泉，在膝下内侧辅骨下陷者中，伸足乃得之，足太阴脉之所入也，刺可入同身寸之五分，留七呼，若灸者可灸三壮。肺之井者，少商也；荥，鱼际也；俞，太渊也；经，经渠也；合，尺泽也。少商，在手大指之端内侧，去爪甲角如韭叶，手太阴脉所出也，刺可入同身寸之一分，留一呼，若灸者可灸三壮。新校正云：按《甲乙经》作一壮。鱼际，在手大指本节后内侧散脉，手太阴脉之所流也，刺可入同身寸之二分，留三呼，若灸者可灸三壮。太渊，在掌后陷者中，手太阴脉之所注也，刺可入同身寸之二分，留二呼，若灸者可灸三壮。经渠，在寸口陷者中，手太阴脉之所行也，刺可入同身寸之三分，留三呼，不可灸，伤人神明。尺泽，在肘中约上动脉，手太阴脉之所入也，刺可入同身寸之三分，留三呼，若灸者可灸三壮。肾之井者，涌泉也；荥，然谷也；俞，太溪也；经，复溜也。新校正云：按《甲乙经》溜作留。余复溜字并同。合，阴谷也。涌泉，在足心陷者中，屈足捲指宛宛中，足少阴脉之所出也，刺可入同身寸之三分，留三呼，若灸者可灸三壮。然谷，在足内踝前起大骨下陷者中，足少阴脉之所流也，刺可入同身寸之三分，留三呼，若灸者可灸三壮，刺此多见血，令人立饥欲食。太溪，在足内踝后跟骨上动脉陷者中，足少阴脉之所注也，刺可入同身寸之三分，留七呼，若灸者可灸三壮。复溜，在足内踝上同身寸之二寸陷者中。新校正云：按《刺腰痛》篇注云：在内踝后上二寸动脉。足少阴脉之所行也，刺可入同身寸之三分，留三呼，若灸者可灸五壮。阴谷，在膝下内辅骨之后，大筋之下，小筋之上，按之应手，屈膝而得之，足少阴脉之所入也，刺可入同身寸之四分，若灸者可灸三壮。如是五藏之俞，藏各五穴，则二十五俞，以左右脉具而言之，则五十穴。

府俞七十二穴，府，谓六府，非兼九形府也。俞，亦谓井、荥、俞、原、经、合，非背俞也。肝之府胆，胆之井者，窍阴也；荥，侠溪也；俞，临泣也；原，丘虚也；经，阳辅也；合，阳陵泉也。窍阴，在足小指次指之端，去爪甲角如韭叶，足少阳脉之所出也，刺可入同身寸之一分，留一呼，新校正云：按《甲乙经》作三呼。若灸者可灸三壮。侠溪，在足小指次指歧骨间，本节前陷者中，足少阳脉之所流，刺可入同身寸之三分，留三呼，若灸者可灸三壮。临泣，在足小指次指本节后间陷者中，去侠溪同身寸之一寸半，足少阳脉之所注也，刺可入同身寸之三分，新校正云：按《甲乙经》作二分。留五呼，若灸者可灸三壮。丘虚，在足外踝下如前陷者中，去临泣同身寸之三寸，足少阳脉之所过也，刺可入同身寸之五分，留七呼，若灸者可灸三壮。阳辅，在足外踝上，新校正云：按《甲乙经》云外踝上四寸。辅骨前绝骨之端，如前同身寸之三分所，去丘虚同身寸之七寸，足少阳脉之所行也，刺可入同身寸之五分，留七呼，若灸者可灸三壮。阳陵泉，在膝下同身寸之一寸骱外廉陷者中，足少阳脉之所入也，刺可入同身寸之六分，留十呼，若灸者可灸三壮。脾之府胃，胃之井者，厉兑也；荥，内庭也；俞，陷谷也；原，冲阳也；经，解溪也；合，三里也。厉兑，在足大指次指之端，去爪甲角如韭叶，足阳明脉之所出也，刺可入同身寸之一分，留一呼，若灸者可灸一壮。内庭，在足大指次指外间陷者中，足阳明脉之所流也，刺可入同身寸之三分，留十呼。新校正云：按《甲乙经》作二十呼。若灸者可灸三壮。陷谷，在足大指次指外间本节后陷者中，去内庭同身寸之二寸，足阳明脉之所注也，刺可入同身寸之五分，留七呼，若灸者可灸三壮。冲阳，在足跗上同身寸之五寸骨间动脉上，去陷谷同身寸之三寸，足阳明脉之所过也，刺可入同身寸之三分，留十呼，若灸者可灸三壮。解溪，在冲阳后同身寸之二寸半，新校正云：按《甲乙经》作一寸半，《刺疟》注作三寸半，《素问》二注不同，当从《甲乙经》之说。腕上陷者中，足阳明脉之所行也，刺可入同身寸之五分，留五呼，若灸者可灸三壮。三里，在膝下同身寸之三寸，䯒骨外廉两筋肉分间，足阳明脉之所入也，刺可入同身寸之一寸，留七呼，若灸者可灸三壮。肺之府大肠，大肠之井者，商阳也；荥，二间也；俞，三间也；原，合谷也；经，阳溪也；合，曲池也。商阳，在手大指次指内侧，去爪角如韭叶，手阳明脉之所出也，刺可入同身寸之一分，留一呼，若灸者可灸三壮。二间，在手大指次指本节前内侧陷者中，手阳明脉之所流也，刺可入同身寸之三分，留六呼，若灸者可灸三壮。三间，在手大指次指本节后内侧陷者中，手阳明脉之所注也，刺可入同身寸之三分，留三呼，若灸者可灸三壮。合谷，在手大指次指歧骨之间，手阳明脉之所过也，刺可入同身寸之三分，留六呼，若灸者可灸三壮。阳溪，在腕中上侧两筋间陷者中，手阳明脉之所行也，刺可入同身寸之三分，留七呼，若灸者可灸三壮。曲池，在肘外辅屈肘两骨之中，手阳明脉之所入也，以手拱胸取之，刺可入同身寸之五分，留七呼，若灸者可灸三壮。心之府小肠，小肠之井者，少泽也；荥，前谷也；俞，后溪也；原，腕骨也；经，阳谷也；合，少海也。少泽，在手小指之端，去爪甲下同身寸之一分陷者中，手太阳脉之所出也，刺可入同身寸之一分，留二呼，若灸者，可灸一壮。前谷，在手小指外侧本节前陷者中，手太阳脉之所流也，刺可入同身寸之一分，留三呼，若灸者可灸三壮。后溪，在手小指外侧本节后陷者中，手太阳脉之所注也，刺可入同身寸之一分，留二呼，若灸者可灸一壮。腕骨，在手外侧腕前起骨下陷者中，手太阳脉之所过也，刺可入同身寸之二分，留三呼，若灸者可灸三壮。阳谷，在手外侧腕中锐骨之下陷者中，手太阳脉之所行也，刺可入同身寸之二分，留三呼，新校正云：按《甲乙经》作二呼。若灸者可灸三壮。少海，在肘内大骨外，去肘端同身寸之五分陷者中，屈肘乃得之，手太阳脉之所入也，刺可入同身寸之二分，留七呼，若灸者可灸五壮。心包之府三焦，三焦之井者，关冲也；荥，液门也；俞，中渚也；原，阳池也；经，支沟也；合，天井也。关冲，在手小指次指之端，去爪甲角如韭叶，手少阳脉之所出也，刺可入同身寸之一分，留三呼，若灸者可灸三壮。液门，在手小指次指间陷者中，手少阳脉之所流也，刺可入同身寸之二分，若灸者可灸三壮。中渚，在手小指次指本节后间陷者中，手少阳脉之所注也，刺可入同身寸之二分，留三呼，若灸者可灸三壮。阳池，在手表腕上陷者中，手少阳脉之所过也，刺可入同身寸之二分，留六呼，若灸者可灸三壮。支沟，在腕后同身寸之三寸两骨之间陷者中，手少阳脉之所行也，刺可入同身寸之二分，留七呼，若灸者可灸三壮。天井，在肘外大骨之后同身寸之一寸两筋间陷者中，屈肘得之，手少阳脉之所入也，刺可入同身寸之一寸，留七呼，若灸者可灸三壮。肾之府膀胱，膀胱之井者，至阴也；荥，通谷也；俞，束骨也；原，京骨也；经，昆仑也；合，委中也。至阴，在足小指外侧，去爪甲角如韭叶，足太阳脉之所出也，刺可入同身寸之一分，留五呼，若灸者可灸三壮。通谷，在足小指外侧本节前陷者中，太阳脉之所流也，刺可入同身寸之二分，留五呼，若灸者可灸三壮。束骨，在足小指外侧本节后，赤白肉际陷者中，足太阳脉之所注也,刺可入同身寸之三分,留三呼,若灸者可灸三壮。京骨,在足外侧大骨下,赤白肉际陷者中,按而得之,足太阳脉之所过也,刺可入同身寸之三分,留七呼,若灸者可灸三壮。昆仑,在足外踝后腿骨上陷者中,细脉动应手,足太阳脉之所行也,刺可入同身寸之五分,留十呼,若灸者可灸三壮。委中,在腘中央约文中动脉,新校正云:详委中穴与《甲乙经》及《刺疟篇》注、《痹论》注同。又《骨空论》云:在膝解之后,曲脚之中,背面取之。又《热穴论》注、《刺热篇》注云:在足膝后屈处。足太阳脉之所入,刺可入同身寸之五分,留七呼,若灸者可灸三壮。如是六府之俞,府各六穴,则三十六俞。以左右脉具而言之,则七十二穴。热俞五十九穴,水俞五十七穴,并具《水热穴论》中。新校正云:按热俞又见《刺热篇》注。头上五行行五,五五二十五穴,此亦热俞之五十九穴也。中膂两傍各五,凡十穴,谓五脏之背俞也。肺俞,在第三椎下两傍;心俞,在第五椎下两傍;肝俞,在第九椎下两傍;脾俞,在第十一椎下两傍;肾俞,在第十四椎下两傍。此五脏俞者,各侠脊相去同身寸之一寸半,并足太阳脉之会,刺可入同身寸之三分,肝俞留六呼,余并留七呼,若灸者可灸三壮。侠脊数之则十穴也。大椎上两傍各一,凡二穴,今《甲乙经》《经脉流注孔穴图经》并不载,未详何俞也。新校正云:按大椎上傍无穴,大椎下傍穴名大杼,后有,故王氏云未详。目瞳子浮白二穴,瞳子髎,在目外去眦同身寸之五分,手太阳、手足少阳三脉之会,刺可入同身寸之三分,若灸者可灸三壮。浮白，在耳后入发际同身寸之一寸，足太阳、少阳二脉之会，刺可入同身寸之三分，若灸者可灸三壮。左右言之，各二为四也。两髀厌分中二穴，谓环跳穴也。在髀枢后，足少阳太阳二脉之会，刺可入同身寸之一寸，留二十呼，若灸者可灸三壮。新校正云：按王氏云在髀枢后，按《甲乙经》云在髀枢中，后当作中。灸三壮《甲乙经》作五壮。犊鼻二穴，在膝髌下骱上侠解大筋中，足阳明脉气所发，刺可入同身寸之六分，若灸者可灸三壮。耳中多所闻二穴，听宫穴也。在耳中珠子，大如赤小豆，手足少阳、手太阳三脉之会，刺可入同身寸之一分，若灸者可灸三壮。新校正云：按《甲乙经》云刺可入三分。眉本二穴，攒竹穴也。在眉头陷者中，足太阳脉气所发，刺可入同身寸之三分，留六呼，若灸者可灸三壮。完骨二穴，在耳后入发际同身寸之四分，足太阳、少阳之会，刺可入同身寸之三分，留七呼，若灸者可灸三壮。新校正云：按《甲乙经》云：刺可入二分，灸七壮。顶中央一穴，风府穴也。在顶上入发际同身寸之一寸大筋内宛宛中，督脉、阳维二经之会，疾言其肉立起，言休其肉立下，刺可入同身寸之四分，留三呼，灸之不幸使人瘖。枕骨二穴，窍阴穴也。在完骨上，枕骨下，摇动应手，足太阳少阴之会，刺可入同身寸之三分，若灸者可灸三壮。新校正云：按《甲乙经》云：刺可入四分，灸可五壮。上关二穴，《针经》所谓刺之则欱不能欠者也，在耳前上廉起骨，关口有空，手少阳足阳明之会，刺可入同身寸之三分，留七呼，若灸者可灸三壮，刺深令人耳无所闻。大迎二穴，在曲颔前同身寸之一寸三分骨陷者中动脉，足阳明脉气所发，刺可入同身寸之三分，留七呼，若灸者可灸三壮。下关二穴，《针经》所谓刺之则欠不能敧者也。在上关下耳前动脉下廉，合口有空，张口而闭，足阳明、少阳二脉之会，刺可入同身寸之三分，留七呼，若灸者可灸三壮，耳中有干擿之，不得灸也。新校正云：按《甲乙经》擿之作擿抵。天柱二穴，在侠项后发际大筋外廉陷者中，足太阳脉气所发，刺可入同身寸之二分，留六呼，若灸者可灸三壮。巨虚上下廉四穴，上廉，足阳明与大肠合也，在膝犊鼻下胻外廉同身寸之六寸，足阳明脉气所发，刺可入同身寸之八分，若灸者可灸三壮。下廉，足阳明与小肠合也，在上廉下同身寸之三寸，足阳明脉气所发，刺可入同身寸之三分，若灸者可灸三壮。新校正云：按《甲乙经》并《刺热篇》注、《水热穴》注上廉在三里下三寸，此云犊鼻下六寸者，盖三里在犊鼻下三寸，上廉又在三里下三寸，故云六寸也。曲牙二穴，颊车穴也。在耳下曲颊端陷者中，开口有空，足阳明脉气所发，刺可入同身寸之三分，若灸者可灸三壮也。天突一穴，已前释也。天府二穴，在腋下同身寸之三寸臂臑内廉动脉，手太阴脉气所发，禁不可灸，刺可入同身寸之四分，留三呼。天牖二穴，在颈筋间缺盆上，天容后，天柱前，完骨下发际上，手少阳脉气所发，刺可入同身寸之一寸，留七呼，若灸者可灸三壮。扶突二穴，在颈当曲颊下同身寸之一寸，人迎后，手阳明脉气所发，仰而取之，刺可入同身寸之四分，若灸者可灸三壮。天窗二穴，在曲颊下扶突后动脉应手陷者中，手太阳脉气所发，刺可入同身寸之六分，若灸者可灸三壮。**肩解二穴**，谓肩井也。在肩上陷解中缺盆上大骨前，手足少阳、阳维之会，刺可入同身寸之五分，若灸者可灸三壮。新校正云：按《甲乙经》灸五壮。**关元一穴**，新校正云：详此已前释，旧当篇再注，今去之。**委阳二穴**，三焦下辅俞也。在腘中外廉两筋间，此足太阳之别络，刺可入同身寸之七分，留五呼，若灸者可灸三壮，屈身而取之。**肩贞二穴**，在肩曲甲下两骨解间，肩髃后陷者中，手太阳脉气所发，刺可入同身寸之八分，若灸者可灸三壮。**瘖门一穴**，在项发际宛宛中，入系舌本，督脉阳维二经之会，仰头取之，刺可入同身寸之四分，不可灸，灸之令人瘖。新校正云：按《气府》注云：去风府一寸。**齐一穴**，脐中也，禁不可刺，刺之使人脐中恶疡，溃矢出者死不可治，若灸者可灸三壮。**胸俞十二穴**，谓俞府、彧中、神藏、灵墟、神封、步廊，左右则十二穴也。俞府在巨骨下侠任脉两傍，横去任脉各同身寸之二寸陷者中，下五穴递相去同身寸之一寸六分陷者中，并足少阴脉气所发，仰而取之，刺可入同身寸之四分，若灸者可灸五壮。**背俞二穴**，大杼穴也。在脊第一椎下两傍，相去各同身寸之一寸半陷者中，督脉别络、手足太阳三脉气之会，刺可入同身寸之三分，留七呼，若灸者可灸七壮。**膺俞十二穴**，谓云门、中府、周荣、胸卿、天溪、食窦，左右则十二穴也。新校正云：按《甲乙经》作周营、胸乡。云门在巨骨下侠任脉傍，横去任脉各同身寸之六寸，新校正云：按《水热穴》注作胸中行两傍，与此文虽异，处所无别。陷者中，动脉应手，云门、中府相去同身寸之一寸，余五穴递相去同身寸之一寸六分陷者中，并手太阴脉气所发，云门，食窦举臂取之，余并仰而取之，云门刺可入同身寸之七分，太深令人逆息，中府刺可入同身寸之三分，留五呼，余刺可入同身寸之四分，若灸者可灸五壮。新校正云：详王氏以此十二穴并手太阴，按《甲乙经》云门乃手太阴，中府乃手足太阴之会，周荣已下乃足太阴，非十二穴并手太阴也。**分肉二穴**，在足外踝上绝骨之端同身寸之三分筋肉分间，阳维脉气所发，刺可入同身寸之三分，留七呼，若灸者可灸三壮。新校正云：按《甲乙经》无分肉穴，详处所疑是阳辅，在足外踝上，辅骨前绝骨端如前三分所，又按《刺腰痛》注作绝骨之端如后二分，刺入五分，留十呼。与此注小异。**踝上横二穴**，内踝上者，交信穴也。交信去内踝上同身寸之二寸，少阴前太阴后筋骨间，足阴蹻之郄，刺可入同身寸之四分，留五呼，若灸者可灸三壮。外踝上，附阳穴也。附阳去外踝上同身寸之三寸，太阳前少阴后筋骨间，阳蹻之郄，刺可入同身寸之六分，留七呼，若灸者可灸三壮。新校正云：按《甲乙经》附阳作付阳。**阴阳蹻四穴**，阴蹻穴在足内踝下，是谓照海，阴蹻所生，刺可入同身寸之四分，留六呼，若灸者可灸三壮。阳蹻穴，是谓申脉，阳蹻所生，在外踝下陷者中，新校正云：按《刺腰痛篇》注作在外踝下五分，《缪刺论》注云外踝下半寸。容爪甲，刺可入同身寸之二分，留七呼，若灸者，可灸三壮。新校正云：按《甲乙经》留七呼作六呼，《刺腰痛篇》注作十呼。**水俞在诸分**，分，谓肉之分理间，治水取之。**热俞在气穴**，泻热则取之。

寒热俞在两骸厌中二穴，骸厌，谓膝外侠膝之骨厌中也。大禁二十五，在天府下五寸，谓五里穴也。所以谓之大禁者，谓其禁不可刺也。《针经》曰：迎之五里，中道而止，五至而已，五注而藏之气尽矣，故五五二十五而竭其俞矣。盖谓此也。又曰：五里者，尺泽之后五里。与此文同。凡三百六十五穴，针之所由行也。新校正云：详自藏俞五十至此，并重复共得三百六十穴，通前天突、十椎、上纪、下纪，共三百六十五穴，除重复，实有三百一十三穴。

帝曰：余已知气穴之处，游针之居，愿闻孙络溪谷，亦有所应乎？孙络，小络也，谓络之支别者。

岐伯曰：孙络三百六十五穴会，亦以应一岁，以溢奇邪，以通荣卫，荣卫稽留，卫散荣溢，气竭血著，外为发热，内为少气，疾泻无怠，以通荣卫，见而泻之，无问所会。荣积卫留，内外相薄者，见其血络当即泻之，亦无问其脉之俞会。

帝曰：善。愿闻溪谷之会也。

岐伯曰：肉之大会为谷，肉之小会为溪，肉分之间，溪谷之会，以行荣卫，以会大气。

新校正云：按《甲乙经》作以舍大气。邪溢气壅，脉热肉败，荣卫不行，必将为脓，内销骨髓，外破大䐃，热过故致是。留于节凑，必将为败。若留于骨节之间，津液所凑之处，则骨节之间，髓液皆溃为脓，故必败烂筋骨而不得屈伸矣。积寒留舍，荣卫不居，卷肉缩筋，新校正云：按全元起本作寒肉缩筋。肋肘不得伸，内为骨痹，外为不仁，命曰不足，大寒留于溪谷也。邪气盛甚，真气不荣，髓溢内消，故为是也。不足谓阳气不足也。寒邪外薄，久积淹留，阳不外胜，内消筋髓，故曰不足，大寒留于溪谷之中也。溪谷三百六十五穴会，亦应一岁。其小痹淫溢，循脉往来，微针所及，与法相同。若小寒之气，流行淫溢，随脉往来为痹病，用针调者，与常法相同尔。

帝乃辟左右而起，再拜曰：今日发蒙解惑，藏之金匮，不敢复出。乃藏之金兰之室，署曰《气穴》所在。岐伯曰：孙络之脉别经者，其血盛而当泻者，亦三百六十五脉，并注于络，传注十二络脉，非独十四络脉也，十四络者，谓十二经络兼任脉督脉之络也。脾之大络起自于脾，故不并言之也。内解泻于中者十脉。解，谓骨解之中经络也。虽则别行，然所受邪亦随注泻于五藏之脉。左右各五，故十脉也。

气府论篇第五十九

新校正云：按全元起本在第二卷。

足太阳脉气所发者七十八穴：兼气浮薄相通者言之，当言九十三穴，非七十八穴也。正经脉会发者七十八穴，浮薄相通者一十五穴，则其数也。两眉头各一，谓攒竹穴也。所在刺灸分壮，与《气穴》同法。入发至项三寸半，傍五相去三寸，谓大杼、风门各二穴也。所在刺灸分壮，与《气穴》同法。新校正云：按别本云：入发至项三寸。又注云：寸同身寸也，诸寸同法。与此注全别。此注谓大杼、风门各二穴，所在灸刺分壮，与《气穴》同法。今《气穴》篇中无风门穴，而注言与同法，此注之非可见。此非王氏之误，误在后人。详此入发至项三寸半傍五相去三寸，盖是说下文浮气之在皮中五行行五之穴，故王都不解释，直云寸为同身寸也。但以顶误作项，剩半字耳。所以言入发至顶者，自入发囟会穴至顶百会凡三寸，自百会后至后顶又三寸，故云入发至顶三寸。傍五者，为兼四行傍数有五行也。相去三寸者，盖谓自百会顶中数左右前后各三寸，有五行行五，共二十五穴也。后人误认，将顶为项，以为大杼、风门，此甚误也。况大杼在第一椎下两傍，风门又在第二椎下，上去发际非止三寸半也，其误甚明。其浮气在皮中者凡五行，行五，五五二十五，浮气，谓气浮而通之可以去热者也。五行，谓头上自发际中同身寸之二寸后至顶之后者也。二十五者，其中行，则囟会、前顶、百会、后顶、强间五，督脉气也。次侠傍两行，则五处、承光、通天、络却、玉枕各五，本经气也。又次傍两行，则临泣、目窗、正营、承灵、脑空各五，足少阳气也。两傍四行各五，则二十穴。中行五，则二十五也。其刺灸分壮，与《水热穴》同法。项中大筋两傍各一，谓天柱二穴也。所在刺灸分壮，与《气穴》同法。风府两傍各一，谓风池二穴也。刺灸分壮与《气穴》同法。新校正云：按《甲乙经》风池足少阳阳维之会，非太阳之所发也。经言风府两傍，乃天柱穴之分位，此亦复明上项中大筋两傍穴也，此注剩出风池二穴于九十三数外，更剩前大杼、风门、及此风池六穴也。侠背以下至尻尾二十一节，十五间各一，十五间各一者，今《中诰孔穴图经》所存者十三穴，左右共二十六，谓附分、魄户、神堂、譩譆、膈关、魂门、阳纲、意舍、胃仓、肓门、志室、胞肓、秩边十三也。附分，在第二椎下附项内廉两傍，各相去侠脊同身寸之三寸，足太阳之会，刺可入同身寸之八分，若灸者可灸五壮。魄户，在第三椎下两傍，上直附分，足太阳脉气所发，下十二穴并同，正坐取之，刺可入同身寸之五分，若灸者如附分法。神堂，在第五椎下两傍，上直魄户，刺可入同身寸之三分，灸同附分法。譩譆，在第六椎下两傍，上直神堂，新校正云：按《骨空论》注云：以手厌之，令病人呼譩譆之声，则指下动矣。刺可入同身寸之六分，留七呼，灸如附分法。胃关，在第七椎下两傍，上直譩譆，正坐开肩取之，刺可入同身寸之五分，若灸者可灸三壮。新校正云：按《甲乙经》可灸五壮。魂门，在第九椎下两傍，上直胃关，正坐取之，刺灸分壮如胃关法。阳纲，在第十椎下两傍，上直魂门，正坐取之，刺灸分壮如魂门法。意舍，在第十一椎下两傍，上直阳纲，正坐取之，刺灸分壮如阳纲法。胃仓，在第十二椎下两傍，上直意舍，刺灸分壮如意舍法。肓门，在第十三椎下两傍，上直胃仓，刺同胃仓，可灸三十壮。新校正云：按肓门灸三十壮，与《甲乙经》同。《水穴》注作灸三壮。志室，在第十四椎下两傍，上直肓门，正坐取之，刺灸分壮如魄户法。胞肓，在第十九椎下两傍，上直志室，伏而取之，刺灸分壮如魄户法。新校正云：按志室、胞肓灸如魄户五壮，《甲乙经》作三壮，《水穴》注亦作三壮，《热穴》注志室亦作三壮。秩边，在第二十一椎下两傍，上直胞肓，伏而取之，刺灸分壮如魄户法。**五藏之俞各五，六府之俞各六**，肺俞，在第三椎下两傍，侠脊相去各同身寸之一寸半，刺可入同身寸之三分，留七呼，若灸者可灸三壮。心俞，在第五椎下两傍，相去及如肺俞法，留七呼。肝俞，在第九椎下两傍，相去及刺如心俞法，留六呼。脾俞，在第十一椎下两傍，相去及刺如肝俞法，留七呼。肾俞，在第十四椎下两傍，相去及刺如脾俞法，留七呼。胆俞，在第十椎下两傍，相去如肺俞法，正坐取之，刺可入同身寸之五分，留七呼。胃俞，在第十二椎下两傍，相去及刺如脾俞法，留七呼。三焦俞，在第十三椎下两傍，相去及刺如胆俞法。大肠俞，在第十六椎下两傍，相去及刺如肺俞法，留六呼。小肠俞，在第十八椎下两傍，相去及刺如心俞法，留六呼。膀胱俞，在第十九椎下两傍，相去及刺如肾俞法，留六呼。五藏六府之俞，若灸者并可灸三壮。新校正云：详或者疑经中各五各六，以各字为误者，非也。所以言各者，谓左右各五各六，非谓每藏府而各五各六也。委中以下至足小指傍各六俞。谓委中、昆仑、京骨、束骨、通谷、至阴六穴也。左右言之，则十二俞也。其所在刺灸如《气穴》法。经言：脉气所发者七十八穴，今此所有兼止者九十三穴，由此则大数差错传写有误也。新校正云：详王氏云兼亡者九十三穴，今兼大杼、风门、风池为九十九穴，以此王氏总数计之，明知此三穴后之妄增也。

足少阳脉气所发者六十二穴：两角上各二，谓天冲、曲鬓左右各二也。天冲，在耳上如前同身寸之三分，足太阳少阳二脉之会，刺可入同身寸之三分，若灸者可灸五壮。曲鬓，在耳上入发际曲阳陷者中，鼓颔有空，足太阳少阳二脉之会，刺灸分壮如天冲法。直目上发际内各五，谓临泣、目窗、正营、承灵、脑空左右是也。临泣，直目上入发际同身寸之五分，足太阳少阳维三脉之会，留七呼。目窗，在临泣后同身寸之一寸，正营，在目窗后同身寸之一寸，承灵，在正营后同身寸之一寸半，脑空，在承灵后同身寸之一寸半，侠枕骨后枕骨上，并足少阳阳维二脉之会，刺可入同身寸之四分，余并刺可入同身寸之三分，若灸者并可灸五壮。新校正云：按脑空在枕骨后枕骨上，《甲乙经》作玉枕骨下。耳前角上各一，谓颔厌二穴也，在曲角下颞颥之上廉，手足少阳足阳明三脉之会，刺可入同身寸之七分，留七呼，若灸者可灸三壮，刺深令人耳无所闻。

耳前角下各一，谓悬釐二穴也。在曲角上颛颥之下廉，手足少阳阳明四脉之交会，刺可入同身寸之三分，留七呼，若灸者可灸三壮。新校正云：按后手少阳中云角上，此云角下必有一误。锐发下各一，谓和髎二穴也。在耳前锐发下横动脉，手足少阳二脉之会，刺可入同身寸之三分，若灸者可灸三壮。新校正云：按《甲乙经》云：手足少阳、手太阳之会。客主人各一，客主人，穴名也。在耳前上廉起骨，开口有空，手足少阳、足阳明三脉之会，刺可入同身寸之三分，留七呼，若灸者可灸三壮。新校正云：按《甲乙经》及《气穴》注、《刺禁》注并云：手少阳、足阳明之会，与此异。耳后陷中各一，谓翳风二穴也。在耳后陷者中，按之引耳中，手足少阳二脉之会，刺可入同身寸之三分，若灸者可灸三壮。下关各一，下关，穴名也。所在刺灸，《气穴》同法。耳下牙车之后各一，谓颊车二穴也。刺灸分壮，《气穴》同法。缺盆各一，缺盆，穴名也。在肩上横骨陷者中，足阳明脉气所发，刺可入同身寸之二分，留七呼，若灸者可灸三壮，太深令人逆息。新校正云：按《骨空》注作手阳明。掖下三寸，胁下至胠，八间各一，掖下三寸，同身寸也。掖下，谓渊掖、辄筋、天池，胁下至胠，则日月、章门、带脉、五枢、维道、居髎九穴也，左右共十八穴也。渊掖，在掖下同身寸之三寸，足少阳脉气所发，举臂得之，刺可入同身寸之三分，禁不可灸。辄筋，在掖下同身寸之三寸，复前行同身寸之一寸搓胁，新校正云：按《甲乙经》搓作著。下同。足少阳脉气所发，刺可入同身寸之六分，若灸者可灸三壮。天池，在乳后同身寸之二寸，新校正云：按《甲乙经》作一寸。掖下三寸，搓胁直掖撅肋间，手心主足少阳二脉之会，刺可入同身寸之三分，新校正云：按《甲乙经》作七分。若灸者可灸三壮。日月，胆募也，在第三肋揣，横直心蔽骨傍各同身寸之二寸五分，上直两乳，新校正云：按《甲乙经》云日月在期门下五分。足太阴少阳二脉之会，刺可入同身寸之七分，若灸者可灸五壮。章门，脾募也，在季肋端，足厥阴、少阳二脉之会，侧卧屈上足伸下足举臂取之，刺可入同身寸之八分，留六呼，若灸者可灸三壮。带脉，在季肋下同身寸之一寸八分，足少阳带脉二经之会，刺可入同身寸之六分，若灸者可灸五壮。五枢，在带脉下同身寸之三寸，足少阳、带脉二经之会，刺可入同身寸之一寸，若灸者可灸五壮。维道，在章门下同身寸之五寸三分，足少阳、带脉二经之会，刺灸分壮如章门法。居髎在章门下同身寸之四寸三分，骼骨上，新校正云：按《甲乙经》作监骨。陷者中，阳蹻足少阳二脉之会，刺灸分壮如维道法。所以谓之八间者，自掖下三寸至季肋凡八肋骨。**髀枢中傍各一**，谓环跳二穴也。刺灸分壮，《气穴》同法。新校正云：按《气穴论》云两髀厌分中，王注为环跳穴。又《甲乙经》云：环跳在髀枢中。今云髀枢中傍各一者，盖谓此穴在髀枢中也。傍各一者，谓左右各一穴也。非谓环跳在髀枢中傍也。**膝以下至足小指次指各六俞**。谓阳陵泉、阳辅、丘虚、临泣、侠溪、窍阴六穴也。左右言之，则十二俞也。其所在刺灸分壮《气穴》同法。

　　足阳明脉气所发者六十八穴：额颅

发际傍各三，谓悬颅、阳白、头维左右共六穴也。正面发际横行数之，悬颅在曲角上颞颥之中，足阳明脉气所发，刺入同身寸之三分，留三呼，若灸者可灸三壮。阳白，在眉上同身寸之一寸直瞳子，足阳明阴维二脉之会，刺可入同身寸之三分，灸三壮。头维，在额角发际侠本神两傍各同身寸之一寸五分，足少阳阳明二脉之交会，刺可入同身寸之五分，禁不可灸。新校正云：按《甲乙经》阳白，足少阳、阳维之会。今王氏注云足阳明阴维之会。详此在足阳明脉气所发中，则足阳明近是。然阳明经不到此，又不与阴维会，疑王注非，《甲乙经》为得矣。面鼽骨空各一，谓四白穴也。在目下同身寸之一寸，足阳明脉气所发，刺可入同身寸之四分，不可灸。新校正云：按《甲乙经》刺入三分，灸七壮。大迎之骨空各一，大迎，穴名也。在曲颔前同身寸之一寸三分骨陷者中动脉，足阳明脉气所发，刺可入同身寸之三分，留七呼，若灸者可灸三壮。人迎各一，人迎，穴名也。在颈侠结喉傍大脉动应手，足阳明脉气所发，刺可入同身寸之四分，过深杀人，禁不可灸。缺盆外骨空各一，谓天髎二穴也。在肩缺盆中上伏骨之陬陷者中，手足少阳阳维三脉之会，刺可入同身寸之八分，若灸者可灸三壮。新校正云：按《甲乙经》伏骨作忿骨。膺中骨间各一，谓膺窗等六穴也。膺窗在胸两傍，侠中行各相去同身寸之四寸，巨骨下同身寸之四寸八分陷者中，足阳明脉气所发，仰而取之，刺可入同身寸之四分，若灸者可灸五壮。此穴之上，又有气户、库房、屋翳，下又有乳中、乳根。气户，在巨骨下，下直膺窗，去膺窗上同身寸之四寸八分。库房，在气户下同身寸之一寸六分。屋翳，在气户下同身寸之三寸二分。下即膺窗也。膺窗之下，即乳中也。乳中穴下同身寸之一寸六分陷者中，则乳根穴也。并足阳明脉气所发，仰而取之。乳中禁不可灸刺，灸刺之不幸生蚀疮，疮中有清汁脓血者可治，疮中有瘜肉，若蚀疮者死。余五穴并刺可入同身寸之四分，若灸者可灸三壮。新校正云：按《甲乙经》灸五壮。**侠鸠尾之外，当乳下三寸，侠胃脘各五**，谓不容、承满、梁门、关门、太一五穴也。左右共一寸也。侠腹中行两傍相去各同身寸之四寸。新校正云：按《甲乙经》云各二寸。疑此注剩各字。不容在第四肋端，下至太一，各上下相去同身寸之一寸，并足阳明脉气所发，刺可入同身寸之八分，若灸者可灸五壮。新校正云：按《甲乙经》不容刺入五分，此云并入八分，疑此注误。**侠齐广三寸各三**，广，谓去脐横广也。广三寸者，各如太一之远近也。各三者，谓滑肉门、天枢、外陵也。滑肉门，在太一下同身寸之一寸。天枢，在滑肉门下同身寸之一寸，正当于脐。外陵，在天枢下同身寸之一寸，并足阳明脉气所发。天枢刺可入同身寸之五分，留七呼。滑肉门、外陵各刺可入同身寸之八分，若灸者并可灸三壮。新校正云：按《甲乙经》天枢在脐傍各二寸，上曰滑肉门，下曰外陵，是三穴者，去脐各二寸也。今此经注云广三寸。《素问》《甲乙经》不同，然《甲乙经》分寸与诸书同，特此经为异也。**下齐二寸侠之各三**，下脐二寸，则外陵下同身寸之一寸，大巨穴也。各三者，谓大巨、水道、归来也。大巨，在外陵下同身寸之一寸，足阳明脉气所发，刺可入同身寸之八分，若灸者可灸五壮。水道，在大巨下同身寸之三寸，足阳明脉气所发，刺可入同身寸之二寸半，若灸者可灸五壮。归来，在水道下同身寸之二寸，刺可入同身寸之八分，若灸者可灸五壮也。**气街动脉各一**，气街，穴名也。在归来下鼠鼷上同身寸之一寸脉动应手，足阳明脉气所发，刺可入身寸之三分，留七呼，若灸者可灸三壮。新校正云：详此注与《甲乙经》同。《刺热》注及《热穴》注云气街在腹脐下，横骨两端，鼠鼷上，《刺禁论》注在腹下侠脐两傍，相去四寸，鼠仆上，《骨空》注云在毛际两傍，鼠鼷上。诸注不同，今备录之。**伏菟上各一**，谓髀关二穴也。在膝上伏菟后交分中，刺可入同身寸之六分，若灸者可灸三壮。**三里以下至足中指各八俞，分之所在穴空**。谓三里、上廉、下廉、解溪、冲阳、陷谷、内庭、厉兑八穴也。左右言之则十六俞也。上廉，足阳明与大肠合，下廉，足阳明与小肠合也，其所在刺灸分壮与《气穴》同法。所谓分之所在穴空者，足阳明脉自三里穴分而下行，其直者，循骭过跗入中指出其端，则厉兑也，其支者与直俱行至足跗上入中指次间，故云分之所在穴空也。之，往也。言分而各行往指间穴空处也。

手太阳脉气所发者三十六穴：目内眦各一，谓睛明二穴也。在目内眦，手足太阳、足阳明、阴蹻、阳蹻五脉之会，刺可入同身寸之一分，留六呼，若灸者可灸三壮。诸穴有云数脉会发而不于所会刺脉下言之者，出从其正者也。**目外各一**，谓瞳子髎二穴也。在目外去眦同身寸之五分，手太阳手足少阳三脉之会，刺可入同身寸之三分，若灸者可灸三壮。**骽骨下各一**，谓颧髎二穴也。骽，颊也。颊，面颧也。在面颊骨下陷者中，手太阳少阳二脉之会，刺可入同身寸之三分。**耳郭上各一**，谓角孙二穴也。在耳上郭表之中间上，发际之下，开口有空，手太阳手足少阳三脉之会，刺可入同身寸之三分，若灸者可灸三壮。新校正云：按《甲乙经》手太阳作手阳明。**耳中各一**，谓听宫二穴也。所在刺灸分壮与《气穴》同法。**巨骨穴各一**，巨骨，穴名也。在肩端上行两义骨间陷者中，手阳明蹻脉二经之会，刺可入同身寸之一寸半，若灸者可灸三壮。新校正云：按《甲乙经》作五壮。**曲掖上骨穴各一**，谓臑俞二穴也。在肩臑后大骨下胛上廉陷者中，手太阳阳维蹻脉三经之会，举臂取之，刺可入同身寸之八分，若灸者可灸三壮。新校正云：按《甲乙经》作手足太阳。**柱骨上陷者各一**，谓肩井二穴也。在肩上陷解中缺盆上大骨前，手足少阳阳维三脉之会，刺可入同身寸之五分，若灸者可灸三壮。**上天窗四寸各一**，谓天窗、窍阴四穴也。所在刺灸分壮与《气穴》同法。**肩解各一**，谓秉风二穴也。在肩上小髃骨后，举臂有空，手太阳阳明手足少阳四脉之会，举臂取之，刺可入同身寸之五分，若灸者可灸三壮。新校正云：按《甲乙经》灸五壮。**肩解下三寸各一**，谓天宗二穴也。在秉风后大骨下陷者中，手太阳脉气所发，刺可入同身寸之五分，留六呼，若灸者可灸三壮。**肘以下至手小指本各六**

俞。六俞所起于指端，经言至小指本，则以端为本，言上之本也，下文阳明少阳同也。六俞，谓小海、阳谷、腕骨、后溪、前谷、少泽六穴也。左右言之，则十二俞也。其所在刺灸分壮，《气穴》同法。新校正云：后此手太阳、阳明、少阳三经，各言至手某指本，王注以端为本者，非也。详手三阳之井穴，尽出手某指之端，爪甲下际，此言本者，是遂指爪甲之本也，安得以端为本哉。

手阳明脉气所发者二十二穴：鼻空外廉，项上各二，谓迎香、扶突各二穴也。迎香在鼻下孔傍，手足阳明二脉之会，刺可入同身寸之三分。扶突，在曲颊下同身寸之一寸人迎后，手阳明脉气所发，仰而取之，刺可入同身寸之四分，若灸者可灸三壮。大迎骨空各一，大迎，穴名也。在曲颔前同身寸之一寸三分，骨陷者中动脉，足阳明脉气所发，刺可入同身寸之三分，留七呼，若灸者可灸三壮。新校正云：详人迎穴已见前足阳明经中，今又见于此，王氏不注所以，当如颧髎穴，两出之义。柱骨之会各一，谓天鼎二穴也。在颈缺盆上，直扶突、气舍后同身寸之半，手阳明脉气所发，刺可入同身寸之四分，若灸者可灸三壮。新校正云：按《甲乙经》作一寸半。髃骨之会各一，谓肩髃二穴也。所在刺灸分壮与《气穴》同法。新校正云：按髃骨《气穴》注中无，《刺热》注、《水热穴》注、《骨空论》注中有之。肘以下至手大指次指本各六俞。谓三里、阳溪、合谷、三间、二间、商阳六穴也。左右言之，则十二俞也。所在刺灸分壮与《气穴》同法。新校正云：按《气穴论》注有曲池而无三里。

曲池手阳明之合也，此误出三里而遗曲池也。

手少阳脉气所发者三十二穴：**䪼骨下各一**，谓颧髎二穴也。所在刺灸分壮，与手太阳脉同法。此穴中手少阳太阳脉气俱会于中，等无优劣，故重说于此，下有者同。**眉后各一**，谓丝竹空二穴也。在眉后陷者中，手少阳脉气所发，刺可入同身寸之三分，留六呼，不可灸，灸之不幸使人目小及盲。新校正云：按《甲乙经》手少阳作足少阳，留六呼作三呼。**角上各一**，谓悬厘二穴也。此与足少阳脉中同，以是二脉之会也。新校正云：按足少阳脉中言角下，此云角上，疑此误。**下完骨后各一**，谓天牖二穴也。所在刺灸分壮与《气穴》同法。**项中足太阳之前各一**，谓风池二穴也。在耳后陷者中，按之引于耳中，手足少阳脉之会，刺可入同身寸之四分，若灸者可灸三壮。新校正云：按《甲乙经》在颞颥后发际，足少阳阳维之会，刺可入三分。**侠扶突各一**，谓天窗二穴也。在曲颊下扶突后动脉应手陷者中，手太阳脉气所发，刺可入同身寸之六分，若灸者可灸三壮。**肩贞各一**，肩贞，穴名也。在肩曲胛下两骨解间，肩髃后陷者中，手太阳脉气所发，刺可入同身寸之八分，若灸者可灸三壮。**肩贞下三寸分间各一**，谓肩髎、臑会、消泺各二穴也。其穴各在肉分间也。肩髎，在肩端臑上，斜举臂取之，手少阳脉气所发，刺可入同身寸之七分，若灸者可灸三壮。臑会，在臂前廉，去肩端同身寸之三寸，手阳明少阳二络气之会，刺可入同身寸之五分，灸者可灸五壮。消泺，在肩下臂外关披斜肘分下行间，手少阳脉之会，刺可入同身寸之五分，若灸者可灸三壮。肘以下至手小指次指本各六俞。谓天井、支沟、阳池、中渚、液门、关冲六穴也。左右言之，则十二俞也。所在刺灸分壮与《气穴》同法。

督脉气所发者二十八穴：今少一穴。新校正云：按会阳二穴，为二十九穴，乃剩一穴，非少也。少当作剩。项中央二，是谓风府、瘖门二穴也。悉在项中，余一穴今亡。风府，在项上入发际同身寸之一寸，大筋内宛宛中，督脉阳维之会，刺可入同身寸之四分，留三呼，不可妄灸，灸之不幸令人瘖。瘖门，在项发际宛宛中，去风府同身寸之一寸，督脉阳维二经之会，仰头取之，刺可入同身寸之四分，禁不可灸，灸之令人瘖。新校正云：按王氏云风府、瘖门悉在项中，余一穴今亡者，非谓此二十八穴中亡其一穴也，王氏盖见《气穴论》大椎上两傍各一穴，亦在项之穴也，今亡，故云余一穴今亡也。发际后中八，谓神庭、上星、囟会、前顶、百会、后顶、强间、脑户八穴也。其正发际之中。神庭，在发际直鼻，督脉足太阳阳明脉三经之会，禁不可刺，若刺之令人巅疾，目失睛，若灸者可灸三壮。上星，在颅上直鼻中央，入发际同身寸之一寸陷者中容豆。囟会，在上星后同身寸之一寸陷者中。前顶在总会后同身寸之一寸五分骨间陷者中。百会，在前顶后同身寸之一寸五分顶中央旋毛中陷容指，督脉足太阳之交会。后顶，在百会后同身寸之一寸五分。强间，在后顶后同身寸之一寸五分。脑户，在强间后同身寸之一寸五分，督脉足太阳之会，不可灸。此八者并督脉气所发也，上星、百会、强间、脑户各刺可入同身寸之三分，上星留六呼，脑户留三呼，余并刺可入同身寸之四分，若灸者可灸五壮。新校正云：按《甲乙经》脑户不可灸，《骨空论》注云不可妄灸。面中三，谓素髎、水沟、龂交三穴也。素髎，在鼻柱上端，督脉气所发，刺可入同身寸之三分。水沟，在鼻柱下人中，直唇取之，督脉手阳明之会，刺可入同身寸之二分，留六呼，若灸者可灸三壮。龂交，在唇内齿上龂缝，督脉、任脉二经之会，可逆刺之，入同身寸之三分，若灸者可灸三壮。此三者正居面左右之中也。大椎以下至尻尾及傍十五穴，脊椎之间有大椎、陶道、身柱、神道、灵台、至阳、筋缩、中枢、脊中、悬枢、命门、阳关、腰俞、长强、会阳十五俞也。大椎，在第一椎上陷者中，三阳督脉之会。陶道，在项大椎节下间，督脉足太阳之会，俯而取之。身柱，在第三椎节下间，俯而取之。神道，在第五椎节下间，俯而取之。灵台，在第六椎节下间，俯而取之。至阳，在第七椎节下间，俯而取之。筋缩，在第九椎节下间，俯而取之。中枢，在第十椎节下间，俯而取之。脊中，在第十一椎节下间，俯而取之，禁不可灸，令人偻。悬枢，在第十三椎节下间，伏而取之。命门，在第十四椎节下间，伏而取之。阳关，在第十六椎节下间，坐而取之。腰俞，在第二十一椎节下间。长强，在脊骶端，督脉别络少阴二脉所结。会阳穴，在阴尾骨两傍。凡此十五者，并督脉气所发，腰俞、长强，各刺可入同身寸之二分。新校正云：按《甲乙经》作二寸，《水穴论》注作二分，腰俞穴《缪刺论》注作二寸，《热穴》注作二寸，《刺热》注作二分，诸注不同。虽《甲乙经》作二寸，疑大深，与其失之深，不若失之浅，宜从二分之说。留七呼，悬枢刺可入同身寸之三分，会阳刺可入同身寸之八分，余并刺可入同身寸之五分，陶道、神道各留五呼，陶道、身柱、神道、筋缩可灸五壮，大椎可九壮，余并可三壮。新校正云：按《甲乙经》无灵台、中枢、阳关三穴。至骶下凡二十一节，脊椎法也。通项骨三节，即二十四节。

任脉之气所发者二十八穴： 今少一穴。喉中央二，谓廉泉、天突二穴也。廉泉在颔下结喉上舌本下，阴维任脉之会，刺可入同身寸之三分，留三呼，若灸者可灸三壮。天突在颈结喉下同身寸之四寸，中央宛宛中，阴维任脉之会，低针取之，刺可入同身寸之一寸，留七呼，若灸者可灸三壮。膺中骨陷中各一，谓璇玑、华盖、紫宫、玉堂、膻中、中庭六穴也。璇玑，在天突下同身寸之一寸，华盖，在璇玑下同身寸之一寸，紫宫、玉堂、膻中、中庭，各相去同身寸之一寸六分陷者中，并任脉气所发，仰而取之，各刺可入同身寸之三分，若灸者可灸五壮。**鸠尾下三寸，胃脘五寸，胃脘以下至横骨六寸半一，** 新校正云：详一字疑误。腹脉法也。鸠尾，心前穴名也。其正当心蔽骨之端，言其骨垂下如鸠鸟尾形，故以为名也。鸠尾下有鸠尾、巨阙、上脘、中脘、建里、下脘、水分、脐中、阴交、脖胦、丹田、关元、中极、曲骨十四俞也。鸠尾，在臆前，蔽骨下同身寸之五分，任脉之别，不可灸，刺人无蔽骨者，从岐骨际下行同身寸之一寸，新校正云：按《甲乙经》云一寸半。为鸠尾处也。下次巨阙、上脘、中脘、建里、下脘、水分递相去同身寸之一寸，上脘则足阳明手太阳之会，中脘则手太阳、少阳、足阳明三脉所生也。脐中禁不可刺，若刺之使人脐中恶疡，溃矢出者死不治。阴交在脐下同身寸之一寸，任脉阴冲之会。脖胦在脐下同身寸之一寸。丹田，三焦募也，在脐下同身寸之二寸。关元，小肠募也，在脐下同身寸之三寸，足三阴任脉之会也。中极，在关元下一寸，足三阴之会也。曲骨，在横骨上，中极下同身寸之一寸，足厥阴之会。凡此十四者，并任脉气所发。建里、丹田，并刺可入同身寸之六分，留七呼。新校正云：按《甲乙经》作五分十呼。上脘、阴交，并刺可入同身寸之八分。下脘、水分，并刺可入同身寸之一寸。中脘、脖胦，并刺可入同身寸之一寸二分。曲骨，刺可入同身寸之一寸半，留七呼，余并刺可入同身寸之一寸二分。若灸者，关元、中脘各可灸七壮，脐中、中极、曲骨各三壮，余并可五壮。自鸠尾下至阴间，并任脉主之，腹脉法也。新校正云：据此注云余并刺入一寸二分，关元在中，与《甲乙经》及《气穴》《骨空》注刺入二寸不同，当从《甲乙经》之寸数。**下阴别一**，谓会阴一穴也。自曲骨下至阴，阴之下两阴之间则此穴也，是任脉别络侠督脉者冲脉之会，故曰下阴别一也。刺可入同身寸之二寸，留七呼，若灸者可灸三壮。新校正云：按《甲乙经》七呼作三呼。**目下各一**，谓承泣二穴也。在目下同身寸之七分，上直瞳子，阳跷任脉足阳明三经之会，刺可入同身寸之三分，不可灸。**下唇一**，谓承浆穴也。在颐前下唇之下，足阳明脉任脉之会，开口取之，刺可入同身寸之二分，留五呼，若灸者可灸三壮。新校正云：按《甲乙经》作留六呼。**龂交一**。龂交，穴名也。所在刺灸分壮与脉同法。

冲脉气所发者二十二穴：侠鸠

尾外各半寸至脐寸一，谓幽门、通谷、阴都、石关、商曲、肾俞六穴，左右则十二穴也。幽门侠巨关两傍相去各同身寸之半寸陷者中，下五穴各相去同身寸之一寸，并冲脉足少阴二经之会，各刺可入同身寸之一寸，若灸者可灸五壮。新校正云：按此云各刺入一寸，按《甲乙经》云幽门、通谷刺入五分。侠脐下傍各五分至横骨寸一，腹脉法也。谓中注、髓府、胞门、阴关、下极五穴，左右则十穴也。中注在肓俞下同身寸之五分，上直幽门，下四穴各相去同身寸之一寸，并冲脉足少阴二经之会，各刺可入同身寸之一寸，若灸者可灸五壮。足少阴舌下，厥阴毛中急脉各一，足少阴舌下二穴，在人迎前陷中动脉前，是日月本，左右二也。足少阴脉气所发，刺可入同身寸之四分。急脉在阴毛中，阴上两傍相去同身寸之二寸半，按之隐指坚，然其按则痛引上下也。其左者，中寒则上引少腹，下引阴丸，善为痛，为少腹急中寒。此两脉皆厥阴之大络通行其中，故曰厥阴急脉，即睾之系也。可灸而不可刺，病疝少腹痛，即可灸。新校正云：详舌下毛中之穴，《甲乙经》无。手少阴各一，谓手少阴郄穴也。在腕后同身寸之半寸，手少阴郄也。刺可入同身寸之三分，若灸者可灸三壮，左右二也。阴阳跷各一，阴跷一，谓交信穴也。交信，在足内踝上同身寸之二寸，少阴前太阴后筋骨间，阴跷之郄，刺可入同身寸之四分，留五呼，若灸者可灸三壮。阳跷一，谓附阳穴也。附阳，在足外踝上同身寸之三寸，太阳前少阳后筋骨间，谨取之，阳跷之郄，刺可入同

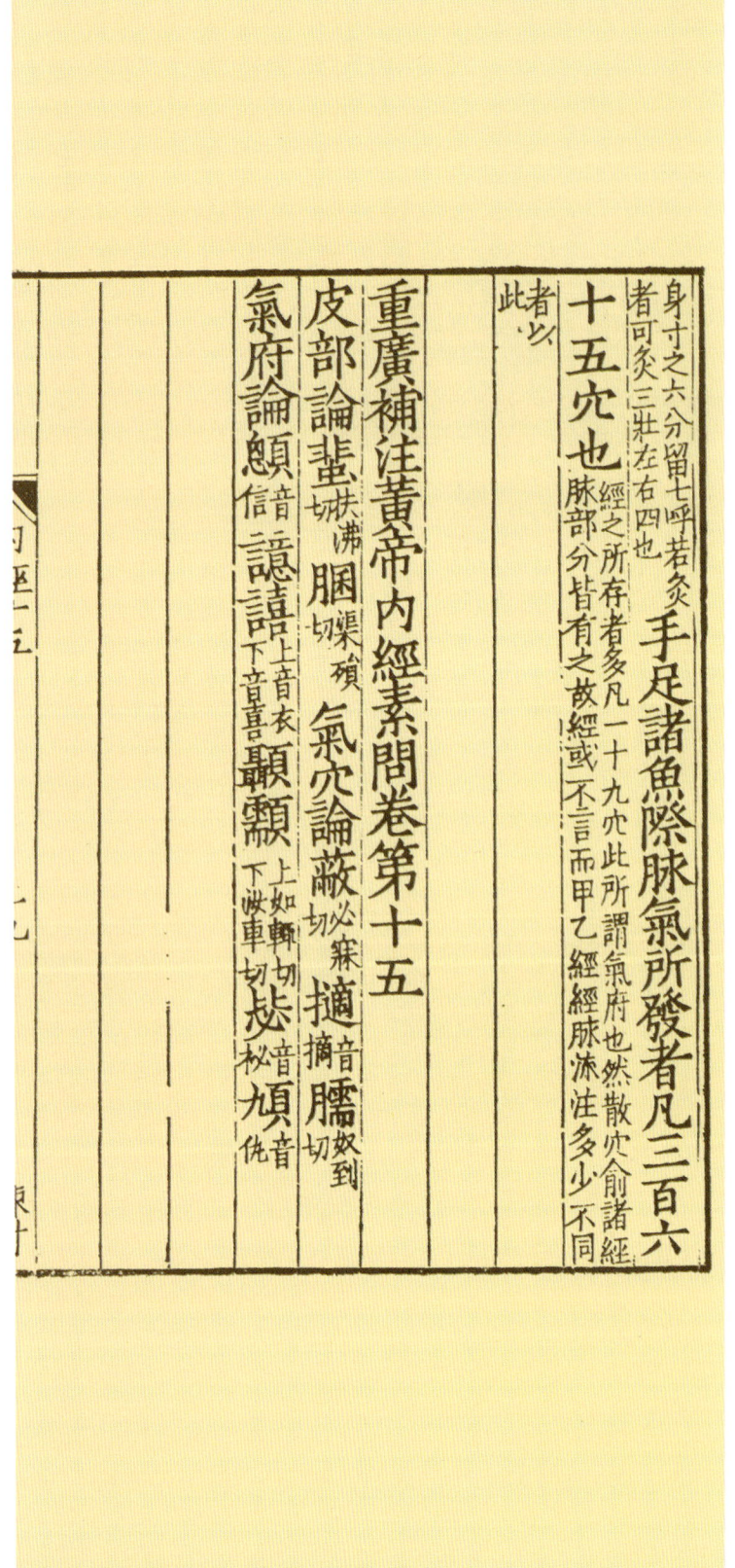

身寸之六分，留七呼，若灸者可灸三壮，左右四也。手足诸鱼际脉气所发者，凡三百六十五穴也。经之所存者多，凡一十九穴，此所谓气府也。然散穴俞，诸经脉部分皆有之，故经或不言，而《甲乙经》经脉流注多少不同者以此。

重广补注黄帝内经素问卷第十五

皮部论　蜚 扶沸切　䐃 渠殒切

气穴论　蔽 必寐切　摘 音摘　臑 奴到切

气府论　囟 音信　噫嘻 上音衣，下音喜　颛顑 上如辄切，下汝车切　毖 音秘　頄 音仇

重广补注黄帝内经素问卷第十六

启玄子次注林亿孙奇高宝衡等奉敕校正孙兆重改误

骨空论　水热穴论

骨空论篇第六十

新校正云：按全元起本在第二卷，自灸寒热之法已下，在第六卷《刺齐》篇末。

黄帝问曰：余闻风者百病之始也，以针治之奈何？始，初也。

岐伯对曰：风从外入，令人振寒，汗出头痛，身重恶寒，风中身形，则腠理闭密，阳气内拒，寒复外胜，胜拒相薄，荣卫失所，故如是。治在风府，风府，穴也。在项上入发际同身寸之一寸宛宛中，督脉足太阳之会，刺可入同身寸之四分，若灸者可灸五壮。新校正云：按风府注，《气穴论》《气府论》中各已注，与《甲乙经》同，此注云督脉足太阳之会，可灸五壮者，乃是风门热府穴也。当云督脉阳维之会，留三呼，不可灸。乃是。调其阴阳，不足则补，有余则泻。用针之道，必法天常，盛泻虚补，此其常也。大风颈项痛，刺风府，风府在上椎；上椎，谓大椎上入发际同身寸之一寸。大风汗出，灸譩譆，譩譆在背下侠脊傍三寸所，厌之令病者呼譩譆，譩譆应手。譩譆，穴也。在肩膊内廉侠第六椎下两傍，各同身寸之三寸，以手厌之，令病人呼譩譆之声，则指下动矣，足太阳脉气所发，刺可入同身寸之六分，留七呼，若灸者可灸五壮，譩譆者因取为名尔。从风憎风，刺眉头。谓攒竹穴也。在眉头陷者中脉动应手，足太阳脉气所发，刺可入同身寸之三分，若灸者可灸三壮。失枕，在肩上横骨间。谓缺盆穴也。在肩上横骨陷者中，手阳明脉气所发，刺可入同身寸之二分，留七呼，若灸者可灸三壮，刺入深令人逆息。新校正云：按《气府》注作足阳明，此云手阳明，详二经俱发于此，故王注两言之。折，使揄臂，齐肘正，灸脊中。揄读为摇，摇谓摇动也。然失枕非独取肩上横骨间，乃当正形灸脊中也。欲而验之，则使摇动其臂，屈折其肘，自项之下，横齐肘端，当其中间，则其处也，是曰阳关，在第十六椎节下间，督脉气所发，刺可入同身寸之五分，若灸者可灸三壮。新校正云：详阳关穴，《甲乙经》无。胁络季胁引少腹而痛胀，刺譩譆。胁，谓侠脊两傍空软处也。少腹，脐下也。腰痛不可以转摇，急引阴卵，刺八髎与痛上，八髎在腰尻分间。八或为九，验《真骨》及《中诰孔穴经》正有八髎无九髎也。分，谓腰尻筋肉分间陷下处。鼠瘘寒热，还刺寒府，寒府在附膝外解营。膝外骨间也。屈伸之处，寒气喜中，故名寒府也。解，谓骨解。营，谓深刺而必中其营也。取膝上外者使之拜，取足心者使之跪，拜而取者，使膝穴空开也。跪而取之者，令足心宛宛处深定也。

任脉者，起于中极之下，以上毛际，循腹里上关元，至咽喉，上颐循面入目。新校正云：按《难经》《甲乙经》无上颐循面入目六字。冲脉者，起于气街，并少阴之经，新校正云：按《难经》《甲乙经》作阳明。侠脐上行，至胸中而散。任脉、冲脉，皆奇经也。任脉当脐中而上行，冲脉侠脐两傍而上行。然中极者，谓脐下同身寸之四寸也。言中极之下者，言中极从少腹之内上行，而外出于毛际而上，非谓本起于此也。关元者，谓脐下同身寸之三寸也。气街者，穴名也。在毛际两傍鼠蹊上同身寸之一寸也。言冲脉起于气街者，亦从少腹之内，与任脉并行，而至于是乃循腹也。何以言之？《针经》曰：冲脉者，十二经之海，与少阴之络起于肾下，出于气街。又曰：冲脉任脉者，皆起于胞中，上循脊里，为经络之海；其浮而外者，循腹各行会于咽喉，别而络唇口。血气盛则皮肤热，血独盛则渗灌皮肤，生毫毛。由此言之，则任脉冲脉从少腹之内上行，至中极之下，气街之内，明矣。新校正云：按气街与《气府论》《刺热篇》《水热穴篇》《刺禁论》等注重，文虽不同，处所无别，备注《气府论》中。任脉为病，男子内结七疝，女子带下瘕聚。冲脉为病，逆气里急。督脉为病，脊强反折。督脉，亦奇经也。然任脉、冲脉、督脉者，一源而三歧也，故经或谓冲脉为督脉也。何以明之？今《甲乙》及古《经脉流注图经》以任脉循背者，谓之督脉，自少腹直上者谓之任脉，亦谓之督脉，是则以背腹阴阳别为各目尔。以任脉自胞上过带脉贯脐而上，故男子为病，内结七疝，女子为病，则带下瘕聚也。以冲脉侠脐而上，并少阴之经，上至胸中，故冲脉为病则逆气里急也。以督脉上循脊里，故督脉为病则脊强反折也。督脉者，起于少腹以下骨中央。女子入系廷孔，起，非初起，亦犹任脉冲脉起于胞中也，其实乃起于肾下，至于少腹，则下行于腰横骨围之中央也。系廷孔者，谓窍漏，近所谓前阴穴也。以其阴廷系属于中，故名之。其孔，溺孔之端也。孔，则窍漏也。窍漏之中，其上有溺孔焉。端，谓阴廷在此溺孔之上端也，而督脉自骨围中央则至于是。其络循阴器合篡间，绕篡后，督脉别络，自溺孔之端，分而各行，下循阴器，乃合篡间也。所谓间者，谓在前阴后阴之两间也。自两间之后，已复分而行，绕篡之后。别绕臀，至少阴与巨阳中络者贯脊属肾，别，谓别络分而各行之于焦也。足少阴之络者，自股内后廉贯脊属肾，足太阳络之外行者，循髀枢络股阳而下；其中行者，下贯臀，至腘中与外行络合。故言至少阴与巨阳中络合，少阴上股内后廉贯脊属肾也。新校正云：详各行于焦，疑焦字误。与太阳起于目内眦，上额交巅，上入络脑，还出别下项，循肩髆，内侠脊抵腰中，入循膂络肾，接绕臀而上行也。其男子循茎下至篡，与女子等，其少腹直上者，贯脐中央，上贯心入喉，上颐环唇，上系两目之下中央。自与太阳起于目内眦下至女子等，并督脉之别络也。其直行者，自尻上循脊里而至于鼻入也。自其少腹直上，至两目之下中央，并任脉之行，而云是督脉所系，由此言之，则任脉、冲脉、督脉，名异而同体也。此生病，从少腹上冲心而痛，不得前后，为冲疝；寻此生病正是任脉，经云为冲疝者，正明督脉以别主而异目也。何者？若一脉一气而无阴阳之异主，则此生病者当心背俱痛，岂独冲心而为疝乎？其女子不孕，癃痔遗溺嗌干。亦以冲脉任脉并自少腹上至于咽喉，又以督脉循阴器，合篡间，绕篡后，别绕臀，故不孕癃痔遗溺嗌干也。所以谓之任脉者，女子得之以任养也，故经云此病其女子不孕也。所以谓之冲脉者，以其气上冲也，故经云此生病从少腹上冲心而痛也。所以谓之督脉者，以其督领经脉之海也。由此三用，故一源三歧，经或通呼，似相谬引，故下文曰：督脉生病治督脉，治在骨上，甚者在脐下营。此亦正任脉之分也，冲、任、督三脉异名同体亦明矣。骨上，谓腰横骨上毛际中曲骨穴也，任脉足厥阴之会，刺可入同身寸之一寸半，若灸者可灸三壮。脐下，谓脐直下同身寸之一寸阴交穴，任脉阴冲之会，刺可入同身寸之八分，若灸者可灸五壮。

其上气有音者，治其喉中央，在缺盆中者，中，谓缺盆两间之中天突穴，在项结喉下同身寸之四寸中央宛宛中，阴维任脉之会，低针取之，刺可入同身寸之一寸，留七呼，若灸者可灸三壮。其病上冲喉者治其渐，渐者，上侠颐也。阳明之脉，渐上颐而环唇，故以侠颐名为渐也，是谓大迎。大迎在曲颔前骨同身寸之一寸三分陷中动脉，足阳明脉气所发，刺可入同身寸之三分，留七呼，若灸者可灸三壮。蹇膝伸不屈，治其楗。蹇膝，谓膝痛屈伸蹇难也。楗，谓髀辅骨上，横骨下，股外之中，侧立摇动取之筋动应手。坐而膝痛，治其机。髋骨两傍相接处。立而暑解，治其骸关。暑，热也。若膝痛，立而膝骨解中热者，治其骸关。骸关，谓膝解也。一经云：起而引解。言膝痛起立，痛引膝骨解之中也。暑、引二字其义则异，起、立二字其意颇同。膝痛，痛及拇指，治其腘。腘谓膝解之后、曲脚之中委中穴，背面取之，动脉应手，足太阳脉之所入，刺可入同身寸之五分，留七呼，若灸者可灸三壮。坐而膝痛如物隐者，治其关。关在腘上，当梡之后，背立按之，以动摇筋应手。膝痛不可屈伸，治其背内。谓大杼穴也。所在灸刺分壮，与《气穴》同法。连䯊若折，治阳明中俞髎。若膝痛不可屈伸，连䯊痛如折者，则针阳明脉中俞髎也，是则正取三里穴也。若别，治巨阳少阴荥。若痛而膝如别离者，则治足太阳少阴之荥也。足太阳荥，通谷也，在足小指外侧本节前陷者中，刺可入同身寸之二分，留五呼，若灸者可灸三壮。足少阴荥，然谷也，在足内踝前起大骨下陷者中，刺可入同身寸之三分，留三呼，若灸者可灸三壮。淫泺胫痠，不能久立，治少阳之维，新校正云：按《甲乙经》外踝上五寸，乃足少阳之络，此云维者，字之误也。在外上五寸。淫泺，谓似酸痛而无力也。五寸一云四寸。《中诰图经》外踝上四寸无穴，五寸是光明穴也。足少阳之络，刺可入同身寸之七分，留十呼，若灸者可灸五壮。新校正云：按《甲乙经》云：刺入六分，留七呼。辅骨上、横骨下为梡，侠髋为机，膝解为骸关，侠膝之骨为连骸。骸下为辅，辅上为腘，腘上为关，头横骨为枕。由是则谓膝辅骨上、腰髋骨下为楗。楗上为机，膝外为骸关，楗后为关，关下为腘，腘下为辅骨，辅骨上为连骸。连骸者，是骸骨相连接处也。头上之横骨，为枕骨。

水俞五十七穴者，尻上五行，行五，伏菟上两行，行五，左右各一行，行五，踝上各一行，行六穴。所在刺灸分壮，具《水热穴论》中，此皆是骨空，故《气穴篇》内与此重言尔。髓空在脑后三分，在颅际锐骨之下，是谓风府，通脑中也。一在龂基下，当颐下骨陷中有穴容豆，《中诰》名下颐。一在项后中复骨下，谓瘖门穴也。在项发际宛宛中，入系舌本，督脉阳维之会，仰头取之，刺可入同身寸之四分，禁不可灸。一在脊骨上空在风府上。上谓脑户穴也，在枕骨上，大羽后同身寸之一寸五分宛宛中，督脉足太阳之会，此别脑之户，不可妄灸，灸之不幸，令人瘖，刺可入同身寸之三分，留三呼。新校正云：按《甲乙经》大羽者，强间之别名。《气府》注云：若灸者，可灸五壮。脊骨下空，在尻骨下空。不应主疗，经阙其名。新校正云：按《甲乙经》长强在脊骶端，正在尻骨下。王氏云：不应主疗，经阙其名。得非误乎？数髓空在面侠鼻。谓颧髎等穴，经不一一指陈其处，小小者尔。

或骨空在口下当两肩。谓大迎穴也。所在刺灸分壮，与前侠颐同法。两髆骨空，在髆中之阳。近肩髃穴，经无名。臂骨空在臂阳，去踝四寸两骨空之间。在支沟上同身寸之一寸，是谓通间。新校正云：按《甲乙经》支沟上一寸名三阳络，通间岂其别名欤！股骨上空在股阳，出上膝四寸。在阴市上伏菟穴，下在承楗也。骺骨空在辅骨之上端。谓犊鼻穴也。在膝髌下骺骨上侠解大筋中，足阳明脉气所发，刺可入同身寸之六分，若灸者可灸三壮耳。股际骨空在毛中动下。经阙其名。尻骨空在髀骨之后，相去四寸。是谓尻骨八髎穴也。扁骨有渗理凑，无髓孔，易髓无空。扁骨，谓尻间扁戾骨也。其骨上有渗灌文理归凑之，无别髓孔也。易，亦也。骨有孔则髓有孔，骨若无孔髓亦无孔也。

灸寒热之法，先灸项大椎，以年为壮数，如患人之年数。次灸橛骨，以年为壮数。尾穷谓之橛骨。视背俞陷者灸之，背胛骨际有陷处也。举臂肩上陷者灸之，肩髃穴也。在肩端两骨间，手阳明蹻脉之会，刺可入同身寸之六分，留六呼，若灸者可灸三壮。

两季胁之间灸之，京门穴，肾募也，在髂骨与腰中季胁本侠脊，刺可入同身寸之三分，留七呼，若灸者可灸三壮。外踝上绝骨之端灸之，阳辅穴也，在足外踝上辅骨前绝骨之端，如前同身寸之三分所，去丘虚七寸，足少阳脉之所行也，刺可入同身寸之五分，留七呼，若灸者可灸三壮。新校正云：按《甲乙经》云：在外踝上四寸。足小指次指间灸之，侠溪穴也，在足小指次指歧骨间本节前陷者中，足少阳脉之所流也，刺可入同身寸之三分，留三呼，若灸者可灸三壮。新校正云：按《甲乙经》流当作留字。腨下陷脉灸之，承筋穴也。在腨中央陷者中，足太阳脉气所发也，禁不可刺，若灸者可灸三壮。新校正云：按《刺腰痛篇》注云：腨中央如外陷者中。外踝后灸之，昆仑穴也，在足外踝后跟骨上陷者中，细脉动应手，足太阳脉之所行也，刺可入同身寸之五分，留十呼，若灸者可灸三壮。缺盆骨上，切之坚痛如筋者灸之，经阙其名，当随其所有而灸之。膺中陷骨间灸之，天突穴也，所在灸刺分壮，与前缺盆中者同法。掌束骨下灸之，阳池穴也，在手表腕上陷者中，手少阳脉之所过也，刺可入同身寸之二分，留六呼，若灸者可灸三壮。脐下关元三寸灸之，正在脐下同身寸之三寸也，足三阴任脉之会，刺可入同身寸之二寸，留七呼，若灸者可灸七壮。新校正云：按《气府》注云刺可入一寸二分者非。毛际动脉灸之，以脉动应手为处,即气街穴也。膝下三寸分间灸之,三里穴也,在膝下同身寸之三寸,骱骨外廉两筋肉分间,足阳明脉之所入也,刺可入同身寸之一寸,留七呼,若灸者可灸三壮。足阳明跗上动脉灸之,冲阳穴也,在足跗上同身寸之五寸骨间动脉,足阳明脉之所过也,刺可入同身寸之三分,留十呼,若灸者可灸三壮。新校正云:按《甲乙经》及全元起本足阳明下有灸之二字,并跗上动脉是二穴,今王氏去灸之二字,则见二穴,今于注中却存灸之二字,以阙疑之。巅上一灸之。百会穴也,在顶中央旋毛中陷容指,督脉足太阳脉之交会,刺可入同身寸之三分,若灸者可灸五壮。犬所啮之处灸之三壮,即以犬伤病法灸之。犬伤而发寒热者,即以犬伤法三壮灸之。凡当灸二十九处伤食灸之,伤食为病,亦发寒热,故灸。新校正云:详足阳明不别灸,则有二十八处,疑王氏去上文灸之二字者非。不已者,必视其经之过于阳者,数刺其俞而药之。

水热穴论篇第六十一

新校正云:按全元起本在第八卷。

黄帝问曰:少阴何以主肾?肾何以主水?

岐伯对曰:肾

者，至阴也，至阴者，盛水也，肺者，太阴也，少阴者，冬脉也，故其本在肾，其末在肺，皆积水也。阴者，谓寒也。冬月至寒，肾气合应，故云肾者至阴也。水王于冬，故云至阴者盛水也。肾少阴脉，从肾上贯肝膈，入肺中，故云其本在肾，其末在肺也。肾气上逆，则水气客于肺中，故云皆积水也。

帝曰：肾何以能聚水而生病？岐伯曰：肾者胃之关也，关门不利，故聚水而从其类也。关者，所以司出入也，肾主下焦，膀胱为府，主其分注，关窍二阴，故肾气化则二阴通，二阴闭则胃填满，故云肾者胃之关也。关闭则水积，水积则气停，气停则水生，水生则气溢，气水同类，故云关闭不利，聚水而从其类也。《灵枢经》曰：下焦溢为水。此之谓也。上下溢于皮肤，故为胕肿，胕肿者，聚水而生病也。上，谓肺。下，谓肾。肺肾俱溢，故聚水于腹中而生病也。

帝曰：诸水皆生于肾乎？岐伯曰：肾者，牝藏也，牝，阴也。亦主阴位，故云牝藏。地气上者属于肾，而生水液也，故曰至阴。勇而劳甚则肾汗出，肾汗出逢于风，内不得入于藏府，外不得越于皮肤，客于玄府，行于皮里，传为胕肿，本之于肾，名曰风水。勇而劳甚，谓力房也。劳勇汗出则玄府开，汗出逢风则玄府复闭，玄府闭已则余汗未出，内伏皮肤，传化为水，从风而水，故名风水。所谓玄府者，汗空也。汗液色玄，从空而出，以汗聚于里，故谓之玄府。府，聚也。

帝曰：水俞五十七处者，是何主也？

岐伯曰：肾俞五十七穴，积阴之所聚也，水所从出入也。尻上五行行五者，此肾俞，背部之俞凡有五行，当其中者，肾脉气所发，次两傍四行皆足太阳脉气也。故水病下为胕肿大腹，上为喘呼，水下居于肾，则腫至足而胕肿，上入于肺，则喘息贲急而大呼也。不得卧者，标本俱病，标本者，肺为标，肾为本。如此者，是肺肾俱水为病也。故肺为喘呼，肾为水肿，肺为逆不得卧，肺为喘呼气逆不得卧者，以其主呼吸故也。肾为水肿者，以其主水故也。分为相输俱受者，水气之所留也。分其居处以名之，则是气相输应。本其俱受病气，则皆是水所留也。伏兔上各二行行五者，此肾之街也，街，谓道也。腹部正俞凡有五行，侠脐两傍，则肾藏足少阴脉及冲脉气所发，次两傍则胃府足阳明脉气所发，此四行穴则伏菟之上也。三阴之所交结于脚也。踝上各一行行六者，此肾脉之下行也，名曰太冲。肾脉与冲脉并下行循足，合而盛大，故曰太冲。凡五十七穴者，皆藏之阴络，水之所客也。经所谓五十七者，然尻上五行行五，则背脊当中行督脉气所发者，脊中、悬枢、命门、腰俞、长强当其处也。次侠督脉两傍足太阳脉气所发者，有大肠俞、小肠俞、膀胱俞、中膂内俞、白环俞当其处也。又次外侠两傍足太阳脉气所发者，有胃仓、肓门、志室、胞肓、秩边当其处也。伏菟上各二行行五者，腹部正俞侠中行任脉两傍冲脉足少阴之会者，有中注、四满、气穴、大赫、横骨当其处也。次侠冲脉足少阴两傍足阳明脉气所发者，有外陵、大巨、水道、归来、气街当其处也。踝上各一行行六者，足内踝之上有足少阴阴蹻脉并循腨上行，足少阴脉有太冲、复溜、阴谷三穴，阴蹻脉有照海、交信、筑宾三穴，阴蹻既足少阴脉之别，亦可通而主之。兼此数之，犹少一穴。脊中，在第十一椎节下间，俯而取之，刺可入同身寸之五分，不可灸，令人偻。悬枢，在第十三椎节下间，伏而取之，刺可入同身寸之三分，若灸者可灸三壮。命门，在第十四椎节下间，伏而取之，刺可入同身寸之五分，若灸者可灸三壮。腰俞，在第二十一椎节下间，刺可入同身寸之二分。新校正云：按《甲乙经》及《缪刺论》注并《热穴》注俱云刺入二寸，而《刺热》注、《气府》注并此注作二分，宜从二分之说。留七呼，若灸者可灸三壮。长强，在脊骶端，督脉别络，少阴所结，刺可入同身寸之二分，留七呼，若灸者，可灸三壮。此五穴者，并督脉气所发也。新校正云：详王氏云少一穴，按《气府论》注十二椎节下有阳关一穴，若通数阳关，则不少矣。次侠督脉两傍，大肠俞，在第十六椎下侠督脉两傍，去督脉各同身寸之一寸半，刺可入同身寸之三分，留六呼，若灸者可灸三壮。小肠俞，在第十八椎下两傍，相去及刺灸分壮法如大肠俞。膀胱俞，在第十九椎下两傍，相去及刺灸分壮法如大肠俞。中膂内俞，在第二十椎下两傍，相去及刺灸分壮法如大肠俞，侠脊膂肺起肉，留十呼。白环俞，在第二十一椎下两傍，相去如大肠俞，伏而取之，刺可入同身寸之五分，若灸者可灸三壮。新校正云：按《甲乙经》云：刺可入八分，不可灸。此五穴者，并足太阳脉气所发，所谓肾俞者，则此也。又次外两傍，胃仓，在第十二椎下两傍，相去各同身寸之三寸，刺可入同身寸之五分，若灸者可灸三壮。肓门，在第十三椎下两傍，相去及刺灸分壮法如胃仓。志室，在第十四椎下两傍，相去及刺灸分壮法如胃仓，正坐取之。胞肓，在第十九椎下两傍，相去及刺灸分壮法如胃仓，伏而取之。秩边，在第二十一椎下两傍，相去及刺灸分壮法如胃仓，伏而取之。此五穴者，并足太阳脉气所发也。次伏兔上两行，中注在脐下同身寸之五分两傍，相去任脉各同身寸之五分。新校正云：按《甲乙经》同《气府》注云侠中行方一寸，文异而义同。四满，在中注下同身寸之一寸，气穴在四满下同身寸之一寸，大赫，在气穴下同身寸之一寸，横骨在大赫下同身寸之一寸，各横相去同身寸之一寸，并冲脉足少阴之会，刺可入同身寸之一寸，若灸者可灸五壮。次外两傍穴，外陵，在脐下同身寸之一寸，新校正云：按《气府论》注云：外陵在天枢下一寸。与此正同。两傍，去冲脉各同身寸之一寸半，大巨，在外陵下同身寸之一寸，水道，在大巨下同身寸之三寸，归来，在水道下同身寸之三寸，气街，在归来下，新校正云：按《气府》注、《刺热》注、《热穴》注云：在腹脐下横骨两端鼠䠡上一寸。《刺禁》注云：在腹下侠脐两傍相去四寸，鼠仆上一寸动脉应手。《骨空》注云：在毛际两傍，鼠䠡上。诸注不同，今备录之。鼠䠡上同身寸之一寸，各横相去同身寸之二寸，此五穴者并足阳明脉气所发，水道，刺可入同身寸之二寸半，若灸者可灸五壮。气街，刺可入同身寸之三分，留七呼，若灸者可灸三壮。余三穴并刺可入同身寸之八分，若灸者并可五壮。所谓肾之街者，则此也。踝上各一行行六者，大钟，在足内踝后街中，新校正云：按《甲乙经》云：跟后冲中，《刺疟》注、《刺腰痛》注作跟后街中动脉，此云内踝后，此注非。足少阴络别走太阳者，刺可入同身寸之二分，留三呼，若灸者可灸三壮。复溜，在内踝上同身寸之二寸陷中，足少阴脉之所行也。刺可入同身寸之三分，留三呼，若灸者可灸五壮。照海，在内踝下，刺可入同身寸之四分，留六呼，若灸者可灸三壮。交信，在内踝上同身寸之二寸，少阴前太阴后筋骨间，阴跷之郄，刺可入同身寸之四分，留五呼，若灸者可灸三壮。筑宾，在内踝上腨分中，阴维之郄，刺可入同身寸之三分，若灸者可灸五壮。阴谷，在膝下内辅骨之后，大筋之下，小筋之上，按之应手，屈膝而得之，足少阴脉之所入也，刺可入同身寸之四分，若灸者可灸三壮。所谓肾经之下行名曰太冲者，则此也。

帝曰：春取络脉分肉何

也？岐伯曰：春者木始治，肝气始生，肝气急，其风疾，经脉常深，其气少，不能深入，故取络脉分肉间。

帝曰：夏取盛经分腠何也？

岐伯曰：夏者火始治，心气始长，脉瘦气弱，阳气留溢，新校正云：按别本留一作流。热熏分腠，内至于经，故取盛经分腠，绝肤而病去者，邪居浅也。绝，谓绝破，令病得出也。所谓盛经者，阳脉也。

帝曰：秋取经俞何也？岐伯曰：秋者金始治，肺将收杀，三阴已升，故渐将收杀。金将胜火，阳气在合，金王火衰，故云金将胜火。阴气初胜，湿气及体，以渐于雨湿雾露，故云湿气及体。阴气未盛，未能深入，故取俞以泻阴邪，取合以虚阳邪，阳气始衰，故取于合。新校正云：按皇甫士安云：是谓始秋之治变。

帝曰：冬取井荥何也？岐伯曰：冬

者水始治，肾方闭，阳气衰少，阴气坚盛，巨阳伏沉，阳脉乃去，去，谓下去。故取井以下阴逆，取荥以实阳气。新校正云：按全元起本实作遣。《甲乙经》《千金方》作通。故曰：冬取井荥，春不鼽衄，新校正云：按皇甫士安云是谓末冬之治变。此之谓也。新校正云：按此与《四时刺逆从论》及《诊要经终论》义颇不同，与《九卷》之义相通。

帝曰：夫子言治热病五十九俞，余论其意，未能领别其处，愿闻其处，因闻其意。

岐伯曰：头上五行行五者，以越诸阳之热逆也，头上五行者，当中行谓上星、囟会、前顶、百会、后顶，次两傍谓五处、承光、通天、络却、玉枕，又次两傍谓临泣、目窗、正营、承灵、脑空也。上星，在颅上直鼻中央，入发际同身寸之一寸陷者中容豆，刺可入同身寸之三分。囟会，在上星后同身寸之一寸陷者中，刺可入同身寸之四分。前顶，在囟会后同身寸之一寸五分骨间陷者中，刺如囟会法。百会，在前顶后同身寸之一寸五分，顶中央旋毛中陷容指，督脉足太阳脉之交会，刺如上星法。后顶，在百会后同身寸之二寸五分枕骨上，刺如囟会法。然是五者皆督脉气所发也，上星留六呼，若灸者并可灸五壮。次两傍穴，五处在上星两傍同身寸之一寸五分，承光，在五处后同身寸之一寸,通天,在承光后同身寸之一寸五分,络却在通天后同身寸之一寸五分,玉枕,在络却后同身寸之七分,然是五者并足太阳脉气所发,刺可入同身寸之三分,五处、通天各留七呼,络却留五呼,玉枕留三呼,若灸者可灸三壮。新校正云:按《甲乙经》承光不灸,玉枕刺入二分。又次两傍,临泣,在头直目上入发际,同身寸之五分,足太阳少阳阳维三脉之会,目窗、正营递相去同身寸之一寸,承灵、脑空递相去同身寸之一寸五分,然是五者并足少阳阳维二脉之会,脑空一穴,刺可入同身寸之四分,余并可刺入同身寸之三分,临泣留七呼,若灸者可灸五壮。大杼、膺俞、缺盆、背俞,此八者,以泻胸中之热也,大杼在项第一椎下两傍,相去各同身寸之一寸半陷者中,督脉别络手足太阳三脉气之会,刺可入同身寸之三分,留七呼,若灸者可灸五壮。新校正云:按《甲乙经》并《气穴》注作七壮,《刺疟》注、《刺热》注作五壮。膺俞者,膺中之俞也,正名中府,在胸中行两傍,相去同身寸之六寸,云门下一寸,乳上三肋间动脉应手陷者中,仰而取之,手足太阴脉之会,刺可入同身寸之三分,留五呼,若灸者可灸五壮。缺盆在肩上横骨陷者中,手阳明脉气所发,刺可入同身寸之二分,留七呼,若灸者可灸三壮。背俞即风门热府俞也,在第二椎下两傍,各同身寸之一寸三分,督脉足太阳之会,刺可入同身寸之五分,留七呼,若灸者可灸五壮。今《中诰孔穴图经》虽不名之,既曰风门热府,即治热之背俞也。新校正云:按王氏注《刺热论》云背俞未详何处,注此指名风门热府,注《气穴论》以大杼为背俞,三经不同者,盖亦疑之者也。气街、三里、巨虚上、下廉，此八者，以泻胃中之热也；气街在腹脐下横骨两端，鼠鼷上同身寸之一寸动脉应手，足阳明脉气所发，刺可入同身之三分，留七呼，若灸者可灸三壮。新校正云：按气街诸注不同，具前《水穴》注中。三里在膝下同身寸之三寸，骱外廉两筋肉分间，足阳明脉之所入也。刺可入同身寸之一寸，留七呼，若灸者可灸三壮。巨虚上廉，足阳明与大肠合，在三里下同身寸之三寸，足阳明脉气所发，刺可入同身寸八分，若灸者可灸三壮。巨虚下廉，足阳明与小肠合，在上廉下同身寸之三寸，足阳明脉气所发，刺可入同身寸之三分，若灸者可灸三壮也。云门、髃骨、委中、髓空，此八者，以泻四支之热也；云门在巨骨下，胸中行两傍，相去同身寸之六寸，动脉应手，足太阴脉气所发，新校正云：按《甲乙经》同《气穴》注作手太阴，《刺热》注亦作手太阴。举臂取之，刺可入同身寸之七分，若灸者可灸五壮。验今《中诰孔穴图经》无髃骨穴，有肩髃穴，穴在肩端两骨间，手阳明蹻脉之会，刺可入同身寸之六分，留六呼，若灸者可灸三壮。委中在足膝后屈处，腘中央约文中动脉，足太阳脉之所入也，刺可入同身寸之五分，留七呼，若灸者可灸三壮。按今《中诰孔穴图经》云：腰俞穴一名髓空，在脊中第二十一椎节下，主汗不出，足清不仁，督脉气所发也，刺可入同身寸之二寸，留七呼，若灸者可灸三壮。新校正云：详腰俞刺入二寸当作二分，已具前《水穴》注中。五藏俞傍五，此十者，以泻五藏之热也。俞傍五者，谓魄户、神堂、魂门、意舍、志室五穴，侠脊两傍各相去同身寸之三寸，并足太阳脉气所发也。魄户在第三椎下两傍，正坐取之，刺可入同身寸之五分，若灸者可灸五壮，神堂在第五椎下两傍，刺可入同身寸之三分，若灸者可灸五壮。魂门在第九椎下两傍，正坐取之，刺可入同身寸之五分，若灸者可灸三壮。意舍在第十一椎下两傍，正坐取之，刺可入同身寸之五分，若灸者可灸三壮。志室在第十四椎下两傍，正坐取之，刺可入同身寸之五分，若灸者可灸五壮也。凡此五十九穴者，皆热之左右也。

帝曰：人伤于寒而传为热何也？

岐伯曰：夫寒盛则生热也。寒气外凝，阳气内郁，腠理坚致，元府闭封，致则气不宣通，封则湿气内结，中外相薄，寒盛热生，故人伤于寒转而为热，汗之而愈，则外凝内郁之理可知，斯乃新病数日者也。

重广补注黄帝内经素问卷第十五

骨空论　膊 音博　楗 音健　䪼 若结切

水热穴论 菀 音兔　閟 音秘　溜 力救切　䐃 音奚　緻 驰二切

重广补注黄帝内经素问卷第十五

启玄子次注林亿孙奇高宝衡等奉敕校正孙兆重改误

调经论篇第六十二

新校正云：按全元起本在第一卷。

黄帝问曰：余闻刺法言，有余泻之，不足补之，何谓有余？何谓不足？

岐伯对曰：有余有五，不足亦有五，帝欲何问？

帝曰：愿尽闻之。岐伯曰：神有余有不足，气有余有不足，血有余有不足，形有余有不足，志有余有不足，凡此十者，其气不等也。神属心，气属肺，血属肝，形属脾，志属肾，以各有所宗，故不等也。

帝曰：人有精气津液，四支九窍，五藏十六部，三百六十五节，乃生百病，百病之生，皆有虚实。今夫子乃言有余有五，不足亦有五，何以生之乎？

《针经》曰：两神相薄，合而成形，常先身生，是谓精。上焦开发，宣五谷味，熏肤充身泽毛，若雾露之溉，是谓气。腠理发泄，汗出腠理，是谓津。液之渗于空窍，留而不行者，为液也。十六部者，谓手足二，九窍九，五藏五，合为十六部也。三百六十五节者，非谓骨节，是神气出入之处也。《针经》曰：所谓节之交，三百六十五会，皆神气出入游行之所，非骨节也。言人身所有则多，所举则少，病生之数，何以论之？

岐伯曰：皆生于五藏也。谓五神藏也。夫心藏神，肺藏气，肝藏血，脾藏肉，肾藏志，而此成形。言所以病皆生于五藏者何哉？以内藏五神而成形也。志意通，内连骨髓，而成身形五藏。志意者，通言五神之大凡也。骨髓者，通言表里之成化也。言五神通泰，骨髓化成，身形既立，乃五藏互相为有矣。新校正云：按《甲乙经》无五藏二字。五藏之道，皆出于经隧，以行血气，血气不和，百病乃变化而生，是故守经隧焉。隧，潜道也。经脉伏行而不见，故谓之经隧焉。血气者人之神，邪侵之则血气不正，血气不正，故变化而百病乃生矣。然经脉者，所以决死生，处百病，调虚实，故守经隧焉。新校正云：按《甲乙经》经隧作经渠，义各通。

帝曰：神有余不足何如？岐伯曰：神有

余则笑不休，神不足则悲。心之藏也。《针经》曰：心藏脉，脉舍神，心气虚则悲，实则笑不休也。悲，一为忧，误也。新校正云：详王注云：悲，一为忧，误也。按《甲乙经》及《太素》并全元起注本并作忧。皇甫士安云：心虚则悲，悲则忧，心实则笑，笑则喜。夫心之与肺，脾之与心，互相成也。故喜发于心，而成于肺，思发于脾，而成于心，一过其节则二藏俱伤。杨上善云：心之忧，在心变动也。肺之忧，在肺之志。是则肺主秋，忧为正也。心主于夏，变而生忧也。血气未并，五藏安定，邪客于形，洒淅起于毫毛，未入于经络也，故命曰神之微。并，谓并合也。未与邪合，故曰未并也。洒淅，寒貌也，始起于毫毛，尚在于小络，神之微病，故命曰神之微也。新校正云：按《甲乙经》洒淅作悽厥。《太素》作㴋沂。杨上善云：㴋，毛孔也，水逆流曰沂，谓邪气入于腠理，如水逆流于㴋。

帝曰：补泻奈何？岐伯曰：神有余，则泻其小络之血，出血勿之深斥，无中其大经，神气乃平。邪入小络，故可泻其小络之脉出其血，勿深推针，针深则伤肉也。以邪居小络，故不欲令针中大经也。络血既出，神气自平。斥，推也。小络，孙络也。《针经》曰：经脉为里，支而横者为络，络之别者为孙络。平，谓平调也。新校正云：详此注引《针经》曰与《三部九候论》注两引之，在彼云《灵枢》，而此曰《针经》，则王氏之意指《灵枢》为《针经》也。按今《素问》注中引《针经》者多《灵枢》之文，但以《灵枢》今不全,故未得尽知也。神不足者,视其虚络,按而致之,刺而利之,无出其血,无泄其气,以通其经,神气乃平。但通经脉令其和利,抑按虚络令其气致,以神不足,故不欲出血及泄气也。新校正云:按《甲乙经》按作切,利作和。

帝曰:刺微奈何?覆前初起于毫毛,未入于经络者。岐伯曰:按摩勿释,著针勿斥,移气于不足,神气乃得复。按摩其病处,手不释散,著针于病处,亦不推之,使其入神气内朝于针,移其入神气令自充足,则微病自去,神气乃得复常。新校正云:按《甲乙经》及《太素》云移气于足,无不字。杨上善云:按摩,使气至于踵也。

帝曰:善。有余不足奈何?岐伯曰:气有余则喘咳上气,不足则息利少气。肺之藏也。肺藏气,息不利则喘。《针经》曰:肺气虚,则鼻息利少气,实则喘喝胸凭仰息也。血气未并,五藏安定,皮肤微病,命曰白气微泄。肺合脾,其色白,故皮肤微病,命曰白气微泄。

帝曰:补泻奈何?岐伯曰:气有余,则泻其经隧,无伤其经,无出其血,无泄其气;不足则补其经隧，无出其气。气，谓荣气也。针泻若伤其经，则血出而荣气泄脱，故不欲出血泄气，但泻其卫气而已。针补则又宜谨闭穴俞，然其卫气亦不欲泄之。新校正云：按杨上善云：经隧者，手太阴之别，从手太阴走手阳明，乃是手太阴向手阳明之道，欲道藏府阴阳，故补泻皆从正经，别走之络，泻其阴经，别之路，不得伤其正经也。

帝曰：刺微奈何？复前白气微泄者。岐伯曰：按摩勿释，出针视之，曰我将深之，适人必革，精气自伏，邪气散乱，无所休息，气泄腠理，真气乃相得。亦谓按摩其病处也。革，皮也。我将深之，适人必革者，谓其深而浅刺之也。如是胁从，则人怀惧色，故精气潜伏也。以其调适于皮，精气潜伏，邪无所据，故乱散而无所休息，发泄于腠理也。邪气既泄，真气乃与皮腠相得矣。新校正云：按杨上善云：革，改也。夫人闻乐至，则身心忻悦，闻痛及体情必改异，忻悦则百体俱纵，改革则情志必拒，拒则邪气消伏。

帝曰：善。血有余不足奈何？岐伯曰：血有余则怒，不足则恐。肝之藏也。《针经》曰：肝藏血，肝气虚则恐，实则怒。新校正云：按全元起本恐作悲。《甲乙经》及《太素》并同。血气未并，五藏安定，孙络水溢，则经有留血。络有邪，盛则入于经，故云孙络外溢，则经有留血。

帝曰：补泻奈何？岐伯曰：血有余，则泻其盛经出其血。不足，则视其虚经内针其脉中，久留而视。新校正云：按《甲乙经》云：久留之血至。《太素》同。脉大，疾出其针，无令血泄。脉盛满则血有余，故出之。经气虚则血不足，故无令血泄也。久留疾出，是谓补之。《针解篇》曰：徐而疾则实。义与此同。

帝曰：刺留血奈何？岐伯曰：视其血络，刺出其血，无令恶血得入于经，以成其疾。血络满者，刺按出之，则恶色之血，不得入于经脉。

帝曰：善。形有余不足奈何？岐伯曰：形有余则腹胀，泾溲不利，不足则四支不用。脾之藏也。《针经》曰：脾气虚则四支不用，五藏不安；实则腹胀泾溲不利。泾，大便。溲，小便也。新校正云：按杨上善云泾作经。妇人月经也。血气未并，五藏安定，肌肉蠕动，命曰微风。邪薄肉分，卫气不通，阳气内鼓，故肉蠕动。新校正云：按全元起本及《甲乙经》蠕作溢。《太素》作濡。

帝曰：补泻奈何？岐伯曰：形有余则泻其阳经，不足则补其阳络。并胃之经络。

帝曰：刺微奈何？岐伯曰：取分肉间，无中其经，无伤其络，卫气得复，邪气乃索。卫气者，所以温分肉而充皮肤，肥腠理而司开阖，故肉蠕动即取分肉间。但开肉分以出其邪，故无中其经，无伤其络，卫气复旧而邪气尽。索，散尽也。

帝曰：善。志有余不足奈何？岐伯曰：志有余则腹胀飧泄，不足则厥。肾之藏也。《针经》曰：肾藏精，精含志，肾气虚则厥，实则胀。胀，谓胀起。厥，谓逆行上冲也。足少阴脉下行，今气不足，故随冲脉逆行而上冲也。血气未并，五藏安定，骨节有动。肾合骨，故骨有邪薄，则骨节叚动，或骨节之中，如有物鼓动之也。

帝曰：补泻奈何？

岐伯曰：志有余则泻然筋血者，新校正云：按《甲乙经》及《太素》云：泻然筋血者，出其血。杨上善云：然筋，当是然谷下筋。再详诸处引然谷者，多云然骨之前血者，疑少骨之二字，前字误作筋字。不足则补其复溜。然，谓然谷，足少阴荥也，在内踝之前大骨之下陷者中，血络盛则泄之，其刺可入同身寸之三分，留三呼，若灸者可灸三壮。复溜，足少阴经也，在内踝上同身寸之二寸陷者中，刺可入同身寸之三分，留三呼，若灸者可灸五壮。

帝曰：刺未并奈何？岐伯曰：即取之，无中其经，邪所乃能立虚。不求穴俞，而直取居邪之处，故云即取之。新校正云：按《甲乙经》邪所作以去其邪。

帝曰：善。余已闻虚实之形，不知其何以生？

岐伯曰：气血以并，阴阳相倾，气乱于卫，血逆于经，血气离居，一实一虚。卫行脉外，故气乱于卫。血行经内，故血逆于经，血气不和，故一虚一实。血并于阴，气并于阳，故为惊狂；气并于阳，则阳气外盛，故为惊狂。血并于阳，气并于阴，乃为炅中；气并于阴，则阳气内盛，故为热中。炅，热也。血并于上，气并于下，心烦悗善怒，血并于下，气并于上，乱而喜忘。上，谓膈上。下，谓膈下。

帝曰：血并于阴，气并于阳，如是血气离居，何者为实？何者为虚？

岐伯曰：血气者，喜温而恶寒，寒则泣不能流，温则消而去之，泣，谓如雪在水中，凝住而不行去也。是故气之所并为血虚，血之所并为气虚。气并于血则血少，故血虚。血并于气则气少，故气虚。

帝曰：人之所有者，血与气耳。今夫子乃言血并为虚，气并为虚，是无实乎？

岐伯曰：有者为实，无者为虚，气并于血则血无，血并于气则气无。故气并则无血，血并则无气，今血与气相失，故为虚焉。气并于血，则血失其气。血并于气，则气失其血，故曰血与气相失。络之与孙脉俱输于经，血与气并，则为实焉。血之与气并走于上，则为大厥，厥则暴死，气复反则生，不反则死。

帝曰：实者何道从来？虚者何道从去？虚实之要，愿闻其故。

岐伯曰：夫阴与阳，皆有俞会，阳注于阴，阴满之外，阴阳匀平，以充其形，九候若一，命曰平人。平人，谓平和之人。夫邪之生也，或生于阴，或生于阳。其生于阳者，得之风雨寒暑，其生于阴者，得之饮食居处，阴阳喜怒。

帝曰：风雨之伤人奈何？

岐伯曰：风雨之伤人也，先客于皮肤，传入于孙脉，孙脉满则传入于络脉，络脉满则输于大经脉，血气与邪并客于分腠之间，其脉坚大，故曰实。实者外坚充满，不可按之，按之则痛。

帝曰：寒湿之伤人奈何？

岐伯曰：寒湿之中人也，皮肤不收，新校正云：按全元起云：不收，不仁也。《甲乙经》及《太素》云皮肤收，无不字。肌肉坚紧，荣血泣，卫气去，故曰虚。虚者聂辟气不足，按之则气足以温之，故快然而不痛。聂，谓聂皱。辟，谓辟叠也。新校正云：按《甲乙经》作摄辟，《太素》作摄辟。

帝曰：善。阴之生实奈何？实，谓邪气盛也。

岐伯曰：喜怒不节，则阴气上逆，上逆则下虚，下虚则阳气走之，故曰实矣。新校正云：按《经》云：喜怒不节，则阴气上逆。疑剩喜字。

帝曰：阴之生虚奈何？虚，谓精气夺也。岐伯曰：喜则气下，悲则气消，消则脉虚空，因寒饮食，寒气熏满，新校正云：按《甲乙经》作动藏。则血泣气去，故曰虚矣。

帝曰：经言，阳虚则外寒，阴虚则内热，阳盛则外热，阴盛则内寒，余已闻之矣，不知其所由然也。经言，谓上古经言也。

岐伯曰：阳受气于上焦，以温皮肤分肉之间，令寒气在外，则上焦不通，上焦不通，则寒气独留于外，故寒慄。慄，谓振慄也。

帝曰：阴虚生内热奈何？

岐伯曰：有所劳倦，形气衰少，谷气不盛，上焦不行，下脘不通。新校正云：按《甲乙经》作下焦不通。胃气热，热气熏胸中，故内热。甚用其力，致劳倦也。贪役不食，故谷气不盛也。

帝曰：阳盛生外热

奈何?

岐伯曰:上焦不通利,则皮肤致密,腠理闭塞,玄府不通,新校正云:按《甲乙经》及《太素》无玄府二字。卫气不得泄越,故外热。外伤寒毒,内薄诸阳,寒外盛则皮肤收,皮肤收则腠理密,故卫气稽聚,无所流行矣。寒气外薄,阳气内争,积火内燔,故生外热也。

帝曰:阴盛生内寒奈何?

岐伯曰:厥气上逆,寒气积于胸中而不泻,不泻则温气去,寒独留,则血凝泣,凝则脉不通,新校正云:按《甲乙经》作腠理不通。其脉盛大以涩,故中寒。温气,谓阳气也。阴逆内满,则阳气去于皮外也。

帝曰:阴与阳并,血气以并,病形以成,刺之奈何?

岐伯曰:刺此者,取之经隧,取血于营,取气于卫,用形哉,因四时多少高下。营主血,阴气也。卫主气,阳气也。夫行针之道,必先知形之长短,骨之广狭,循《三备》法通计身形,以施分寸,故曰用形也。四时多少高下,具在下篇。

帝曰:血气以并,病形以成,阴阳相倾,补泻奈何?岐伯曰：泻实者气盛乃内针，针与气俱内，以开其门，如利其户；针与气俱出，精气不伤，邪气乃下，外门不闭，以出其疾，摇大其道，如利其路，是谓大泻，必切而出，大气乃屈。言欲开其穴，而泄其气也。切，谓急也，言急出其针也。《针解篇》曰：疾而徐则虚者，疾出针而徐按之也。大气，谓大邪气也。屈，谓退屈也。

帝曰：补虚奈何？

岐伯曰：持针勿置，以定其意，候呼内针，气出针入，针空四塞，精无从去，方实而疾出针，气入针出，热不得还，闭塞其门，邪气布散，精气乃得存，动气候时，新校正云：按《甲乙经》作动无后时。近气不失，远气乃来，是谓追之。言但密闭穴俞，勿令其气散泄也。近气，谓已至之气。远气，谓未至之气也。欲动经气而为补者，皆必候水刻气之所在而刺之，是谓得时而调之。追，言补也。《针经》曰：追而济之，安得无实。则此谓也。

帝曰：夫子言虚实者有十，生于五藏，五藏

五脉耳。夫十二经脉皆生其病，新校正云：按《甲乙经》云：皆生百病。《太素》同。今夫子独言五藏，夫十二经脉者，皆络三百六十五节，节有病必被经脉，经脉之病，皆有虚实，何以合之？

岐伯曰：五藏者，故得六府与为表里，经络支节，各生虚实，其病所居，随而调之。从其左右经气支节而调之。病在脉，调之血；脉者血之府，脉实血实，脉虚血虚，由此脉病而调之血也。新校正云：按全元起本及《甲乙经》云：病在血，调之脉。病在血，调之络，血病则络脉易，故调之于络也。病在气，调之卫；卫主气，故气病而调之卫也。病在肉，调之分肉；候寒热而取之。病在筋，调之筋；适缓急而刺熨之。病在骨，调之骨，察轻重而调之。燔针劫刺其下及与急者；调筋法也。筋急则烧针而劫刺之。病在骨，焠针药熨；调骨法也。焠针，火针也。病不知所痛，两蹻为上；两蹻，谓阴阳蹻脉。阴蹻之脉，出于照海。阳蹻之脉，出于申脉。申脉在足外踝下陷者

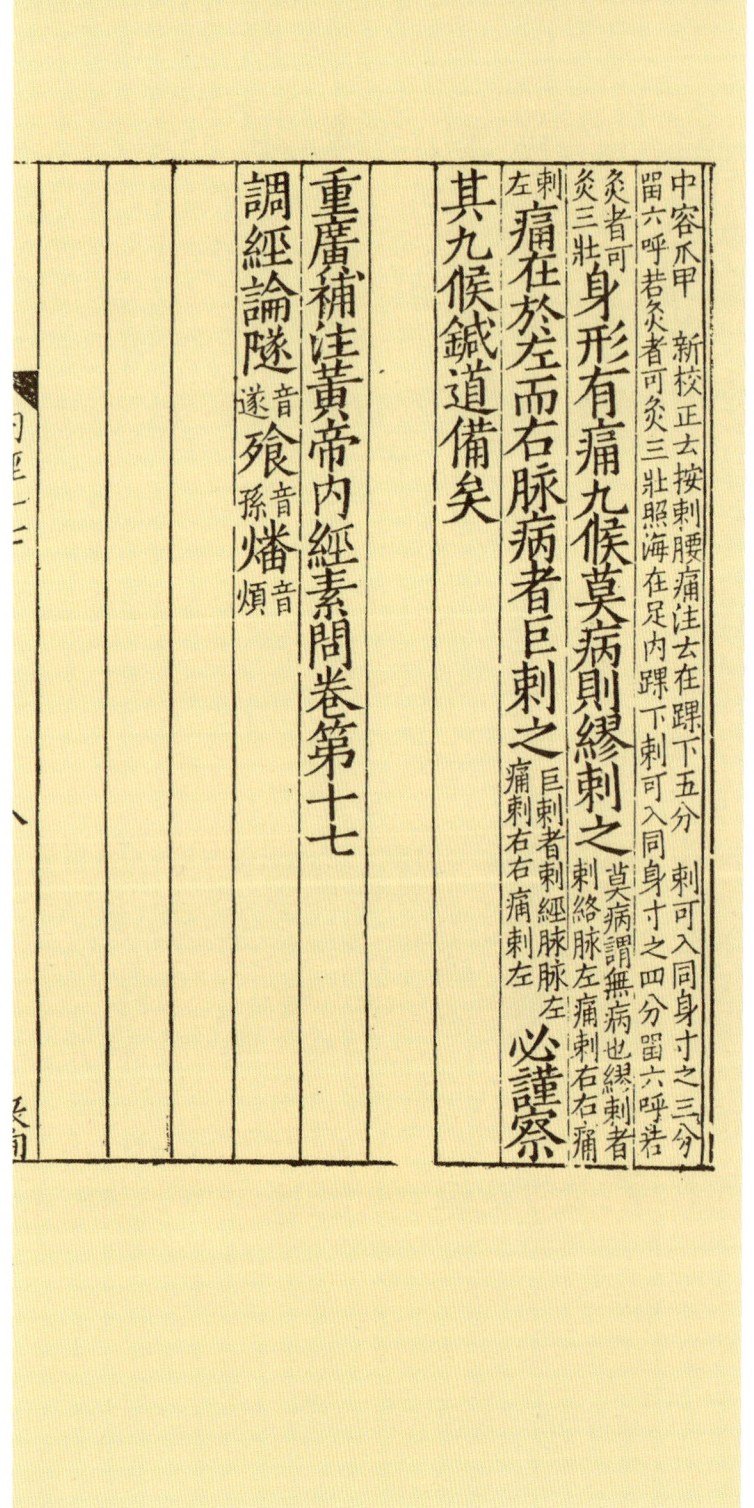

中容爪甲，新校正云：按《刺腰痛》注云：在踝下五分。刺可入同身寸之三分，留六呼，若灸者可灸三壮。照海在足内踝下，刺可入同身寸之四分，留六呼，若灸者可灸三壮。身形有痛，九候莫病，则缪刺之；莫病，谓无病也。缪刺者，刺络脉，左痛刺右，右痛刺左。痛在于左而右脉病者，巨刺之。巨刺者，刺经脉。左痛刺右，右痛刺左。必谨察其九候，针道备矣。

重广补注黄帝内经素问卷第十七

调经论　隧 音遂　飧 音孙　燔 音烦

重广补注黄帝内经素问卷第十八

启玄子次注林亿孙奇高宝衡等奉敕校正孙兆重改误

缪刺论　四时刺逆从论　标本病传论

缪刺论篇第六十三

新校正云：按全元起本在第二卷

黄帝问曰：余闻缪刺，未得其意，何谓缪刺？缪刺，言所刺之穴，应用如纰缪纲纪也。

岐伯对曰：夫邪之客于形也，必先舍于皮毛，留而不去入舍于孙脉，留而不去入舍于络脉，留而不去入舍于经脉，内连五藏，散于肠胃，阴阳俱感，五藏乃伤，此邪之从皮毛而入，极于五藏之次也，如此则治其经焉。今邪客于皮毛，入舍于孙络，留而不去，闭塞不通，不得入于经，流溢于大络，而生奇病也。病在血络，是谓奇邪。新校正云：按全元起云：大络，十五络也。夫邪客大络者，左注右，右注左，上下左右与经相干，而布于四末，其气无常处，不入于经俞，命曰缪刺。四末，谓四支也。

帝曰：愿闻缪刺，以左取右以右取左，奈何？其与巨刺何以别之？

岐伯曰：邪客于经，左盛则右病，右盛则左病，亦有移易者，新校正云：按《甲乙经》作病易且移。左痛未已而右脉先病，如此者，必巨刺之，必中其经，非络脉也。先病者，谓彼痛未止，而此先病以承之。故络病者，其痛与经脉缪处，故命曰缪刺。络，谓正经之傍支，非正别也，亦兼公孙、飞扬等之别络也。新校正云：按王氏云非正别也。按本论邪客足太阴络，令人腰痛注引从髀合阳明，上络嗌，贯舌中。乃太阴之正也，亦是兼脉之正，安得谓之非正别也？

帝曰：愿闻缪刺奈何？取之何如？

岐伯曰：邪客于足少阴之络，令人卒心痛，暴胀，胸胁支满，以其络支别者，并正经从肾上贯肝膈，走于心包，故邪客之，则病如是。无积者，刺然骨之前出血，如食顷而已。然骨之前，然谷穴也，在足内踝前起大骨下陷者中，足少阴荥也。刺可入同身寸之三分，留三呼，若灸者可灸三壮，刺此多见血，令人立饥欲食。不已，左取右，右取左，言痛在左，取之右，痛在右，取之左，余如此例。病新发者，取五日已。素有此病而新发，先刺之，五日乃尽已。

邪客于手少阳之络，令人喉痹舌卷，口干心烦，臂外廉痛，手不及头，以其脉循手表出臂外，上肩入缺盆，布膻中，散络心包；其支者，从膻中上出缺盆上项，又心主其舌，故病如是。刺手中指次指爪甲上，去端如韭叶各一痏，谓关冲穴，少阳之井也，刺可入同身寸之一分，留三呼，若灸者可灸三壮。左右手皆刺之，故言各一痏。痏，疮也。新校正云：按《甲乙经》关冲穴出手小指次指之端，今言中指者，误也。壮者立已，老者有顷已，左取右，右取左，此新病数日已。

邪客于足厥阴之络，令人卒疝暴痛，以其络去内踝上同身寸之五寸，别走少阳，其支别者，循胫上睾结于茎，故令人卒疝暴痛。睾，阴丸也。刺足大指爪甲上，与肉交者各一痏，谓大敦穴，足大指之端，去爪甲角如韭叶，厥阴之井也，刺可入同身寸之三分，留十呼，若灸者可灸三壮。男子立已，女子有顷已，左取右，右取左。

邪客于足太阳之络，令人头项肩痛，以其经之正者，从脑出别下项；支别者，从髆内左右别下。又其络自足上行，循背上头，故项头肩痛也。新校正云：按《甲乙经》云：其支者，从巅入络脑，还出别下项。王氏云经之正者，正当作支。刺足小指爪甲上，与肉交者各一痏，立已，谓至阴穴，太阳之井也，刺可入同身寸之一分，留五呼，若灸者可灸三壮。新校正云：按《甲乙经》云：在足小指外侧，去爪甲角如韭叶。不已，刺外踝下三痏，左取右，右取左，如食顷已。谓金门穴，足太阳郄也，在外踝下，刺可入同身寸之三分，若灸者可灸三壮。

邪客于手阳明之络，令人气满胸中，喘息而支胠，胸中热，以其经自肩端入缺盆，络脉；其支别者，从缺盆中直而上颈，故病如是。刺手大指次指爪甲上，去端如韭叶各一痏，左取右，右取左，如食顷已。谓商阳穴，手阳明之井也，刺可入同身寸之一分，留一呼，若灸者可灸一壮。新校正云：按《甲乙经》云：商阳在手大指次指内侧，去爪甲角如韭叶。

邪客于臂掌之间，不可得屈，刺其踝后，新校正云：按全元起云：是人手之本节踝也。先以指按之痛，乃刺之，以月死生为数，月生一日一痏，二日二痏，十五日十五痏，十六日十四痏。随日数也。月半已前谓之生，月半以后谓之死，亏满而异也。

邪客于足阳跷之脉，令人目痛从内眦始，以其脉起于足，上行至头而属目内眦，故病令人目痛从内眦始也。何以明之？《八十一难经》曰：阳跷脉者，起于跟中，循外踝上行，入风池。《针经》曰：阴跷脉入鼽属目内眦，合于太阳阳跷而上行。寻此则至于目内眦也。刺外踝之下半寸所各二痏，谓申脉穴，阳跷之所生也，在外踝下陷者中，容爪甲，刺可入同身寸之三分，留六呼，若灸者可灸三壮。新校正云：详《刺腰痛》注云外踝下五分。左刺右，右刺左，如行十里顷而已。

人有所

堕坠，恶血留内，腹中满胀，不得前后，先饮利药，此上伤厥阴之脉，下伤少阴之络，刺足内踝之下，然骨之前血脉出血，此少阴之络也。新校正云：详血脉出血，脉字疑是络字。刺足跗上动脉，谓冲阳穴，胃之原也，刺可入同身寸之三分，留十呼，若灸者可灸三壮。主腹大不嗜食。以腹胀满，故尔取之。不已，刺三毛上各一痏，见血立已，左刺右，右刺左。谓大敦穴，厥阴之井也。善悲惊不乐，刺如右方。善悲惊不乐，亦如上法刺之。

邪客于手阳明之络，令人耳聋，时不闻音，以其经支者，从缺盆上颈贯颊，又其络支别者，入耳会于宗脉，故病令人耳聋，时不闻声。刺手大指次指爪甲上去端如韭叶各一痏，立闻，亦同前阳穴。不已，刺中指爪甲上与肉交者立闻，谓中冲穴，手心主之井也，在手中指之端，去爪甲如韭叶陷者中，刺可入同身寸之一分，留三呼，若灸者可灸三壮。古经脱简，无络可寻之。恐是刺小指爪甲上，与肉交者也。何以言之？下文云，手少阴络会于耳中也。若小指之端，是谓少冲，手少阴之井，刺可入同身寸之一分，留一呼，若灸者可灸一壮。新校正云：按王氏云恐是小指爪甲上少冲穴。按《甲乙经》 手心主之正，上循喉咙，出耳后，合少阳完骨之下。如是则安得不刺中冲，而疑为少冲也？其不时闻者，不可刺也。不时闻者，络气已绝，故不可刺。耳中生风者，亦刺之如此数，左刺右，右刺左。

凡痹往来行无常处者，在分肉间痛而刺之，以月死生为数，用针者，随气盛衰，以为痏数，针过其日数则脱气，不及日数则气不写，左刺右，右刺左，病已止；不已，复刺之如法。言所以约月死生为数者何？以随气之盛衰也。月生一日一痏，二日二痏，渐多之，十五日十五痏，十六日十四痏，渐少之。如是刺之，则无过数，无不及也。

邪客于足阳明之经，令人鼽衄上齿寒，以其脉起于鼻，交頞中，下循鼻外，入上齿中，还出侠口环唇，下交承浆，却循颐后下廉，出大迎，循颊车，上耳前，故病令人鼽衄上齿寒也。复以其脉左右交于面部，故举经脉之病，以明缪处之类，故下文云：新校正云：按全元起本与《甲

《乙经》阳明之经作阳明之络。刺足中指次指爪甲上，与肉交者各一痏，左刺右，右刺左。中当为大，亦传写中大之误也。据《灵枢经》《孔穴图经》中指次指爪甲上无穴，当言刺大指次指爪甲上，乃厉兑穴，阳明之井，不当更有次指二字也，厉兑者刺可入同身寸之一分，留一呼，若灸者可灸一壮。新校正云：按《甲乙经》云：刺足中指爪甲上。无次指二字。盖以大指次指为中指，义与王注同。下文云足阳明中指爪甲上。亦谓此穴也。厉兑在足大指次指之端，去爪甲角如韭叶。

邪客于足少阳之络，令人胁痛不得息，咳而汗出，以其脉支别者从目锐眦下大迎，合手少阳于頞，下加颊车，下颈合缺盆，以下胸中，贯膈络肝膈胆循胁，故令人胁痛咳而汗出。刺足小指次指爪甲上，与肉交者各一痏，谓窍阴穴，少阳之井也，刺可入同身寸之一分，留一呼，若灸者可灸三壮。新校正云：按《甲乙经》窍阴在足小指次指之端，去爪甲角如韭叶。不得息立已，汗出立止，咳者温衣饮食，一日已。左刺右，右刺左，病立已。不已，复刺如法。

邪客于足少阴之络，令人嗌痛，不可内食，无故善怒，气上走贲上，以其经支别者，从肺出络心，注胸中。又其正经，从肾上贯肝膈，入肺中，循喉咙，侠舌本，故病令人嗌干痛，不可内食，无故善怒，气上走贲上也。贲，谓气奔也。新校正云：详王注以贲上为气奔者非，按《难经》胃为贲门。杨玄操云：贲，膈也。是气上走膈上也。经既云气上走，安得更以贲为奔上之解邪？刺足下中央之脉，各三痏，凡六刺，立已，左刺右，右刺左。谓涌泉穴，少阴之井也，在足心陷者中，屈足踆指宛宛中，刺可入同身寸之三分，留三呼，若灸者可灸三壮。嗌中肿，不能内唾，时不能出唾者，刺然骨之前，出血立已，左刺右，右刺左。亦足少阴之络也，以其络并大经喉咙，故尔刺之。此二十九字，本错简在邪客手足少阴太阴足阳明之络前，今迁于此。新校正云：详王注以其络并大经循喉咙差互。按《甲乙经》足少阴之络，并经上走心包少阴之经，循喉咙。今王氏之注，经与络交互，当以《甲乙经》为正也。

邪客于足太阴之络，令人腰痛，引少腹控䏚，不可以仰息，足太阴之络，从髀合阳明，上贯尻骨中，与厥阴少阳结于下髎，而循尻骨内入腹，上络嗌贯舌中。故腰痛则引少腹，控于䏚中也。䏚，谓季胁下之空软处也。受邪气则络拘急，故不可以仰伸而喘息也。《刺腰痛篇》中无息字。新校正云：详王注云足太阴之络，按《甲乙经》乃太阴之正，非络也。王氏谓之络者，未详其旨。刺腰尻之解，两胂之上，是腰俞，以月死生为痏数，发针立已，左刺右，右刺左。腰尻骨间曰解，当中有腰俞，刺可入同身寸之二寸，新校正云：按《气府论》注作二分。《刺热论》注作二分。《水穴篇》注作二分。《热穴篇》注作二寸。《甲乙经》作二寸。留七呼，主与经同。《中诰孔穴经》云：左取右，右取左，穴当中，不应尔也。次腰下侠尻有骨空各四，皆主腰痛，下髎主与经同，是足太阴厥阴少阳所结，刺可入同身寸之二寸，留十呼，若灸者可灸三壮。胂，谓两髁胂也。腰俞髁胂，皆当取之也。新校正云：按此邪客足太阴之络，并刺法一项，已见《刺腰痛篇》中，彼注甚详，此特多是腰俞三字耳。别按全元起本旧无此三字，王氏颇知腰俞无左右取之理而注之，而不知全元起本旧无。

邪客于足太阳之络，令人拘挛背急，引胁而痛，以其经从髀内，左右别下，贯胂，合腘中，故病令人拘挛背急，引胁而痛。新校正云：按全元起本及《甲乙经》引胁而痛下，更云内引心而痛。刺之从项始数脊椎侠脊，疾按之应手如痛，刺之傍三痏，立已。从项始数脊椎者，谓从大椎数之，至第二椎两傍，各同身寸之一寸五分，内循脊两傍，按之有痛应手，则邪客之处也，随痛应手深浅，即而刺之。邪客在脊骨两傍，故言刺之傍也。

邪客于足少阳之络，令人留于枢中痛，髀不可举，以其经出气街，绕毛际，横入髀厌中，故痛令人留于髀枢，后痛解不可举也。枢，谓髀枢也。刺枢中以毫针，寒则久留针，以月死生为数，立已。髀枢之后，则环跳穴也，正在髀枢后，故言刺髀枢后也。环跳者，足少阳脉气所发，刺可入同身之一寸，留二十呼，若灸者可灸三壮。毫针者，第七针也。新校正云：按《甲乙经》环跳在髀枢中，《气穴论》云在两髀厌分中，此经云刺枢中，而王氏以谓髀枢之后者，误也。

治诸经刺之，所过者不病，则缪刺之。正言也。经不病则邪在络，故缪刺之。若经所过有病，是则经病，不当缪刺矣。

耳聋，刺手阳明，不已，刺其通脉出耳前者。手阳明，谓前手大指次指去端如韭叶者也，是谓商阳。据《中诰孔穴图经》手阳明脉中商阳、合谷、阳溪、偏历四穴，并主耳聋。今经所指，谓前商阳，不谓此合谷等穴也。耳前通脉，手阳明脉。正当听会之分，刺入同身寸之四分，若灸者可灸三壮。齿龋，刺手阳明，不已，刺其脉入齿中，立已。据《甲乙》《流注图经》手阳明脉中商阳、二间、三间、合谷、阳溪、偏历、温留七穴，并主齿痛。手阳明脉贯颊入下齿中，足阳明脉循鼻外入上齿中也。

邪客于五藏之间，其病也，脉引而痛，时来时止，视其病，缪刺之于手足爪甲上，各刺其井，左取右，右取左。视其脉，出其血，间日一刺，一刺不已，五刺已。有血脉者，则刺之如此数。

缪传引上齿，齿唇寒痛，视其手背脉血者去之，若病缪传而引上齿，齿唇寒痛者，刺手背阳明络也。足阳明中指爪甲上一痏，手大指次指爪甲上各一痏，立已，左取右，右取左。谓第二指厉兑穴也。手大指次指，谓商阳穴，手阳明井也。《针经》曰：齿痛不恶清饮，取足阳明。恶清饮，取手阳明。新校正云：详前文邪客足阳明，刺中指次指爪甲上，是误剩次指二字，当如此只言中指爪甲上乃是也。

邪客于手足少阴、太阴、足阳明之络，此五络，皆会于耳中，上络左角，手少阴，真心脉。足少阴，肾脉。手太阴，肺脉。足太阴，脾脉。足阳明，胃脉。此五络皆会于耳中，而出络左额角也。五络俱竭，令人身脉皆动，而形无知也，其状若尸，或曰尸厥，言其卒冒闷而如死尸，身脉犹如常人而动也。然阴气盛于上，则下气熏上而邪气逆，邪气逆则阳气乱，阳气乱则五络闭结而不通，故其状若尸也。以是从厥而生，故或曰尸厥。刺其足大指内侧爪甲上，去端如韭叶，谓隐白穴，足太阴之井也,刺可入同身寸之一分,留三呼,若灸者可灸三壮。后刺足心,谓涌泉穴,足少阴之井也,刺同前取涌泉穴法。后刺足中指爪甲上各一痏,谓第二指足阳明之井也,刺同前取厉兑穴法。后刺手大指内侧,去端如韭叶,谓少商穴,手太阴之井也,刺可入同身寸之一分,留三呼,若灸者可灸三壮。后刺手心主,谓中冲穴,手心主之井也,刺可入同身寸之一分,留三呼,若灸者可灸一壮。新校正云:按《甲乙经》不刺手心主,详此五络之数,亦不及手心主,而此刺之,是有六络。未会王冰相随注之,不为明辨之旨也。少阴锐骨之端各一痏,立已。谓神门穴,在掌后锐骨之端陷者中,手少阴之俞也,刺可入同身寸之三分,留三呼,若灸者可灸三壮。不已,以竹管吹其两耳,言使气入耳中,内助五络,令气复通也。当内管入耳,以手密压之,勿令气泄,而极吹之,气慜然,从络脉通也。新校正云:按陶隐居云:吹其左耳极三度,复吹其右耳三度也。鬄[1]其左角之发方一寸,燔治,饮以美酒一杯,不能饮者灌之,立已。左角之发,是五络血之余,故鬄之燔治,饮之以美酒也。酒者所以行药势又炎上而内走于心,心主脉,故以美酒服之。

凡刺之数,先视其经脉,切而从之,审其虚实而调之,不

---

[1] 鬄(tì,替):古同"剃"。

调者经刺之，有痛而经不病者缪刺之，因视其皮部有血络者尽取之，此缪刺之数也。

四时刺逆从论篇第六十四

新校正云：按厥阴有余至筋急目痛，全元起本在第六卷。春气在经脉至篇末，全元起本在第一卷。

　　厥阴有余病阴痹，痹，谓痛也。阴，谓寒也。有余，谓厥阴气盛满。故阴发于外，而为寒痹。新校正云：详王氏以痹为痛，未通。**不足病生热痹，**阴不足，则阳有余，故为热痹。**滑则病狐疝风，涩则病少腹积气。**厥阴脉循股阴入毛中，环阴器抵少腹，又其络支别者，循胻上睾结于茎，故为狐疝少腹积气也。新校正云：按杨上善云：狐夜不得尿，日出方得，人之所病与狐同，故曰狐疝。一曰狐疝，谓三焦孤府为疝，故曰狐疝。**少阴有余病皮痹隐轸，不足病肺痹，**肾水逆连于肺母故也。足少阴脉，从肾上贯肝膈，入肺中，故有余病皮痹隐轸，不足病肺痹也。**滑则病肺风疝，涩则病积溲血。**以其正经入肺贯肾络膀胱，故为肺疝及积溲血也。**太阴有余病肉**

痹寒中，不足病脾痹，脾主肉，故如是。滑则病脾风疝，涩则病积心腹时满。太阴之脉入腹属脾络胃，其支别者，复从胃别上膈注心中，故为脾疝心腹时满也。阳明有余病脉痹，身时热，不足病心痹，胃有余则上归于心，不足则心下痹，故为是。滑则病心风疝，涩则病积时善惊。心主之脉起于胸中，出属心包，下膈历络三焦，故为心疝时善惊。太阳有余病骨痹身重，不足病肾痹，太阳与少阴为表里，故有余不足皆病归于肾也。滑则病肾风疝，涩则病积善时巅疾。太阳之脉交于巅上，入络脑，下循脊络肾，故为肾风及巅病也。少阳有余病筋痹胁满，不足病肝痹，少阳与厥阴为表里，故病归于肝。滑则病肝风疝，涩则病积时筋急目痛。肝主筋，故时筋急。厥阴之脉上出额，与督脉会于巅，其支别者，从目系下颊里，故目痛。是故春气在经脉，夏气在孙络，长夏气在肌肉，秋气在皮肤，冬气在骨髓中。

帝曰：余愿闻其故。

岐伯曰：春

者，天气始开，地气始泄，冻解冰释，水行经通，故人气在脉。夏者，经满气溢，入孙络受血，皮肤充实。长夏者，经络皆盛，内溢肌中。秋者，天气始收，腠理闭塞，皮肤引急。引，谓牵引以缩急也。冬者盖藏，血气在中，内著骨髓，通于五藏。是故邪气者，常随四时之气血而入客也，至其变化不可为度，然必从其经气，辟除其邪，除其邪则乱气不生。得气而调，故不乱。

帝曰：逆四时而生乱气奈何？

岐伯曰：春刺络脉，血气外溢，令人少气；血气溢于外，则中不足，故少气。新校正云：按自春刺络脉至令人目不明与《诊要经终论》义同文异，彼注甚详于此，彼分四时，此分五时，然此有长夏刺肌肉之分，而逐时各阙刺秋分之事，疑此肌肉之分，即彼秋皮肤之分也。春刺肌肉，血气环逆，令人上气；血逆气上，故上气。新校正云：按经阙春刺秋分。春刺筋骨，血气内著，令人腹胀。内著不散故胀。夏刺经脉，血气乃竭，令人解㑊；血气竭少，故解㑊然不可名之也。解㑊，谓寒不寒，热不热，壮不壮，弱不弱，故不可名之也。夏刺肌肉，血气内却，令人善恐；却，闭也。血气内闭，则阳气不通，故善恐。夏刺筋骨，血气上逆，令人善怒。血气上逆，则怒气相应，故善怒。新校正云：按经阙夏刺秋分。秋刺经脉，血气上逆，令人善忘；血气上逆，满于肺中，故善忘。秋刺络脉，气不外行，新校正云：按别本作血气不行。全元起本作气不卫外，《太素》同。令人卧不欲动；以虚甚故。新校正云：按经阙秋刺长夏分。秋刺筋骨，血气内散，令人寒慄。血气内散，则中气虚，故寒慄。冬刺经脉，血气皆脱，令人目不明，以血气无所营故也。冬刺络脉，内气外泄，留为大痹。冬刺肌肉，阳气竭绝，令人善忘。阳气不壮，至春而竭，故善忘。新校正云：按经阙冬刺秋分。凡此四时刺者，大逆之病，新校正云：按全元起本作六经之病。不可不从也，反之，则生乱气相淫病焉。淫，不次也。不次而行，如浸淫相染而生病也。故刺不知四时之经，病之所生，以从为逆，正气内乱，与精相薄，必审九候，正气不乱，精气不转。不转，谓不逆转也。

帝曰：善。刺五藏，中心一日死。其动为噫。《诊要经终论》曰：中心者环死。《刺禁论》曰：中心一日死，其动为噫。中肝五日死，其动为语。《诊要经终论》阙而不论。《刺禁论》曰：中肝五日死，其动为语。新校正云：按《甲乙经》语作欠。中肺三日死，其动为咳。《诊要经终论》曰：中肺五日死。《刺禁论》曰：中肺三日死，其动为咳。中肾六日死，新校正云：按《甲乙经》作三日死。其动为嚏欠。《诊要经终论》曰：中肾七日死。《刺禁论》曰：中肾六日死，其动为嚏。新校正云：按《甲乙经》无欠字。中脾十日死，新校正云：按《甲乙经》作十五日。其动为吞。《诊要经终论》曰：中脾五日死。《刺禁论》曰：中脾十日死，其动为吞。然此三论，皆岐伯之言，而死日动变不同，传之误也。刺伤人五藏必死，其动则依其藏之所变，候知其死也。变，谓气动变也。中心下至此，并为逆从，重文也。

标本病传论篇第六十五

新校正云：按全元起本在第二卷《皮部论》篇前。

黄帝问曰：病有标本，刺有逆从奈何？

岐伯对曰：凡刺之方，必别阴阳，前后相应，逆从得施，标本相移，故曰：有其在标而求之于标，有其在本而求之于本，有其在本而求之于标，有其在标而求之于本，故治有取标而得者，有取本而得者，有逆取而得者，有从取而得者，得病之情，知治大体，则逆从皆可，施必中焉。故知逆与从，正行无问，知标本者，万举万当，道不疑惑，识既深明，则无问于人，正行皆当。不知标本，是谓妄行。识犹褊浅，道未高深，举且见违，故行多妄。

夫阴阳逆从标本之为道也，小而大，言一而知百病之害。著之至也。言别阴阳，知逆顺，法明著，见精微，观其所举则小，寻其所利则大，以斯明著，故言一而知百病之害。

少而多，浅而博，可以言一而知百也。言少可以贯多，举浅可以料大者，何法之明？故非圣人之道，孰能至于是耶？故学之者，犹可以言一而知百病也。博，大也。以浅而知深，察近而知远，言标与本，易而勿及。虽事极深玄，人非咫尺，略以浅近，而悉贯之。然标本之道，虽易可为言，而世人识见无能及者。治反为逆，治得为从。

先病而后逆者治其本；先逆而后病者治其本；先寒而后生病者治其本；先病而后生寒者治其本；先热而后生病者治其本；先热而后生中满者治其标；先病而后泄者治其本；先泄而后生他病者治其本，必且调之，乃治其他病。先病而后生中满者治其标；先中满而后烦心者治其本。人有客气，有同气。新校正云：按全元起本同作固。小大不利治其标；小大利治其本。本先病，标后病，必谨察之。病发而有余，本而标之，先治其本，后治其标；病发而不足，标而本之，先治其标，后治其本。本而标之，谓有先病复有后病也。以其有余，故先治其本，后治其标也。标而本之，谓先发轻微缓者，后发重大急者。以其不足，故先治其标，后治其本也。谨察间甚，以意调之，间，谓多也。甚，谓少也。多，谓多形证而轻易。少，谓少形证而重难也。以意调之，谓审量标本不足有余，非谓舍法而以意妄为也。间者并行，甚者独行。先小大不利而后生病者治其本。并，谓他脉共受邪气而合病也。独，谓一经受病而无异气相参也。并甚则相传，传急则亦死。

夫病传者，心病先心痛，藏真通于心，故心先痛。一日而咳，心火胜金，传于肺也。肺在变动为咳故尔。三日胁支痛，肺金胜木，传于肝也。以其脉循胁肋故如是。五日闭塞不通，身痛体重；肝木胜土，传于脾也。脾性安镇，木气乘之，故闭塞不通，身痛体重。三日不已，死。以胜相伐，唯弱是从，五藏四伤，岂其能久，故为即死。冬夜半，夏日中。谓正子午之时也。或言冬夏有异，非也。昼夜之半，事甚昭然。新校正云：按《灵枢经》夫气入藏，病先发于心，一日而之肺，三日而之肝，五日而之脾，三日不已，死。冬夜半，夏日中。《甲乙经》曰：病先发于心，心痛，一日之肺而咳，五日之肝，胁支痛，五日之脾，闭塞不通，身体重，三日不已，死，冬夜半，夏日中。详《素问》言其病，《灵枢》言其藏，《甲乙经》及并《素问》《灵枢》二经之文，而病与藏兼举之。

肺病喘咳，藏真高于肺而主息，故喘咳也。三日而胁支满痛，肺传于肝。一日身重体痛，肝传于脾。五日而胀；自传于府。十日不已，死。冬日入，夏日出。孟冬之中，日入于申之八刻三分。仲冬之中，日入于申之七刻三分。季冬之中，日入于申，与孟月等。孟夏之中，日出于寅之八刻一分。仲夏之中，日出于寅七刻三分。季夏之中，日出于寅，与孟月等也。

肝病头目眩，胁支满，藏真散于肝，脉内连目胁，故如是。三日体重身痛，肝传于脾。五日而胀，自传于府。三日腰脊少腹痛，胫酸；谓胃传于肾。以其脉起于足，循腨内出腘内廉，上股内后廉，贯脊属肾络膀胱，故如是也。腰为肾之府，故腰痛。三日不已，死。冬日入新校正云：按《甲乙经》作日中，夏早食。日入早晏，如冬法也。早食谓早于食时，则卯正之时也。

脾病身痛体重，藏真濡于脾，而主肌肉故尔。一日而胀，自传于府。二日少腹腰脊痛胫酸，胃传于肾。三日背膂筋痛，小便闭；自传于府及之膂也。十日不已，死。冬人定，夏晏食。人定，谓申后二十五刻。晏食，谓寅后二十五刻。肾病少腹腰脊痛，胻酸，藏真下于肾，故如是。三日背膂筋痛，小便闭，自传于府。新校正云：按《灵枢经》云：之膂膀胱。是自传于府，及之膂也。三日腹胀，膀胱传于小肠。新校正云：按《甲乙经》云：三日上之心，心胀。三日两胁支痛，府传于藏。新校正云：按《灵枢经》云：三日之小肠，三日上之心。今云两胁支痛，是小肠府传心藏而发痛也。三日不已，死。冬大晨，夏晏晡。大晨，谓寅后九刻大明之时也。晏晡，谓申后九刻向昏之时也。

胃病胀满，以其脉循腹，故如是。五日少腹腰脊痛，胻酸，胃传于肾。三日背膂筋痛，小便闭；自传于府及之膂也。五日身体重；膀胱水府传于脾也。新校正云：按《灵枢经》及《甲乙经》各云五日上之心。是膀胱传心，为相胜而身体重。今王氏言传脾者误也。六日不已，死。冬夜半后，夏日昳。夜半后，谓子后八刻丑正时也。日昳，谓午后八刻未正时也。

膀胱病小便闭，以其为津液之府，故尔。五日少腹胀，腰脊痛，胻酸；自归于藏。一日腹胀；肾复传于小肠。一日身体痛；小肠传于脾。新校正云：按《灵枢经》云：一日上之心。是府传于藏也。《甲乙经》作之脾，与王注同。二日不已，死。冬鸡鸣，夏下晡。鸡鸣，谓早鸡鸣，丑正之分也。下晡，谓日下于晡时，申之后五刻也。

诸病以次相传，如是者，皆有死期，不可刺，五藏相移皆如此，有缓传者，有急传者，缓者或一岁、二岁、三岁而死，其次或三月，若六月而死，急者一日、二日、三日、四日，或五六日而死，则此类也。寻此病传之法，皆五行之气，考其日数，理不相应。夫以五行为纪，以不胜之数传于所胜者，谓火传于金，当云一日；金传于木，当云二日；木传于土，当云四日；土传于水，当云三日；水传于火，当云五日也。若以己胜之数传于不胜者，则木三日传于土，土五日传于水，水一日传于火，火二日传于金，金四日传于水。经之传曰，似法三阴三阳之气。《玉机真藏论》曰：五藏相通，移皆有次。不治，三月若六月，若三日若六日，传而当死。此与同也。虽尔，犹当临病详视日数，方悉是非尔。间一藏止，新校正云：按《甲乙经》无止字。及至三四藏者，乃可刺也。间一藏止者，谓隔过前一藏而不更传也。则谓木传土，土传水，水传火，火传金，金传木而止，皆间隔一藏也。及至三、四藏者，皆谓至前第三、第四藏也。诸至三藏也，皆是其己不胜之气也。至四藏者，皆至已所生之父母也。不胜则不能为害，于彼所生则父子无克伐之期，气顺以行，故刺之可矣。

重广补注黄帝内经素问卷第十八

素问遗篇·刺法论

宋·不著撰人
卞雅莉 校订
清抄本

《素问遗篇》又问《素问亡篇》，不著撰人。《素问》原有《刺法论篇第七十二》《本病论篇第七十三》二篇，约佚于汉末魏初。本书为后人伪托《素问》之名重写而成，约成于唐末至北宋嘉祐之前。因最早见于北宋刘温舒所著《素问入式运气论奥》所附，故有文献著录为刘氏所撰。后金刻本《素问》将其附于经文之后，自此被视为医经。其中《刺法论》论述刺法防治疫病，《本病论》论述五运六气与疫病的关系。本书所收底本，为清光绪十年（1884）陆懋修据白云观道藏本抄本。陆氏将《遗篇》中的刺法论单独抄写，分为上中下三卷，因其专论针灸，故取之。

黄帝内经素问遗篇注卷之一
刺法论（上）

黄帝至却乎：却之言去也，何以去之？

岐伯至斯苦：夫子者，祖师僦贷季。折，谓折伏也；扶，谓扶持也，蠲除也，斯此也，令除此苦也。

帝曰至待时：木发待间气也，至天作间气之时作也欲发可刺之也。

当刺至之井：足厥阴之井，即大敦穴，在足大指端，去爪甲上如韭叶，三毛之中，乃足厥阴之所出也。于平旦水下一刻时，以手按穴，得动脉，下针可及三分，留六呼，如得气，急出之，先刺左，后刺右。又可春分日吐之，无此管也。

火欲至待时：火郁待时，至天作左间气之时也，其发也，君火春分，相火小满，即欲发之时也，故君火相火同法，即是二时而可预刺之也。

君火至之荣：心包络之荣，在手掌中，劳宫穴，水下二刻，以手按穴，动脉应手，刺可同身寸之三分，留六呼，得气而急出之，先左后右，又法，当春三泄汗也。

土欲至待时：土郁待时，至天作左间气之时也，土发郁日维辰维也，多于二间维发之也，可预刺之也。

当刺至之俞：足太阴之俞，太白穴，在足内侧核骨下陷者中，足太阴之所注也，水下三刻，刺可同身寸之二分，留七呼，气至急出之，先左后右。

金欲至待时：金郁待时，至天作左间之日也。夏至之后，金欲发郁之时，在火王后作，可预刺也。

当刺至之经：手太阴之经者，经渠穴也。在两手寸口脉陷者中，手太阴之所行也，动脉应手，于水下四刻，刺可同身寸之三分，留三呼，气至急出针，先左后右。

水欲至待时：水郁待时，至天作左间气之时也，发于辰维之后，火得王之时，水可作也，可以预用针刺之也。

当刺至之合：足少阴之合，阴谷穴也，在膝内辅骨之后，大筋之下，小筋之上，按之应手，屈膝而得，足少阴之所入也，刺可同身寸之四分，留三呼，动气应手，可刺急出之，先刺左，后刺右。

  帝曰至先防：防护者也。

  岐伯至治也：亦可以升而先刺也。

  木欲至得位：三日不降，八日降，欲降而郁先散，而然后作地间气者也。

  降而至速矣：降之不下，急速如天郁也，便可刺之。

  降可至胜也：折胜其标，而虚其本也，故折其胜也。

  当刺至所入：手太阴之所出，少商穴也。在手大指之端内侧，去爪甲如韭叶，手太阴之井也，刺可同身寸之一分，留二呼而急出之，手阳明之所入，曲池穴也，在肘外辅屈肘两骨之间陷中，手阳明之合，刺可同身寸之一寸五分，留七呼，动气应手至而急出之。

  火欲至可矣：二日不降，七日降，欲下而郁散之，速可刺之也。

  当折至其郁：火郁，折水可以除之。

  当刺至所入：足少阴之出，涌泉穴也。在足心陷者中，屈足卷指宛宛中，足少阴之井，刺可同身寸之三寸，留三呼，动气至，急出之，先左后右，足太阳之所入，委中穴在腘中央约文中，动脉应手，足太阳之合也，刺可同身寸之五分，留七呼，气至而急出之，先左后右，二刺，同其法刺也。

土欲至可入：五日不降，十日降，欲降而郁散而可速刺之。

当折至其郁：土郁，折水可除其苦。

当刺至所入：足厥阴之所出，大敦穴也，在足大指端，去爪甲上如韭叶及三毛之中，足厥阴井也。刺可同身寸之三分，留十呼，动气急出之，足少阳之所入，阳陵泉穴，在膝下同身寸之一寸，骱骨外廉陷者中，是足少阳之合，刺可同身寸之六分，留十呼，动气至，急出之。

金欲至可入：四日不降，九日降，欲下而郁散，可速刺也。

当折至其郁：金郁，折火可以除之。

当刺至入也：心包络所出，中冲穴也。在中指之端，去爪甲如韭叶，是手心主之井，刺可同身寸之一分，留二呼，动气至，急出之，手少阳之所入，天井穴也，在肘外大骨之后，肘后同身寸之一寸，两筋间陷者中，屈肘得之，手少阳合，刺可同身寸之一寸，留十呼，动气应手至，而急出之。

水欲至可入：一日不降，六日降，欲下而郁散，先可刺之也。

当折至其郁：折其所胜，可以散之也。

当刺至所入：足太阴所出，隐白穴也，在足大趾之端侧，去爪甲如韭叶，足太阴之井，刺可同身寸之一分，留三呼，得气至，乃出之，足阳明之所入，三里穴，在膝下三寸骱骨外廉两筋间，足阳明之所合，刺可同身寸之五分，留十呼，得气至而急出之。

帝曰至邪也：不及者，当资其化源，以补其所亏，令不胜。

资取至密语：资取化源法方明于《玄珠密语》第一卷中。

黄帝内经素问遗篇注卷之二
刺法论（中）

黄帝至其说：明其迁正，故可预防。

岐伯至洞微：申，显也，洞，深也，微，妙也，言可尽显深妙。

太阳至迁正：即天运不和顺，四序失合而作疫也。

不迁至所流：气舒而复塞之，故泻之，当泻足厥阴之所流，行间穴也，在足大趾之间，动脉应手陷者中，足厥阴之荥，刺可同身寸之六分，留七呼，动气至而急出之。

厥阴至迁正：天失时令，即气令不正也。

不迁至于上：热欲化而风乃布外也。

当刺至所流：心包络脉之所流，劳宫穴也，在掌中央，刺可同身寸之三分，留六呼，动气至而急出也。

少阴至迁正：子午天数有余，丑未不得中正也。

不迁至于上：雨欲化而热布于天。

当刺至所流：足太阴之所流，大都穴也，在足大趾本节后陷者中，足太阴脉之荥也，刺可同身寸之三分，留七呼，动气至而出之。

太阴至迁正：丑未天数有余，寅申未得中正。

不迁至未通：热欲化而雨复布天。

当刺至所流：手少阳之所流，液门穴也，在手小指次指间陷者中，手少阳之荥也，刺可同身寸之二分，留三呼，动气至而急出也。

少阳至迁正：寅申天数有余，卯酉未得司天。

不迁至通上：燥欲治天热化复治。

当刺至所流：手太阴之所流，鱼际穴也，在手大指本节后内侧散脉文中，手太阴之荥也，刺可同身寸之二分，留三呼，动气至而急出之。

阳明至迁正：卯酉天数未终，辰戌未得司正。

不迁至其气：寒欲行天而燥复化。

当刺至所流：足少阴之所流，然谷穴也，在足内踝前起大骨下陷中，足少阴之荥也，刺可同身寸之三分，留三呼，动气至而急出之。

帝曰至位也：即名布正，再治天而不能退位。

使地至旧岁：新岁司天，未得中司，去岁司天，仍旧治天。是故气过，天令不常，故与民作灾之病也。

巳亥至位也：至子午之年，犹尚治天。

风行至布天：雨湿之化不令，风化至酷作灾。

当刺至所入：足厥阴之所入，曲泉穴也，在膝内辅骨下，大筋上，小筋下，后陷者中，屈膝而得之，足厥阴之合也，刺可同身寸之六分，留七呼，动气至，急出其针也。

子午至位也：至丑未之年，犹尚治天。

热行至布天：燥清之亏，雨化不令，热化复行天令也。

当刺至所入：心包之所入，曲泽穴也，在肘内廉下陷者中，屈肘而取之，手厥阴之合也，刺可同身寸之三分，留七呼，动气至而急出之。

丑未至位也：至寅申之年，犹尚治天也。

湿行至布天：寒化亏，热化不令，湿化复布行天令。

当刺至所入：足太阴之所入，太阴陵泉穴也，在内侧辅骨下陷者中，足太阴之合，刺可同身寸之五分，留七呼，动气至而急出之也。

寅申至位也：至卯酉之年，犹尚治天。

热行至布天：燥清令亏，热化复治，布行天令。

当刺至所入：手少阳之所入，天井穴也，在肘外大骨后，肘后上一寸，两筋间陷中，屈肘得之，手少阳之合也，刺可同身寸之三分，动气至而急出之也。

卯酉至位也：至辰戌年，犹尚治天也。

燥行至布天：风化亏而寒化不令，清化复治，布行天令。

当刺至所入：手太阴之所入，尺泽穴也，在肘约文中，动脉应手，手太阴之所合也，刺可同身寸之三寸，留三呼，动气至而急出之。

辰戌至位也：至巳亥之年，犹尚治天也。

寒行至布天：热化令亏，风化不令，寒化复治，布行天令。

当刺至所入：足少阴之所入，阴谷穴也，在膝下内辅骨之后，大筋之下，外筋之上，按之应手，屈膝而得之，足少阴之合，刺可同身寸之四分，动气至而出之。

故天至平疴：人气通乎天地也，气交有变，前后余退，可天元，刺其余源，始终可平也。

黄帝至平乎：天运如虚，可以法刺，可除之也。

岐伯至逃门：是谓根究天地之灾，必有退危逃生之门户。

假令至失守：柔得其位，上失其刚，虽得交司，数可未至，甲子上未终司，己卯下虽迁正，是谓柔干孤虚，其下也刚，未正之己，不得其甲，即土运反虚而木乃胜。

刚未至有亏：甲不正于己也，土运不令正失，少阴不化，是故天与皆虚，而使邪化疫者也。

时序至非从：司天犹布，而中运有胜至矣，甲未临而己巳至，律无音而吕有声，即黄钟大宫不应，夹钟少宫即应，以表己卯下位孤，主土运者也。

如此至疫也：甚则速，首尾三年至。

详其至浅深：大虚而布政，日久即深也，深即甚矣，运未正即胜，至久即深甚也，甚即深，首尾二年至者也。

欲至至刺之：则以明其刺法者，即是布正，而未迁正者，可刺其即今之病也，只言知者，是以三年中有大疫至，刺补其天之之吉也，即其细详微甚，知其所至之，斯可先齐之者也。

当先补肾俞：土疫至而肾虚者，先补之肾俞，在骨第十四椎下，两旁各同身寸之一寸五分，未刺时，先口衔针，暖而用之，用圆利针，临刺时咒曰："五帝上真，六甲玄灵，气符至阴，百邪闭理。"念三遍，自口中取针，先刺二分，留六呼，次入针至三分，动气至，而徐徐出针，以手扪之，令受针人咽气三次，又可定神魂者。

次三至所注：足太阴之所注，太白穴也，在内踝核骨下陷者中，足太阴脉之所注也，先以口衔针令温，欲下针时，咒口："帝扶天形，护命成灵。"诵之三遍，乃刺三分，留七呼，动气至，而急出其针也。

又有至法也：即甲子、甲戌、甲申、甲午、甲辰、甲寅，并己丑、己亥、己酉、己未、己巳、己卯，凡甲己上下失守，皆此一法而已。

其刺至无数：仙家咽气，可以深根固蒂，以子受母气也,咽下气,令腹中鸣至脐下,子气见母元气,故曰返本还元也。久饵之,令深根以养固蒂也,故咽气津者,此名天池之水,可久饵之,资精气血,荡涤五脏,先溉元海,一名离宫之水,一名玉池,一名神水,不可唾之,但可饵之,以补精血,可益元海也。

假令至失守:柔得其位,上失其刚也,虽得其交岁,而丙未迁正治天,下辛巳独治其泉,上位丙失其刚干,故中水运不得运大过也,反受土胜之。

上刚至主之:柔干在上,犹言不及,何况柔失刚者也。

中水至定之:不以诸丙年,作其水大过也,当推之天数,而知其有亏也。

布天至上正:天虽主治之,此即布正之化,正司主岁,未得正位也。

天地至音异:柔干至而吕有音应,刚干未迁,而律管无声,即少羽鸣响,而大羽无声①也。

如此至失序:虽有化而非常化也。

后三年变疫:变有微甚,故有迟速,当推其天数之

---

① 无声:原缺,据文义补。

浅深也。

详其至大小：大差七分，小差五分，每一分一十五日，大差速至，小差徐徐而至之也。

徐至至三年：推数差速，即知运迟。

当先补心俞：心俞，在背第五椎下，两旁各一寸半，用圆利针于口①中令温暖，次以手按穴，得其气动，乃咒曰："太始上清，丹元守灵。"诵之三遍，先想火光于穴下，然后刺可同身寸之一寸半，留七呼，得气至，次进针三分，以手弹之，令气至而下针，得动气至，而徐徐出针，次以手扪其穴，令受针人闭气三息而咽气也。

次五至所入：肾之所入，阴谷穴也，在膝内辅骨之后，大筋之下，小筋之上，按之应手，屈膝而得之，用圆利针，令口中温暖，先以手按穴，乃咒曰："大微帝君，五气及真，六辛都司，符扶黑云。"诵之一遍，刺可入同身寸之四分，得动气至而急出之。

又有至此矣：即丙寅、丙子、丙戌、丙申、丙午、丙辰、辛丑、辛亥、辛酉、辛未、辛巳、辛卯，如此上下失守，皆推

---

①口：原作"日"，据文义改。

大小差而刺之。

其刺至七日：七日后，神气实而水疫不伤。

心欲至少思：思即伤神，居当澄心而神守中，即道自降而其气复上，人乱想劳神，即阴中鬼王，劳神即神役，苦志心乱，故夭人命，实即神和志安，心静即中也。

假令至失守：乙得其位，上失其庚，即谓柔失其刚也，虽得其岁，即庚未得中位也，乙得下位，以治其地，上位庚失其刚干，故中金运不得大过，反受火胜之也。

上位至无合：乙未在下，主地孤立也，上无刚干正之，天运虚。

乙庚至相招：上下相招，阴阳相合也，司天与运，各得其化。

布天至胜来：不以阳年元胜复，支干不合有。

上下至失守：庚不与乙相对合也。

姑洗至应也：失守，即同声不相应，姑洗上管庚辰，太商不如应林钟，下管乙未少商独应矣。

如此至化易：故四序非常也。

三年变大疫：金疫又名杀疫。

详其至微甚：大差七分即气过，一百五日即甚矣，小差五分即气过，七十五日，即微也。

微即至年至：微，即徐也。

甚即至年至：甚，即速也。

当先补肝俞：肝俞在背第九椎下，两旁各一寸半，用圆利针，以口温暖，先以手按穴，得动气，欲下针而咒曰："气从始清，帝符六丁，左施苍城，右入黄庭。"诵之三遍，先想青气于穴下，然后刺之三分，得气而进针，针入五分，动气至而徐徐出针，以手扪其穴，令受针人咽气。

次三至所行：肺之所行，经渠穴也，在手寸口陷中，手太阴经也，用圆利针于口内温令暖，先以左手按穴而咒曰："太始上真，五符帝君，元和气合，司入其神。"诵之三遍，刺可同身寸之三分，留二呼，动气至而出其针也。

刺毕至金疠：亦名杀疠。

其至至速尔：速至共三年，迟即后三年，其至如金疫，刺法同前也。

诸位至法同：即天运各异，金杀丁之灾化民病也，同刺而却之也。

肝欲至勿怒：怒即阴生，肝为阳神也，阴生即阳夭，夜卧念，安其志，勿诵恶语，即阳神魂守中。

假令至失守：下得其位，上失其主，即司天布正，木运反虚也，虽交岁而天未迁正，中运胜，即地见丁酉，独主其运，故行燥胜，天未势化，是名二虚者已。

上壬至不同：灾亦然，三日肝自病，风化不令，运失其壬，未得其位，天如布退，可得迁正，不假复而正角。

上下至有期：推之天别，又及几分，天如复位，故得相招者也。

差之至数也：差七分，计一百五日，即大差之期也，差五分，即七十五日，其下者又微也。

律吕至有日：上律蕤宾，下吕南吕，上大角不应，下少角应，故二角失而不和也，后壬午迁正之日，即

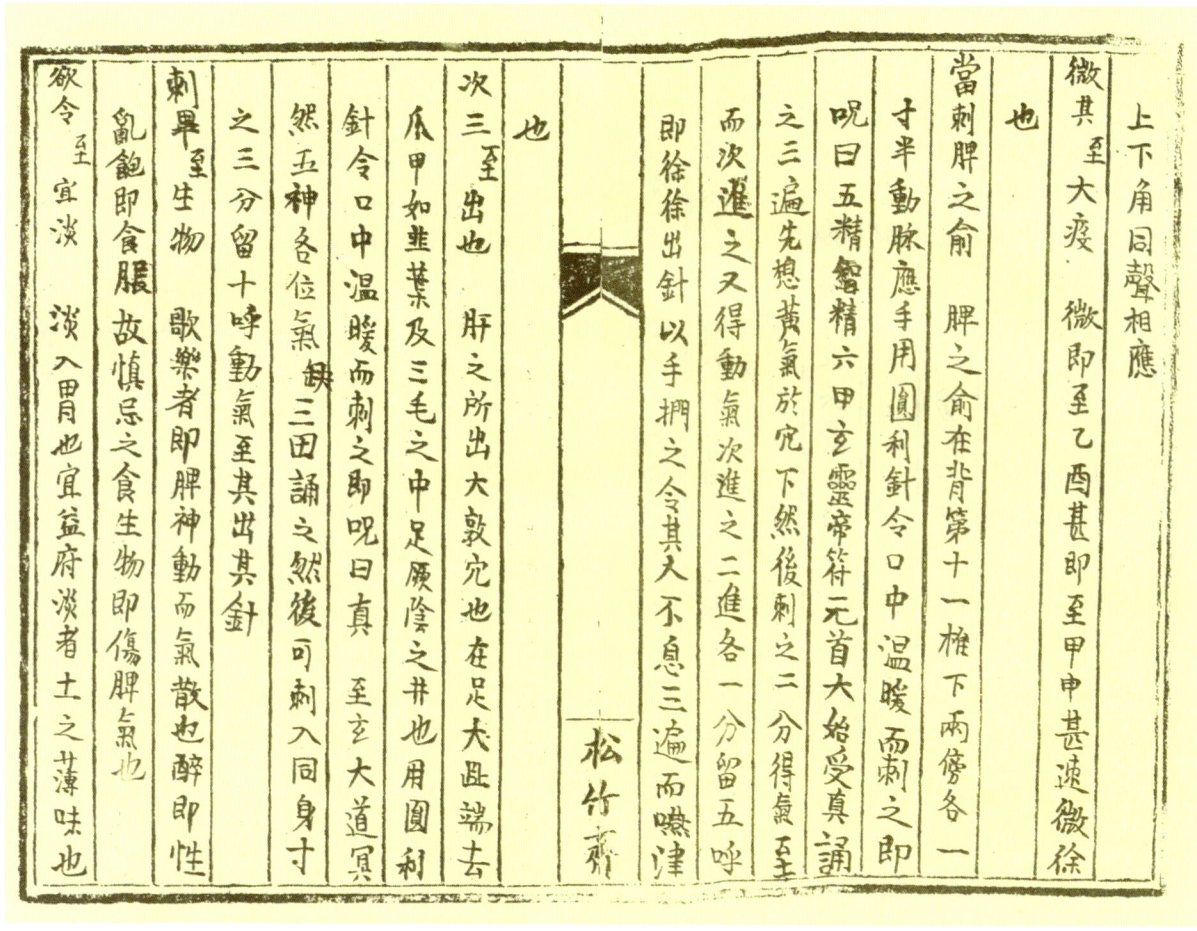

上下角同声相应。

微甚至大疫：微即至乙酉，甚即至甲申，甚速微徐也。

当刺脾之俞：脾之俞，在背第十一椎下，两旁各一寸半，动脉应手，用圆利针，令口中温暖而刺之，即咒曰："五精智精，六甲玄灵，帝符元首，大始受真。"诵之三遍，先想黄气于穴下，然后刺之二分，得气至而次进之，又得动气，次进之，二进各一分，留五呼，即徐徐出针，以手扪之，令其人不息，三遍而咽津也。

次三至出也：肝之所出，大敦穴也，在足大趾端去爪甲如韭叶及三毛之中，足厥阴之井也，用圆利针，令口中温暖而刺之，即咒曰："真灵至玄，大道冥然，五神各位，气守[①]三田。"诵之，然后可刺入同身寸之三分，留十呼，动气至而出其针。

刺毕至生物：歌乐者，即脾神动而气散也，醉即性乱，饱即食胀，故慎忌之，食生物即伤脾气也。

欲令至宜淡：淡入胃也，宜益府，淡者土之薄味也，

---

① 守：原缺，据文义补。

而又次于甘者，无闲坐，无久卧，故养脾也。

又或至附刚：天地二甲子，上下不相招，故阴阳有错，即中运失其岁合之常政也。

即地至变疠：故名木疠，又名风疠。其至有即亦推其微甚。

其刺至之法：即诸丁壬上下失守，皆同一法刺之。

假令至失守：戊与癸合也，天地二甲子，即戊申合癸亥也，下位癸位至地，其主地正司也，上下位戊申过丁未，天数未退而复布天，故失守，戊癸不合也。

戊癸至过也：戊未正司，癸下独治，故非太过，反受水胜之也。

上失至邪干：水运失守于上，中下运有亏也，故天虚而地犹主之，中见火运，水来犯之，故曰邪干。

迭移至浅深：天数过差，亦有多少，却得奉合，合要在目数也。

欲至至先同：中火运徵也，上下二律吕上穷，太少二徵合音同。

如此至至矣：速至庚戌也，徐徐至辛亥所作也。

当刺肺之俞：肺俞，在背第三椎下，两旁各一寸半，动脉应手，用圆利针，令口中温暖，先以手按穴乃刺之，咒曰："真邪用搏，气灌元神，帝符反本，位合其亲。"诵之三遍，刺之二分，候气欲至，想白气于穴下，次进一分，得气至而徐徐出其针，以手扪之于其穴也，然可立愈也。

刺毕至散也：凡喜怒悲乐恐，皆不可过矣，此五者皆可动天乱真神也，故圣人忘缘灭动念，可存神也，故神能主形，神在形全，可以身安，道常长存也。

人欲至气也：无大喘息，慎勿多言语及呼吸多气喘，及言语多，及饮冷形寒之食减多，大忌悲伤喜怒，令①伤其肺神也。

又或至火疠：与火疫同也，即法刺一体，即诸戊诸癸，上下同一体。

是故至之也：此皆五疫疠，归天地不相和之气，化为疫疠，大伤人之命也，故达天元，可通法刺，复济生民也。

---

①令：原作"冷"，据文义改。

黄帝内经素问遗篇注卷之三

刺法论（下）

黄帝至易者：其病相染着，如何得不相染也？

岐伯至其往：邪毒之气，在于泄汗，反下取之，其气入于中，毒气至脑中，流入诸经之中，令人染病矣，如人嚏得此气，入鼻至脑中，欲嚏出，令勿投鼻中，令嚏之即出尔，如此即不相染也。

气出至邪干：从鼻而入脑，欲干复出，即无相染也。

气出至如日：即正气存中，而神守其本，即邪疫之气不犯之。

欲将至林木：如春柏之苍翠。

次想至戈甲：如剑戟之明白利刃。

次想至焰明：如赫赫之炎燥。

次想至作水：如波浪之黑色。

次想至作土：如大地之黄色。

五气至疫室：即正气存中，而邪疫不干。

又一至吐之：用远志去心，以水煎之，饮二盏，吐之，不疫者也。

又一至泄汗：注汗出臭者，无疫也。

又一至半两：粉作末，令细之。

同入至日终：常令火及二十斤。

候冷至七日：亦须吉地者佳也。

取出至天寿：邪未干而不病，邪欲干而有卒亡也。

只如至于上：肝虚天虚，又遇出汗于肝而三虚，散神游上位，左无英君，下即神光不聚，而白尸鬼至，令人卒亡者也。

邪干至刺之：目中神彩有，四肢虽冷，心腹尚温，如口中无涎，舌不卵缩者，非感厥也，即名尸厥，故可救之复苏。

刺其至所过：足少阳之所过，丘墟穴也，在足外踝下如前陷者中，去临泣同身寸之五寸，足少阴之原也，用毫针于人近体，暖针至温，以左手按穴，咒曰："太上元君，常居其左，制之三魂。"诵之三遍，次呼三魂名：爽灵、胎光、幽精，诵之三遍，次想青龙于穴下，刺之可以同身寸之三分，留三呼，可徐徐出针，亲令人按气于口中，腹中鸣者可治之。

次刺肝之俞：在背第九椎下，两旁各一寸半，用毫针着身温之，左手按穴，咒曰："太微帝君，元英制魂，真元及本，令入青云。"又呼三魂名，如前三遍，刺入同身寸之三分，留三呼，次进二分，留三呼，复取针至三分，留一呼，徐徐出，即气及而复活。

人病至三虚：又或汗出于心，即致神魂逆于上，入泥丸也。

遇火至暴亡：不出一时可救之，四肢冷，气虽闭绝不变色，舌如不卵者可救，目中神彩不变者，可刺之也。

可刺至所过：手少阳之所过，阳池穴也，在手表腕上陷者中，手阳之原也，用毫针，人身温暖，以手按穴，咒曰："太乙帝君，泥丸总神，丹无黑气，来复其真。"诵之三遍，想赤凤于穴下，刺入二分，留七呼，次进一分，留三呼，复退，留一呼，徐徐手扪其穴，即令复活也。

复刺心俞：在背第五椎下，两旁各一寸半，用毫针，着身温暖，以手按穴，咒曰："丹房守灵，五帝上青，阳和布体，来复黄庭。"诵之三遍，刺可同身寸之七分，留一分，次进一分，留一呼，退至二分，留一呼，徐徐而出针，以手扪其穴也。

人脾至三虚：重虚而汗出于脾，因而三虚，智意二神，游于上位，故曰失守。

又遇至暴亡：不出一时，可救之也，四肢冷而身温唇温者，可活之矣，口中无涎，即名尸厥。

可刺至所过：足阳明之所过，冲阳穴也，在足跗上骨间动脉，去陷谷三寸，足阳明之原也，用毫针着人身温暖，以手按穴，咒曰："常在魂庭，始清太宁，元和布气，六甲及真。"诵之三遍，先想黄庭于穴下，刺入三分，留三呼，次进二分，留一呼，徐徐退而以手扪之者也。

复刺脾之俞：在背第十一椎下，两旁各一寸半，用毫针，以手按之，咒曰："太始定位，总统坤元，黄庭真气，来复游全。"诵之三遍，刺之三分，留二呼，进至二分，动气至徐徐出针。

人肺至三虚：人[①]虚天虚，又汗出于肺，因而三虚，即

---

① 人：原作"二"，据文义改。

魂游于上，故曰失守之也。

又过至暴亡：不出一时可救之，虽无气手足冷者，心腹温，鼻微温，目中神彩不转，口中无涎，舌卵不缩者，皆可刺活也。

可刺至所过：手阳明之所过，合谷穴也，在手大指次指间，手阳明之原也，用毫针，着人体温暖，先以手按穴咒曰："青气真全，帝符日元，七魄归右，今复本田。"诵之三遍，想白气于穴下，刺入三分，留三呼，次进针至五分，留三呼，复退一分，留一呼，徐徐出针，以手扪其穴，复活也。

复刺肺俞：肺俞在背第三椎下，两旁各一寸半，用毫针，着体温暖，先以手按穴，咒曰："左元真人，六合气宾，天符帝力，来入其司。"诵之三遍，针入一寸半，留三呼，次进二分，留一呼，徐徐出针，以手扪其穴也。

人肾至三虚：人虚天虚，又感出汗于肾而三虚，即肾神退游于黄庭，虽不离体，神光不聚，故失守也。

又遇至暴亡：气绝四肢厥冷，心腹微温，眼色不易，唇口及舌不变，口中无涎，即可救也。

可刺至所过：足太阳之所过，京骨穴也，在足外侧大骨下，赤白肉际陷者中是，足太阳之原也，用毫针，着人身温暖，以手按穴，咒曰："元阳育婴，五老及真，泥丸玄华，补精长存。"想黑气于穴下，刺入二分半，留三呼，乃进至三分，留一呼，徐徐出针，以手扪其穴也。

刺足至之俞：在背第十椎下，两旁各一寸半，用毫针，先以手按穴，咒曰："天玄日晶，太和昆灵，真元内守，持入始青。"诵之三遍，刺之三分，留三分，次又进五分，留三呼，徐徐出针，以手扪之。

黄帝至其要：五神失守，以明刺法，又言十二神之妙用也？

岐伯至上天：人气动合司天，神气相合，由乎盛衰也。

心者至出焉：任治于物，故为君主之官，故心从形有神托心斯存，是故心者神之舍也，即真心失守，虚而神不守位，即忘游诸室，五神不安而乃令虚也。

可刺至之源：手少阴之源者，即是兑骨穴也，此是真心之源，在掌后兑骨之端陷者中，一名中都，用长针，口中温暖，刺入三分，留三呼，进一分，留一呼。徐徐出针，以手扪其穴，复苏也。

肺者至出焉：位高为君，故官为相傅，主为荣卫，故治节由之，喘息而自然，有多语失节，饮冷形寒悲怆，是以肺神不守位，即虚也。

可刺至之源：肺之源出于太渊，在掌后大筋一寸五分间陷者中，手太阴之所过，用长针，以口中温针，以手按穴，刺入同身寸之三分，留三呼，动气至而徐徐，以手扪穴。

肝者至出焉：勇而能断，故曰将军，潜发未萌，故曰谋虑出焉，怒而气上，遇气交不前，因而神失守，神光不聚，可用前法刺之，全神守者也。

可刺至之源：足厥阴之源，太冲穴也，在足大趾本节后二寸陷者中，乃肝脉所过为源，用长针便于口中先温针，以手按穴，刺可入三分，留三呼，进二分，留二呼，徐徐出针，以手扪之也。

胆者至出焉：刚正果诀，故官为中正，直而不疑，故决断出焉，交动而卒怒，怒而不息，气上而不守位，使人中正不利，欲成膈噎，神光不聚，未有邪干，先可以刺治之者也。

可刺至之源：足少阳之源，丘墟穴也，在足外踝下如前陷者中，去临泣穴五寸，足少阳之所过也，用长针于口内温针，先以左手按穴，刺可同身寸之三分，留三呼，进至五分，留二呼，徐徐出针，以手扪之也。

膻中至出焉：膻中者，在胸两乳间，为气海，手厥阴包络之所居，此作相火位，故言臣使，主其喜乐，中及惊喜怒思恐，即神失守位，使人如失志恍恍然，神光不聚，邪来干之，可用刺法治之，正神和也。

可刺至所流：劳宫穴也，在手掌中央动脉，手心主之所流也，用长针于口中温，先以左手按穴，刺可同身寸之三分，留二呼，徐徐出针，以手扪其穴也。

脾为至出焉：心有所忆，谓之意，意中出焉，谓之智，智周万事皆从意智也，故知周出焉，意有所着，欲念生他想，劳意不已，智有所存，神游失守，则神元不聚，可预治之者也。

可刺脾之源：脾之源，在足内侧核骨下陷者中是，足太阴之所过，为源，用长针于口内温针，先以左手按穴，刺可入三分，留五呼，进至三分，留五呼，即可徐徐而退针，以手扪之。

胃为至出焉：包容五谷，是为仓廪之官，劳养四旁，故云五味出焉，饮食饱甚，汗出食饱，房室即气留滞注，神游失守，邪干未至，可以预治全真。

可刺胃之源：胃之阳，冲阳穴也，在足跗上如同身寸之五分，骨间动脉上，去陷谷穴五寸是，足阳明之所过，用长针，于口中温针，先以左手按穴，刺可入三分，留三呼，进至二分，徐徐出针，以手扪其穴。

大肠至出焉：传道，为传不洁之道，变化，谓变化物之形，故云传道之官，变化出焉，男子有反之过，故失守位，邪非干之，以刺法治之，即今反却苏也。

可刺至之源：大肠之源，合谷穴也，在手大指次指曲骨间，手阳明之所过也，用长针，口中温针，刺入二分，留三呼①，进至二分，留一呼，徐徐出之也。

小肠至出焉：承奉胃司，受盛糟粕，受元复化，传入大肠，故云受盛之官，化物出焉，受而有异，非合不合神失守，可刺全真者。

可刺至之源：小肠之源，腕骨穴也，在手外侧腕前起骨下陷者中，手少阳所过也，用长针，于口中温针，先以左手按穴，刺可入三分，留三呼，进二分，留一呼，徐徐出针，以手扪其穴也。

肾者至出焉：强于作用，故曰作强，造化形容，故曰伎巧，在女则当伎巧，在男正曰作强，人强作过失动，合于三元八正之日，故神失守位也，故预刺而可全真者也。

刺其肾之源：肾之源，出于太溪，在足内踝下跟骨之前陷者中，足少阴之所过为源，用长针，于口中温针，先以左手按穴，刺入三分，留一呼，进一分，留一呼，徐徐出针，以手扪其穴也。

三焦至出焉：引道阴阳，开通闭塞，故官司决渎，水

---

① 呼：原作"分"，据文义改。

道出焉，决渎者，如四渎入大海，不离其水，百川入海，只江河淮济入海，不变其道，故曰四渎也。三焦决渎，即精与水道不相合也，故曰三焦者，上中下，上焦者，主内而不出，或非内而即内，故不守；中焦者，主腐熟水谷，或情动于中，人或非动而动，是谓孤动者，神失守位；下焦者，主出而不内，或当出而不出者，故曰神失守位也。

刺三焦之源：三焦之源，阳池穴也，在手表腕上陷者中，手少阳脉之所过也，用长针，于口中温针，先以左手按穴，刺可入三分，留三呼，进一分，留一呼，徐徐出针，以手扪之也。

膀胱至出矣：位当孤府，故曰都官，居下内空，故藏精液，若得气海之气施化，则溲便注泄，气海之不足，则闭隐不通，故曰气化则能出矣，人若滞便而合气注膀胱，故精泄气，水道不宣通，故神失守位，即可以刺法全真者，方知此法大妙也。

刺膀胱之源：膀胱之源，京骨穴也，在足外侧大骨下赤白肉际陷者中，足太阳之所过，用长针于口中温针，先以左手按穴，刺可入三分，留三呼，进二分，留三呼，徐徐而出针，以手扪其穴也。

凡此至失也：失则灾害至，故不得相失，失之则神光不聚，故有邪干犯之，即害天命，宜先刺以全真也。

是故至神也：神为主养之宗，故作先也。

道贵至不分：内三宝，即神气精，一失其位，三者皆伤，三者同守，故曰元和也。

然即至全真：神如去，即死矣，然虽在其体身中而未去者，亦非守位而全真也。

人神至至真：神不守即光明不足，故要守真而聚神光而可以修真，真勿令泄，人为知道。

至真至天玄：人在母腹，先通天玄之息，是谓玄牝，名曰谷神之门，一名神颡，一名上部之地户，一名人中之岳，一名胎息之门，一名通天之要。人能忘嗜欲，定喜怒，又所动随天玄牝之息，绝其想念，如在母腹中之时，命曰返天息而归命回，入寂灭反太初，还元胎息之道者也。

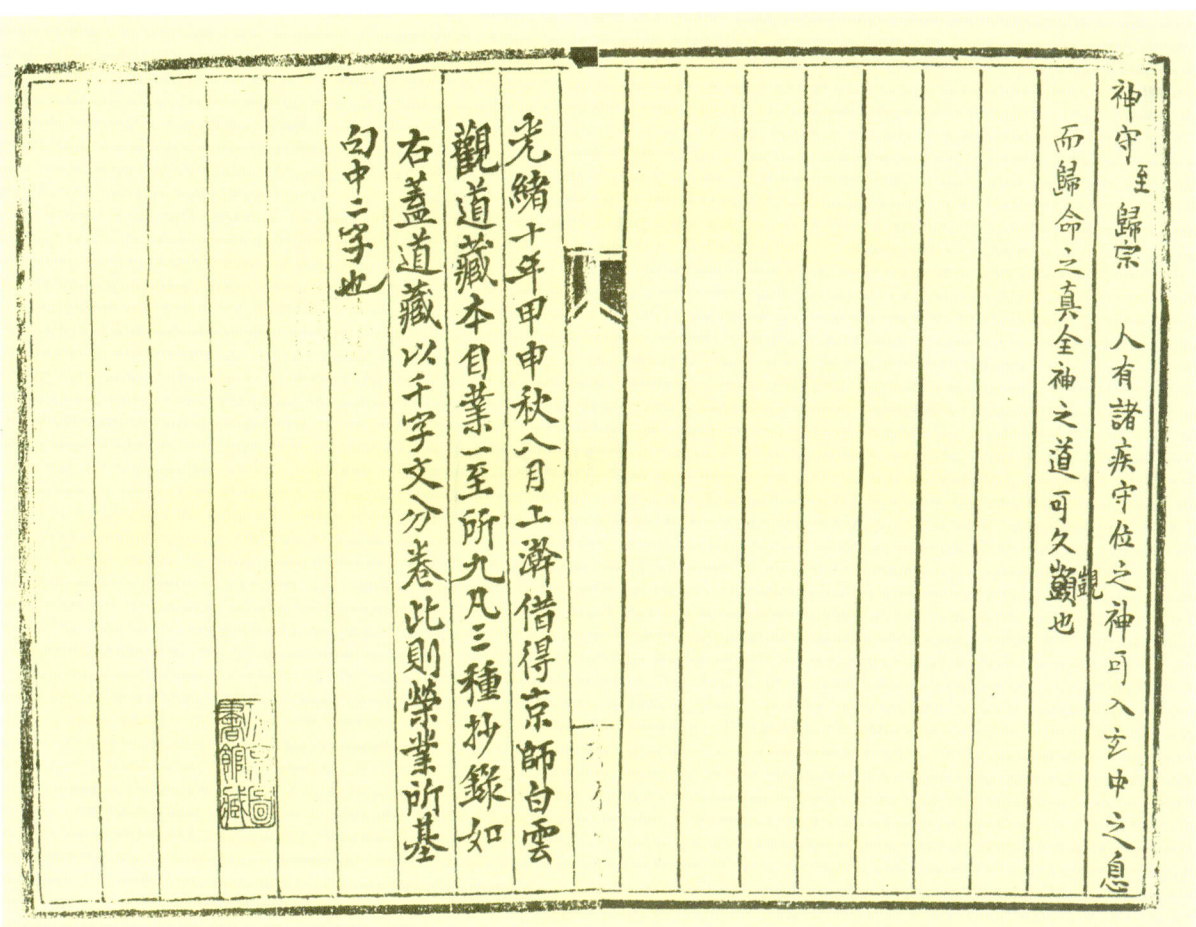

神守至归宗：人有诸疾，守位之神，可入玄中之息，而归命之真，全神之道，可久颛也。

光绪十年甲申秋八月工澥借得京师白云观道藏本自业一至所九凡三种抄录如右盖道藏以千字文分卷此则荣业所基句中二字也。

灵枢·针灸

明刊本

东周战国·撰人佚名　南宋·史崧 改编　王旭东 校订

《黄帝内经·灵枢》，简称《灵枢经》，又名《灵枢》《针经》《九针》，原书九卷，故又名《九卷》，约成书于东周战国时期，撰人不详。是中医学经典奠基之作，是现存最早的中医理论著作，是最权威的针灸学经典。南宋绍兴乙亥年（1155），南宋四川成都人史崧取其家藏之《黄帝内经·灵枢》九卷，参照诸古书，加以校释及音释，将其改编为二十四卷本，八十一篇，成为现存通行的《灵枢》版本。现选录其中 34 篇有关针灸理论及临床的内容编录刊行，分别为九针十二原第一、本输第二、小针解第三、根结第五、官针第七、终始第九、经脉第十、经别第十一、经水第十二、经筋第十三、骨度第十四、营气第十六、脉度第十七、四时气第十九、五邪第二十、寒热病第二十一、癫狂病第二十二、热病第二十三、厥病第二十四、病本第二十五、杂病第二十六、周痹第二十七、五乱第三十四、逆顺肥瘦第三十八、血络论第三十九、阴阳清浊第四十、逆顺第五十五、五禁第六十一、动输第六十二、行针第六十七、邪客第七十一、官能第七十三、刺节真邪第七十五、九针论第七十八。底本选用明代仿宋刻本（日本国立公文书馆内阁文库藏本），该本较好地保留了南宋刻本的原貌。

黄帝内经灵枢序

昔黄帝作《内经》十八卷。《灵枢》九卷，《素问》九卷，乃其数焉。世所奉行，唯《素问》耳。越人得其一二，而述《难经》，皇甫谧次而为《甲乙》，诸家之说，悉自此始。其间或有得失，未可为后世法。则谓如《南阳活人书》称：咳逆者，哕也。谨按《灵枢经》曰：新谷气入于胃，与故寒气相争，故曰哕。举而并之，则理可断矣。又如《难经》第六十五篇，是越人标指《灵枢》本输之大略，世或以为流注。谨按《灵枢经》曰：所言节者，神气之所游行出入也，非皮肉筋骨也。又曰：神气者，正气也。神气之所游行出入者，流注也，井荥输经合者，本输也。举而并之，则知相去

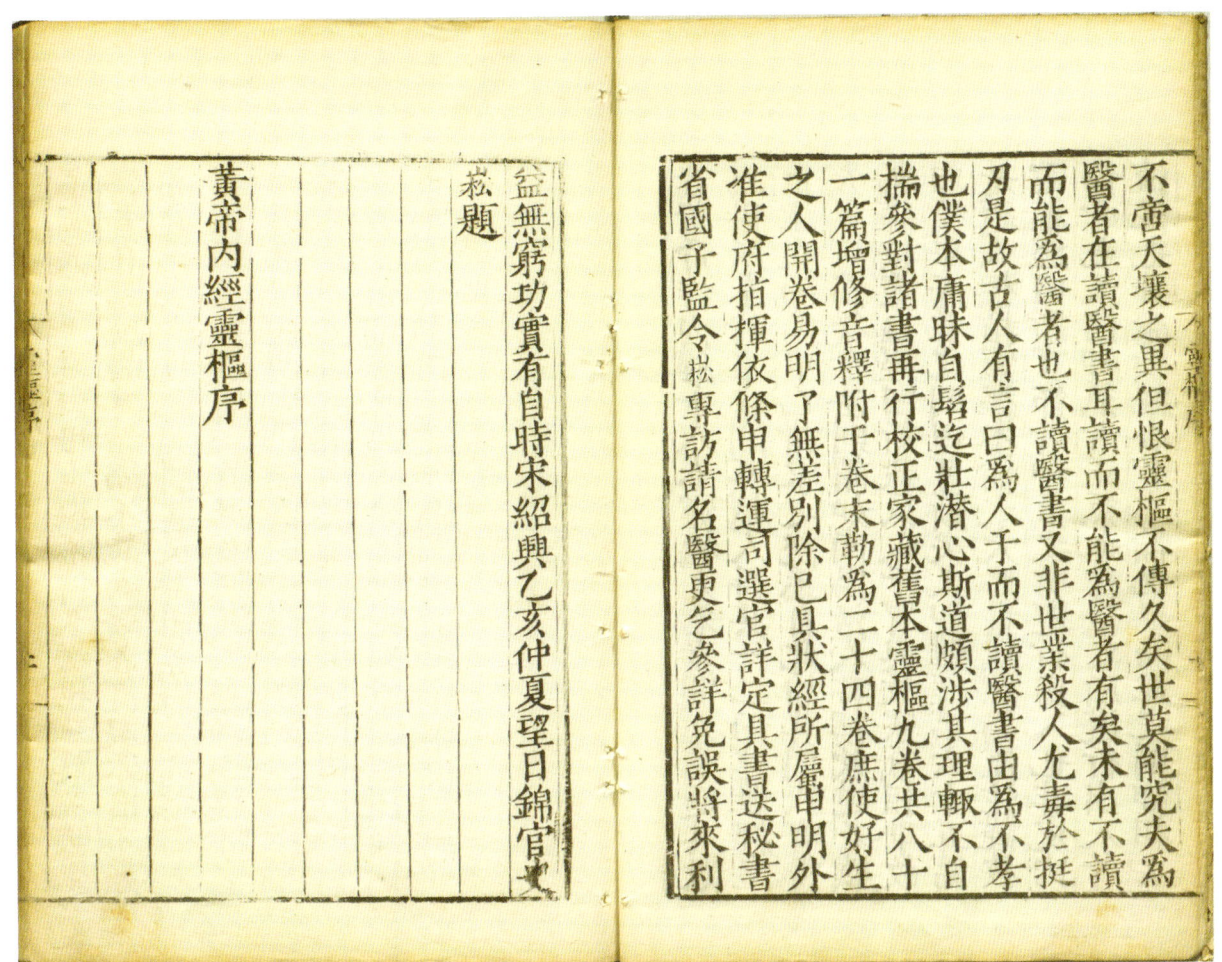

不啻天壤之异。但恨《灵枢》不传久矣，世莫能究。夫为医者，在读医书耳，读而不能为医者有矣，未有不读而能为医者也。不读医书，又非世业，杀人尤毒于梃刃，是故古人有言曰：为人子而不读医书，由为不孝也。仆本庸昧，自髫迄壮，潜心斯道，颇涉其理，辄不自揣，参对诸书，再行校正家藏旧本《灵枢》九卷，共八十一篇，增修音释，附于卷末，勒为二十四卷。庶使好生之人，开卷易明，了无差别。除已具状经所属申明外，准使府指挥依条申转运司选官详定，具书送秘书省国子监。今崧专访请名医，更乞参详，免误将来。利益无穷，功实有自。

时 宋绍兴乙亥仲夏望日锦官史崧题

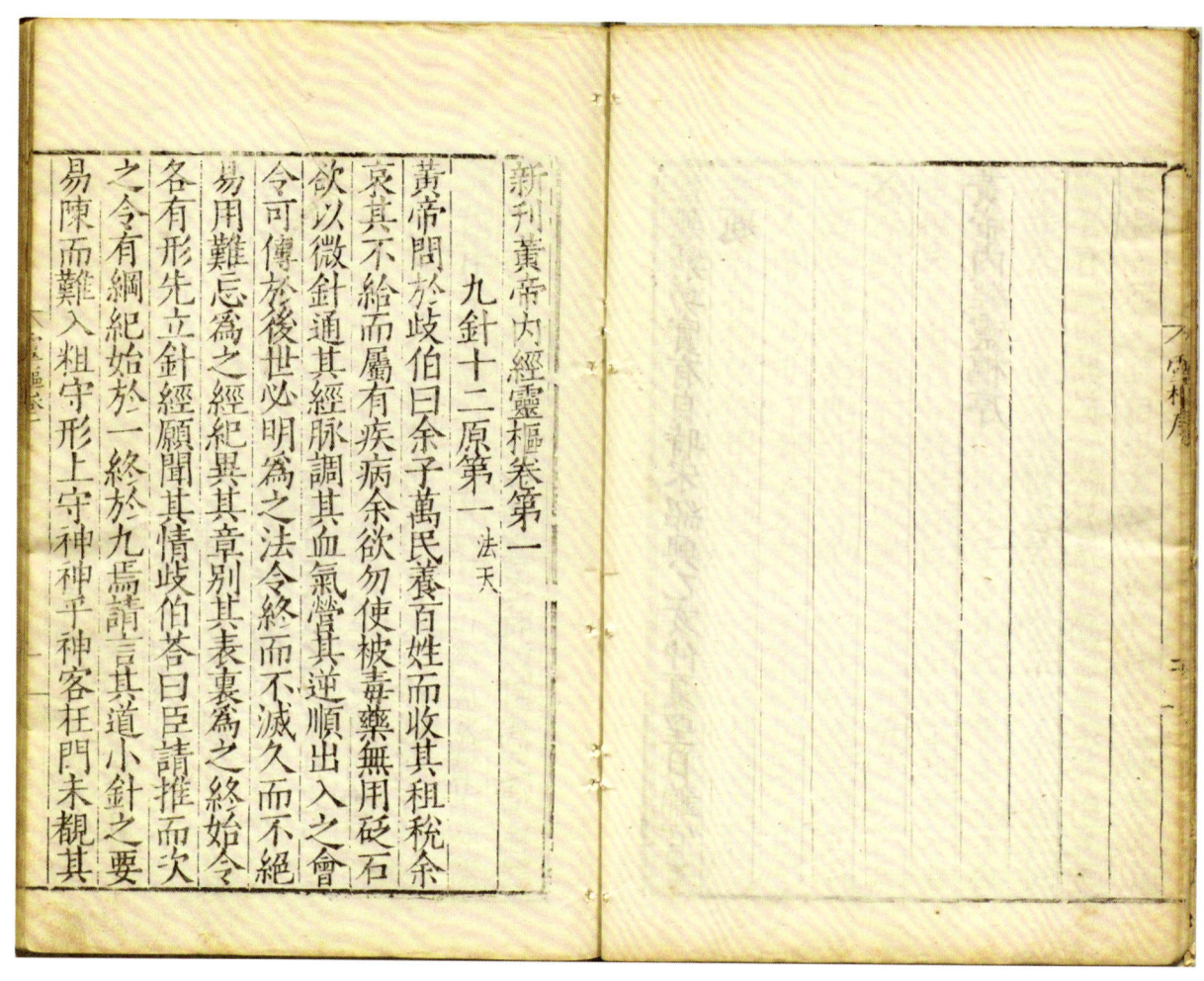

新刊黄帝内经灵枢卷第一

九针十二原第一 法天

黄帝问于岐伯曰：余子万民，养百姓，而收其租税。余哀其不给，而属有疾病。余欲勿使被毒药，无用砭石，欲以微针通其经脉，调其血气，营其逆顺出入之会。令可传于后世，必明为之法。令终而不灭，久而不绝，易用难忘，为之经纪。异其章[1]，别其表里，为之终始。令各有形，先立针经。愿闻其情。

岐伯答曰：臣请推而次之，令有纲纪，始于一，终于九焉。请言其道。小针之要，易陈而难入，粗守形，上守神，神乎神，客在门，未睹其

---

[1] 异其章：《太素》卷二十一《九针要道》作"异其篇章"，义长，与四字韵文洽。

疾，恶知其原？刺之微，在速迟，粗守关，上守机，机之动，不离其空，空中之机，清静而微，其来不可逢，其往不可追。知机之道者，不可挂以发，不知机道，叩之不发，知其往来，要与之期，粗之暗乎，妙哉工独有之。往者为逆，来者为顺，明知逆顺，正行无问。迎[1]而夺之，恶得无虚，追而济之，恶得无实，迎之随之，以意和之，针道毕矣。

凡用针者，虚则实之，满则泄之，宛陈则除之，邪胜则虚之，《大要》曰：徐而疾则实，疾而徐则虚。言实与虚，若有若无，察后与先，若存若亡，为虚与实，若得若失。虚实之要，九针最妙，补泻之时，以针为之。泻曰必持内之，放而出之，排阳得针，邪气得泄，按而引针，是谓内温，血不得散，气不得出也。补曰随之，随之意，若妄之，若行若按，如蚊虻止，如留如还，去如弦绝，令左属右，其气故止，外门已闭，中气乃实，必无留血，急取诛之。持针之道，坚者为宝，正指直刺，无针左右，神在秋毫，属意病者，审视血脉者，刺之无殆。方刺之时，必在悬阳，及与两卫，神属勿去，知病存亡。血脉者，在腧横居，视之独澄，切之独坚。

九针之名，各不同形：一曰镵针，长一寸六分；二曰圆针，长一寸六分；三曰鍉针，长三寸半；四曰锋针，长一寸六分；五曰铍针，长四寸，

---

[1] 迎：《黄帝内经灵枢集注》赵府居敬堂本作"逆"。

广二分半；六曰圆利针，长一寸六分；七曰毫针，长三寸六分；八曰长针，长七寸；九曰大针，长四寸。镵针者，头大末锐，去泻阳气；圆针者，针如卵形，揩摩分间，不得伤肌肉，以泻分气；鍉针者，锋如黍粟之锐，主按脉勿陷，以致其气；锋针者，刃三隅，以发痼疾；铍针者，末如剑锋，以取大脓；圆利针者，大如牦，且圆且锐，中身微大，以取暴气；毫针者，尖如蚊虻喙，静以徐往，微以久留之而养，以取痛痹；长针者，锋利身薄，可以取远痹；大针者，尖如梃，其锋微圆，以泻机关之水也。九针毕矣。

夫气之在脉也，邪气在上，浊气在中，清气在下。故针陷脉则邪气出，针中脉则浊气出，针太深则邪气反沉，病益。故曰：皮肉筋脉，各有所处，病各有所宜，各不同形，各以任其所宜，无实无虚，损不足而益有余，是谓甚病，病益甚。取五脉者死，取三脉者恇；夺阴者死，夺阳者狂，针害毕矣。刺之而气不至，无问其数；刺之而气至，乃去之，勿复针。针各有所宜，各不同形，各任其所为。刺之要，气至而有效，效之信，若风之吹云，明乎若见苍天，刺之道毕矣。

黄帝曰：愿闻五脏六腑所出之处。岐伯曰：五脏五腧，五五二十五腧；六腑六腧，六六三十六腧。经脉十二，络脉十五，凡二十七气以上下，所出为井，所溜为荥，所注为腧，所行为经，所入①为合，二十七气所行，皆在五腧也。节之交，三百六十五会，知其要者，一言而终，不知其要，流散无穷。所言节者，神气之所游行出入也，非皮肉筋骨也。

睹其色，察其目，知其散复。一其形，听其动静，知其邪正。右主推之，左持而御之，气至而去之。

凡将用针，必先诊脉，视气之剧易，乃可以治也。五脏之气已绝于内，而用针者反②实其外，是谓重竭，重竭必死，其死也静，治之者，辄反其气，取腋与膺；五脏之气已绝于外，而用针者反实其内，是谓逆厥，逆厥则必死，其死也躁，治之者，反取四末。刺之害中而不去，则精泄；害中而去，则致气。精泄则病益甚而恇，致气则生为痈疡。

五脏有六腑，六腑有十二原，十二原出于四关，四关主治五脏，五脏有疾，当取之十二原，十二原者，五脏之所以禀三百六十五节气味也。五脏有疾也，应出十二原，十二原各有所出，明知其原，睹其应，而知五脏之害矣。

阳中之少阴，肺也，其原出于太渊，太渊二。阳中之太阳，心也，其原出于大陵，大陵二。阴中之少阳，肝也，其原出于太冲，太冲二。阴中之至阴，脾也，其原出于太白，太白二。阴中之太阴，肾也，其原出于太溪，太

---
① 入：原作"以"，据《针灸甲乙经》卷三第二十四改。
② 反：原作"皮"，据《针灸甲乙经》卷五第四改。

溪二。膏之原，出于鸠尾，鸠尾一。肓之原，出于脖胦，脖胦一。凡此十二原者，主治五脏六腑之有疾者也。胀取三阳，飧泄取三阴。

今夫五脏之有疾也，譬犹刺也，犹污也，犹结也，犹闭也。刺虽久，犹可拔也；污虽久，犹可雪也；结虽久，犹可解也；闭虽久，犹可决也。或言久疾之不可取者，非其说也。夫善用针者，取其疾也，犹拔刺也，犹雪污也，犹解结也，犹决闭也，疾虽久，犹可毕也。言不可治者，未得其术也。刺诸热者，如以手探汤，刺寒清者，如人不欲行。阴有阳疾者，取之下陵三里，正往无殆，气下乃止，不下复始也。疾高而内者，取之阴之陵泉；疾高而外者，取之阳之陵泉也。

本输第二 法地

黄帝问于岐伯曰：凡刺之道，必通十二经络之所终始，络脉之所别处，五输之所留，六腑之所与合，四时之所出入，五脏之所溜处，阔数之度，浅深之状，高下所至。愿闻其解。岐伯曰：请言其次也。肺出于少商，少商者，手大指端内侧也，为井木；溜于鱼际，鱼际者，手鱼也，为荥；注于太渊，太渊，鱼后一寸陷者中也，为腧；行于经渠，经渠，寸口中也，动而不居，为经；入于尺泽，尺泽，肘中之动脉也，为合。手太阴经也。

心出于中冲，

中冲，手中指之端也，为井木；溜于劳宫，劳宫，掌中中指本节之内间也，为荥；注于大陵，大陵，掌后两骨之间方下者也，为腧；行于间使，间使之道，两筋之间，三寸之中也，有过则至，无过则止，为经；入于曲泽，曲泽，肘内廉下陷者之中也，屈而得之，为合。手少阴也。

肝出于大敦，大敦者，足大指之端，及三毛之中也，为井木；溜于行间，行间，足大指间也，为荥；注于太冲，太冲，行间上二寸陷者之中也，为腧；行于中封，中封，内踝之前一寸半，陷者之中，使逆则宛，使和则通，摇足而得之，为经；入于曲泉，曲泉，辅骨之下，大筋之上也，屈膝而得之，为合。足厥阴也。

脾出于隐白，隐白者，足大指之端内侧也，为井木；溜于大都，大都，本节之后下陷者之中也，为荥；注于太白，太白，腕骨之下也，为腧；行于商丘，商丘，内踝之下，陷者之中也，为经；入于阴之陵泉，阴之陵泉，辅骨之下，陷者之中也，伸而得之，为合。足太阴也。

肾出于涌泉，涌泉者，足心也，为井木；溜于然谷，然谷，然骨之下者也，为荥；注于太溪，太溪，内踝之后，跟骨之上，陷者中①也，为腧；行于复留，复留，上内踝二寸，动而不休，为经；入于阴谷，阴谷，辅骨之后，大筋之下，小筋之上也，按之应手，屈膝而得之，为

① 者中：原倒作"中者"，据《黄帝内经灵枢集注》赵府居敬堂本及本书文例改。

合。足少阴经也。

膀胱出于至阴，至阴者，足小指之端也，为井金；溜于通谷，通谷，本节之前外侧也，为荥；注于束骨，束骨，本节之后陷者中也，为腧；过于京骨，京骨，足外侧大骨之下，为原；行于昆仑，昆仑，在外踝之后，跟骨之上，为经；入于委中，委中，腘中央，为合，委而取之。足太阳也。

胆出于窍阴，窍阴者，足小指次指之端也，为井金；溜于侠溪，侠溪，足小指次指之间也，为荥；注于临泣，临泣，上行一寸半陷者中也，为腧；过于丘墟，丘墟，外踝之前下，陷者中也，为原；行于阳辅，阳辅，外踝之上，辅骨之前，及绝骨之端也，为经；入于阳之陵泉，阳之陵泉在膝外陷者中也，为合，伸而得之。足少阳也。

胃出于厉兑，厉兑者，足大指内次指之端也，为井金；溜于内庭，内庭，次指外间也，为荥；注于陷谷，陷谷者，上中指内间，上行二寸陷者中也，为腧；过于冲阳，冲阳，足跗上五寸陷者中也，为原，摇足而得之；行于解溪，解溪，上冲阳一寸半陷者中也，为经；入于下陵，下陵，膝下三寸，胻骨外三里也，为合；复下三里三寸为巨虚上廉，复下上廉三寸，为巨虚下廉也，大肠属上，小肠属下，足阳明胃脉也，大肠小肠皆属于胃，是足阳明也。

三焦者，上合手少阳，出于关冲，关

冲者，手小指次指之端也，为井金；溜于液门，液门，小指次指之间也，为荥；注于中渚，中渚，本节之后陷者中也，为腧；过于阳池，阳池，在腕上陷者之中也，为原；行于支沟，支沟，上腕三寸，两骨之间陷者中也，为经；入于天井，天井，在肘外大骨之上陷者中也，为合，屈肘乃得之；三焦下腧，在于足大指之前，少阳之后，出于腘中外廉，名曰委阳，是太阳络也。手少阳经也。三焦者，足少阳太阴一本作阳之所将，太阳之别也，上踝五寸，别入贯腨肠，出于委阳，并太阳之正，入络膀胱，约下焦，实则闭癃，虚则遗溺，遗溺则补之，闭癃则泻之。

手太阳小肠者，上合于太阳，出于少泽，少泽，小指之端也，为井金；溜于前谷，前谷，在手外廉本节前陷者中也，为荥；注于后溪，后溪者，在手外侧本节之后也，为腧；过于腕骨，腕骨，在手外侧腕骨之前，为原；行于阳谷，阳谷，在锐骨之下陷者中也，为经；入于小海，小海，在肘内大骨之外，去端半寸陷者中也，伸臂而得之，为合。手太阳经也。

大肠上合手阳明，出于商阳，商阳，大指次指之端也，为井金；溜于本节之前二间，为荥；注于本节之后三间，为腧；过于合谷，合谷在大指岐骨之间，为原；行于阳溪，阳溪，在两筋间陷者中也，为经；入于曲池，在肘外辅骨陷者中，屈臂而得之，为合。手阳明也。

是谓五脏六腑之腧，五五二十五腧，六六三十六腧也。六腑皆出足之三阳，上合于手者也。

缺盆之中，任脉也，名曰天突。一次任脉侧之动脉，足阳明也，名曰人迎；二次脉手阳明也，名曰扶突；三次脉手太阳也，名曰天窗；四次脉足少阳也，名曰天容；五次脉手少阳也，名曰天牖；六次脉足太阳也，名曰天柱；七次脉颈中央之脉，督脉也，名曰风府。腋内动脉，手太阴也，名曰天府。腋下三寸，手心主也，名曰天池。

刺上关者，呿不能欠；刺下关者，欠不能呿；刺犊鼻者，屈不能伸；刺两关者，伸不能屈。

足阳明，挟喉之动脉也，其腧在膺中。手阳明，次在其腧外，不至曲颊一寸。手太阳当曲颊。足少阳在耳下曲颊之后。手少阳出耳后，上加完骨之上。足太阳挟项大筋之中发际。阴尺动脉在五里，五腧之禁也。

肺合大肠，大肠者传道之府；心合小肠，小肠者受盛之府；肝合胆，胆者中精之府；脾合胃，胃者五谷之府；肾合膀胱，膀胱者津液之府也。少阴[1]属肾，肾上连肺，故将两脏。三焦者，中渎之府也，水道出焉，属膀胱，是孤之府也。是六腑之所与合者。

春取络脉，诸荥大经分肉之间，甚者深取

[1] 少阴：原作"少阳"，据《针灸甲乙经》卷一第三改。

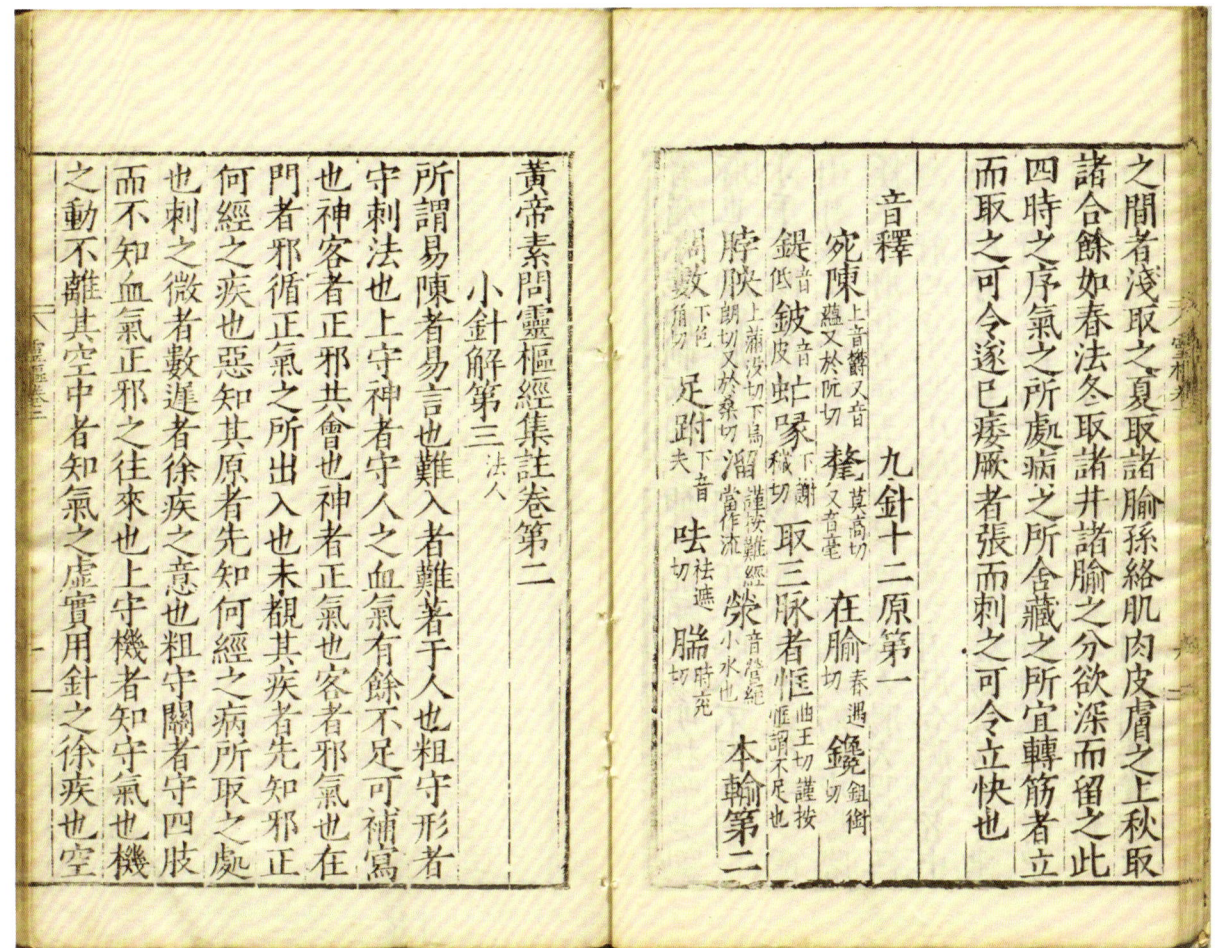

之，间者浅取之。夏取诸腧孙络肌肉皮肤之上。秋取诸合，余如春法。冬取诸井诸腧之分，欲深而留之。此四时之序，气之所处，病之所舍，脏之所宜。转筋者，立而取之，可令遂已，痿厥者，张而刺之，可令立快也。

音释：《九针十二原第一》：宛陈上音郁，又音蕴，又于阮切。氂莫高切，又音毫。在腧舂遇切。镵鈤衔切。鍉音低。铍音皮。虹喙下谢秽切。取三脉者恇曲王切。谨按：恇，谓不足也。脖胦上蒲没切，下乌朗切，又于桑切。溜谨按：《难经》当作流。荥音营，绝小水也。

《本输》：阔数下色角切。足跗下音夫。呿祛遮切。腨时兖切。

黄帝素问灵枢经集卷第二

小针解第三法人

所谓易陈者，易言也。难入者，难着于人也。粗守形者，守刺法也。上守神者，守人之血气有余不足，可补泻也。神客者，正邪共会也。神者，正气也。客者，邪气也。在门者，邪循正气之所出入也。未睹其疾者，先知邪正何经之疾也。恶知其原者，先知何经之病，所取之处也。

刺之微者[①]数迟者，徐疾之意也。粗守关者，守四支而不知血气正邪之往来也；上守机者，知守气也。机之动不离其空中者，知气之虚实，用针之徐疾也。空

---

① 者：《黄帝内经灵枢集注》赵府居敬堂本作"在"。

中之机清净以微者，针以得气，密意守气勿失也。其来不可逢者，气盛不可补也。其往不可追者，气虚不可泻也。不可挂以发者，言气易失也。扣之不发者，言不知补泻之意也，血气已尽而气不下也。知其往来者，知气之逆顺盛虚也。要与之期者，知气之可取之时也。

粗之暗者，冥冥不知气之微密也。妙哉，上①独有之者，尽知针意也。往者为逆者，言气之虚而小，小者逆也。来者为顺者，言形气之平，平者顺也。明知逆顺，正行无问者，言知所取之处也。迎而夺之者，泻也。追而济之者，补也。

所谓虚则实之者，气口虚而当补之也。满则泄之者，气口盛而当泻之也。宛陈则除之者，去血脉也。邪胜则虚之者，言诸经有盛者，皆泻其邪也。徐而疾则实者，言徐内而疾出也。疾而徐则虚者，言疾内而徐出也。言实与虚，若有若无者，言实者有气，虚者无气也。察后与先，若亡若存者，言气之虚实，补泻之先后也，察其气之已下与常存也。为虚与实，若得若失者，言补者必然若有得也，泻则恍然若有失也。

夫气之在脉也，邪气在上者，言邪气之中人也高，故邪气在上也。浊气在中者，言水谷皆入于胃，其精气上注于肺，浊溜于肠胃，言寒温不适，饮食不节，

---

① 上：《黄帝内经灵枢集注》赵府居敬堂本作"工"。

而病生于肠胃，故命曰浊气在中也。清气在下者，言清湿地气之中人也，必从足始，故曰清气在下也。针陷脉则邪气出者，取之上。针中脉则邪[1]气出者，取之阳明合也。针太深则邪气反沉者，言浅浮之病，不欲深刺也，深则邪气从之入，故曰反沉也。皮肉筋脉各有所处者，言经络各有所主也。

取五脉者死，言病在中，气不足，但用针尽大泻其诸阴之脉也。取三阳之脉者，唯言尽泻三阳之气，令病人恍然不复也。夺阴者死，言取尺之五里，五往者也。夺阳者狂，正言也。睹其色，察其目，知其散复，一其形，听其动静者，言上工知相五色于目，有知调尺寸小大缓急滑涩，以言所病也。知其邪正者，知论虚邪与正邪之风也。

右主推之，左持而御之者，言持针而出入也。气至而去之者，言补泻气调而去之也。调气在于终始一者，持心也。节之交三百六十五会者，络脉之渗灌诸节者也。

所谓五脏之气，已绝于内者，脉口气内绝不至，反取其外之病处与阳经之合，有留针以致阳气，阳气至则内重竭，重竭则死矣，其死也，无气以动，故静。

所谓五脏之气已绝于外者，脉口气外绝不至，反取其四末之输，有留针以致其阴气，阴气至则阳气反入，入则

---

[1] 邪：《黄帝内经灵枢集注》赵府居敬堂本作"浊"。

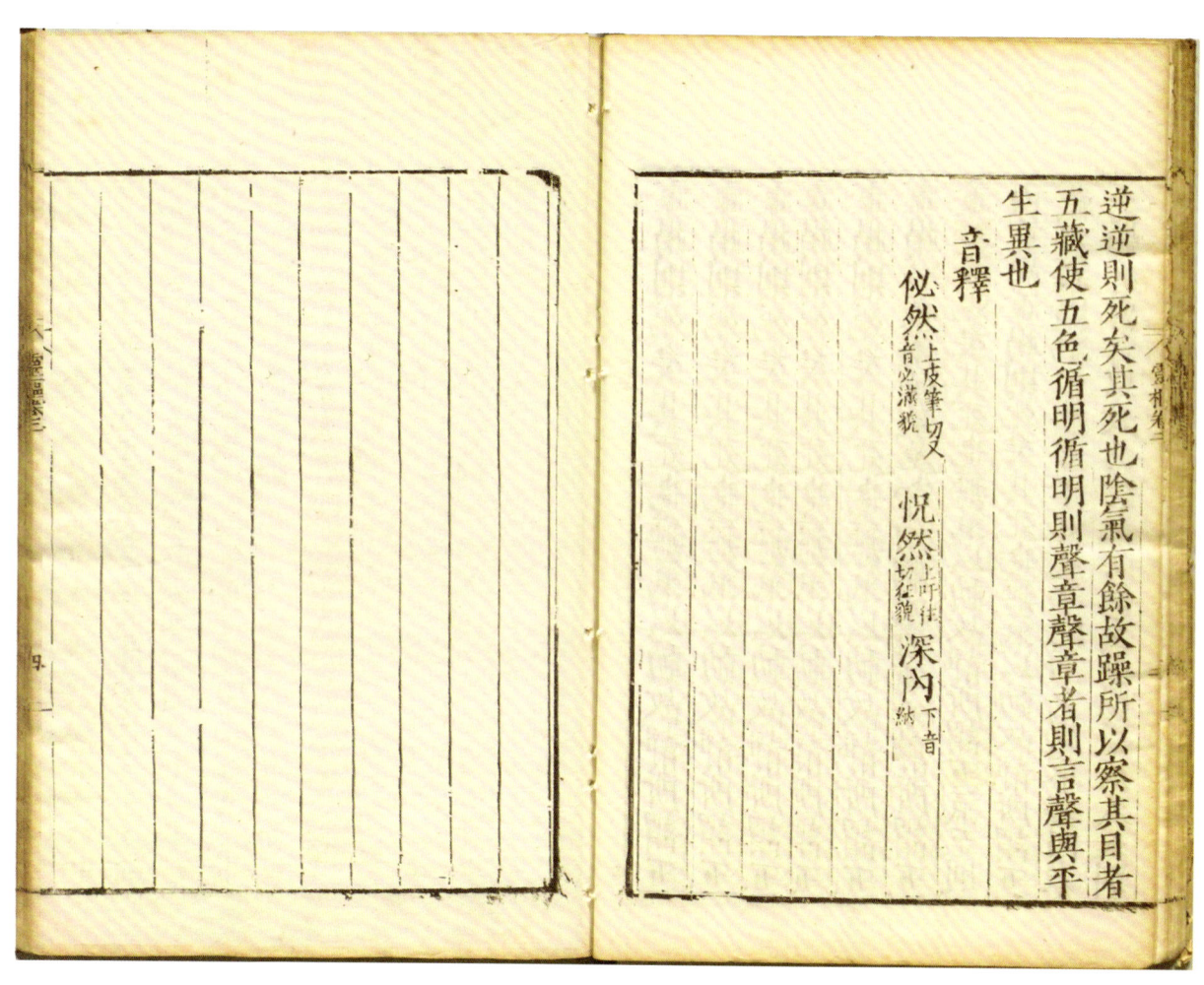

逆，逆则死矣，其死也，阴气有余，故躁。所以察其目者，五脏使五色循明，循明则声章，声章者，则言声与平生异也。

音释： 佖然上皮笔切，又音必，满貌。恍然上吁往切，狂貌。深内下音纳。

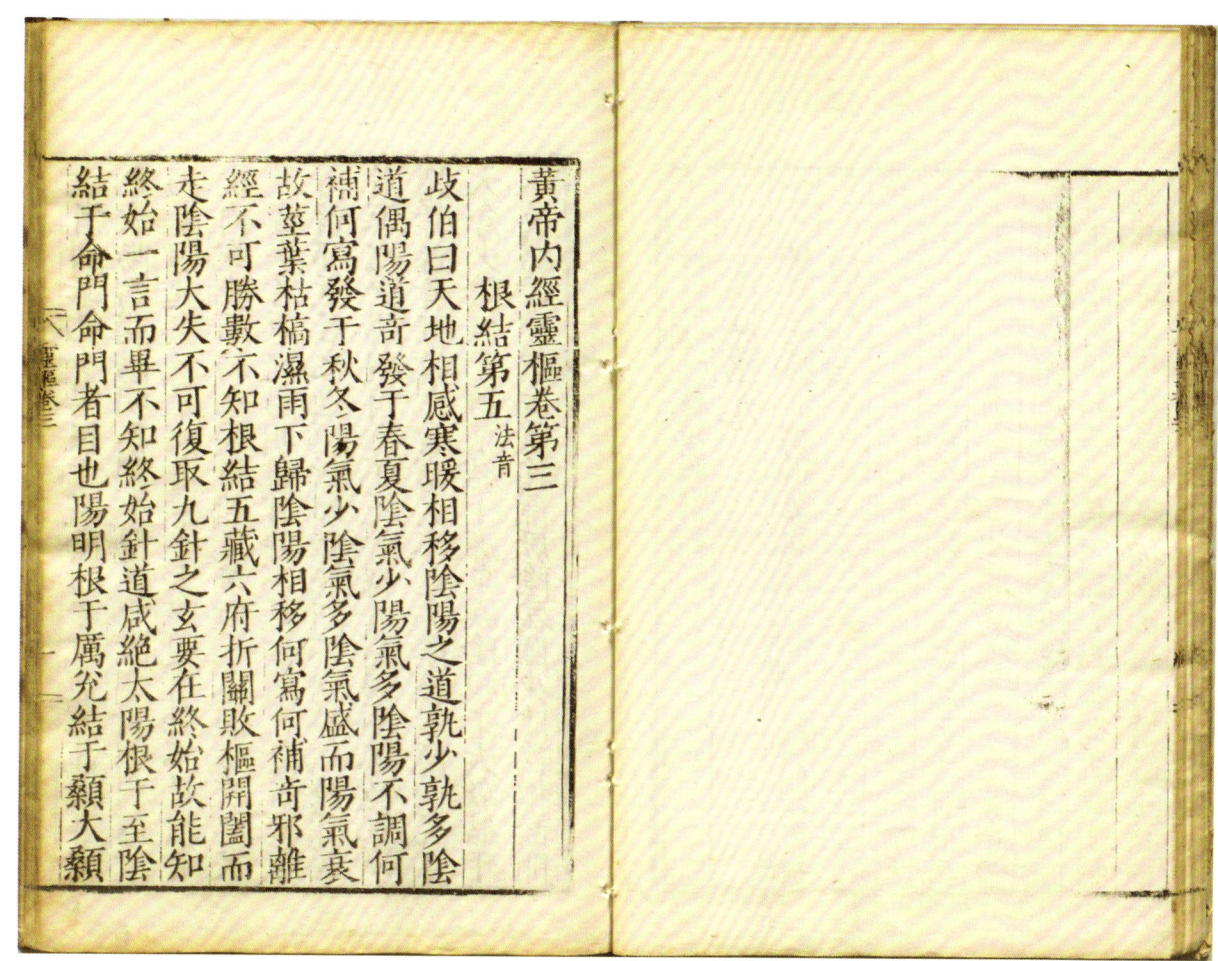

黄帝内经灵枢卷第三

根结第五 法音

岐伯曰：天地相感，寒暖相移，阴阳之道，孰少孰多，阴道偶，阳道奇。发于春夏，阴气少，阳气多，阴阳不调，何补何泻？发于秋冬，阳气少，阴气多，阴气盛而阳气衰，故茎叶枯槁，湿雨下归，阴阳相移，何泻何补？奇邪离经，不可胜数，不知根结，五脏六腑，折关败枢，开阖而走，阴阳大失，不可复取。九针之玄，要在终始，故能知终始，一言而毕，不知终始，针道咸绝。

太阳根于至阴，结于命门。命门者，目也。阳明根于厉兑，结于颡大。颡大者，钳耳也。少阳根于窍阴，结于窗笼。窗笼者，耳中也。太阳为开，阳明为阖，少阳为枢。故开折则肉节渎而暴病起矣，故暴病者取之太阳，视有余不足，渎者皮肉宛焦而弱也。阖折则气无所止息而痿疾起矣，故痿疾者取之阳明，视有余不足，无所止息者，真气稽留，邪气居之也。枢折即骨繇而不安于地，故骨繇者取之少阳，视有余不足，骨繇者节缓而不收也，所谓骨繇者摇故也，当穷其本也。

太阴根于隐白，结于太仓。少阴根于涌泉，结于廉泉。厥阴根于大敦，结于玉英，络于膻中。太阴为开，厥阴为阖，少阴为枢。故开折则仓廪无所输膈洞，膈洞者取之太阴，视有余不足，故开折者气不足而生病也。阖折即气绝而喜悲，悲者取之厥阴，视有余不足。枢折则脉有所结而不通，不通者取之少阴，视有余不足，有结者皆取之不足。

足太阳根于至阴，溜于京骨，注于昆仑，入于天柱、飞扬也。足少阳根于窍阴，溜于丘墟，注于阳辅，入于天容、光明也。足阳明根于厉兑，溜于冲阳，注于下陵，入于人迎、丰隆也。手太阳根于少泽，溜于阳谷，注于少海①，入于天窗、支正也。手少阳根于关冲，溜于阳池，注于支沟，入于天牖、外关也。手阳明根于商阳，溜于

---

① 少海：《针灸甲乙经》卷二第五作"小海"。

合谷，注于阳溪，入于扶突、偏历也。此所谓十二经者，盛络皆当取之。

一日一夜五十营，以营五脏之精，不应数者，名曰狂生。所谓五十营者，五脏皆受气，持其脉口，数其至也。五十动而不一代者，五脏皆受气；四十动一代者，一脏无气；三十动一代者，二脏无气；二十动一代者，三脏无气；十动一代者，四脏无气；不满十动一代者，五脏无气，予①之短期，要在终始。所谓五十动而不一代者，以为常也。以知五脏之期，予之短期者，乍数乍疏也。

黄帝曰：逆顺五体者，言人骨节之小大，肉之坚脆，皮之厚薄，血之清浊，气之滑涩，脉之长短，血之多少，经络之数，余已知之矣，此皆布衣匹夫之士也。夫王公大人，血食之君，身体柔脆，肌肉软弱，血气慓悍滑利，其刺之徐疾，浅深多少，可得同之乎？岐伯答曰：膏粱菽藿之味，何可同也？气滑即出疾，其气涩则出迟，气悍则针小而入浅，气涩则针大而入深，深则欲留，浅则欲疾。以此观之，刺布衣者，深以留之，刺大人者，微以徐之，此皆因气慓悍滑利也。

黄帝曰：形气之逆顺奈何？岐伯曰：形气不足，病气有余，是邪胜也，急泻之。形气有余，病气不足，急补之。形气不足，病气不足，此阴阳气俱不足也，不可刺之，刺之

---

① 予：原作"子"，据《黄帝内经灵枢集注》赵府居敬堂本改。

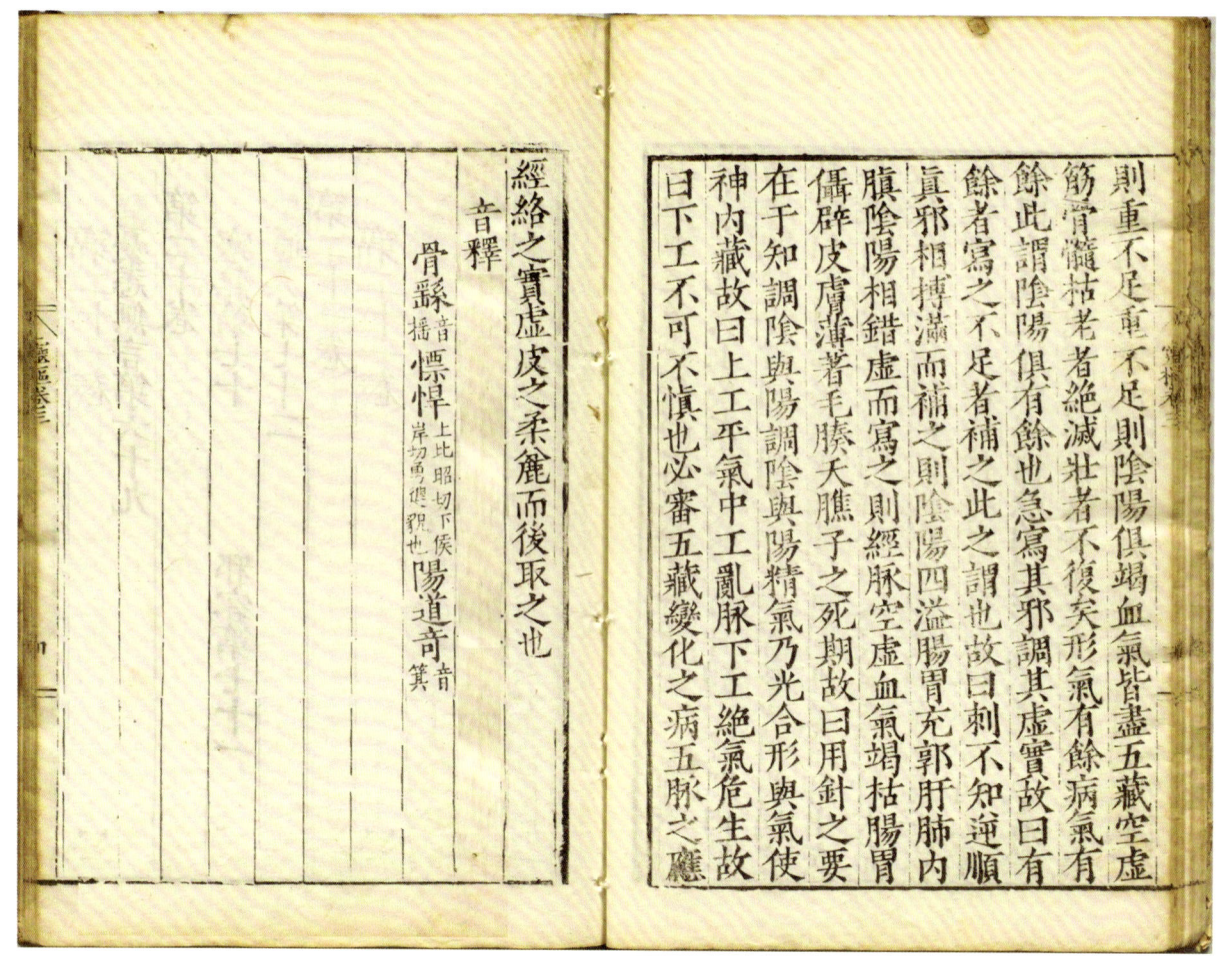

则重不足，重不足则阴阳俱竭，血气皆尽，五脏空虚，筋骨髓枯，老者绝灭，壮者不复矣。形气有余，病气有余，此谓阴阳俱有余也，急泻其邪，调其虚实。故曰：有余者泻之，不足者补之。此之谓也。

故曰刺不知逆顺，真邪相搏。满而补之，则阴阳四溢，肠胃充郭，肝肺内䐜，阴阳相错。虚而泻之，则经脉空虚，血气竭枯，肠胃㒒辟，皮肤薄着，毛腠夭膲，予①之死期。故曰用针之要，在于知调阴与阳，调阴与阳，精气乃光，合形与气，使神内藏。故曰上工平气，中工乱脉，下工绝气危生。故曰下工不可不慎也。必审五脏变化之病，五脉之应，经络之实虚，皮之柔粗，而后取之也。

音释： 骨䯊音摇。慓悍上比昭切，下侯岸切，勇健貌也。阳道奇音箕。

---

①予：原作"子"，据《针灸甲乙经》卷五第六改。

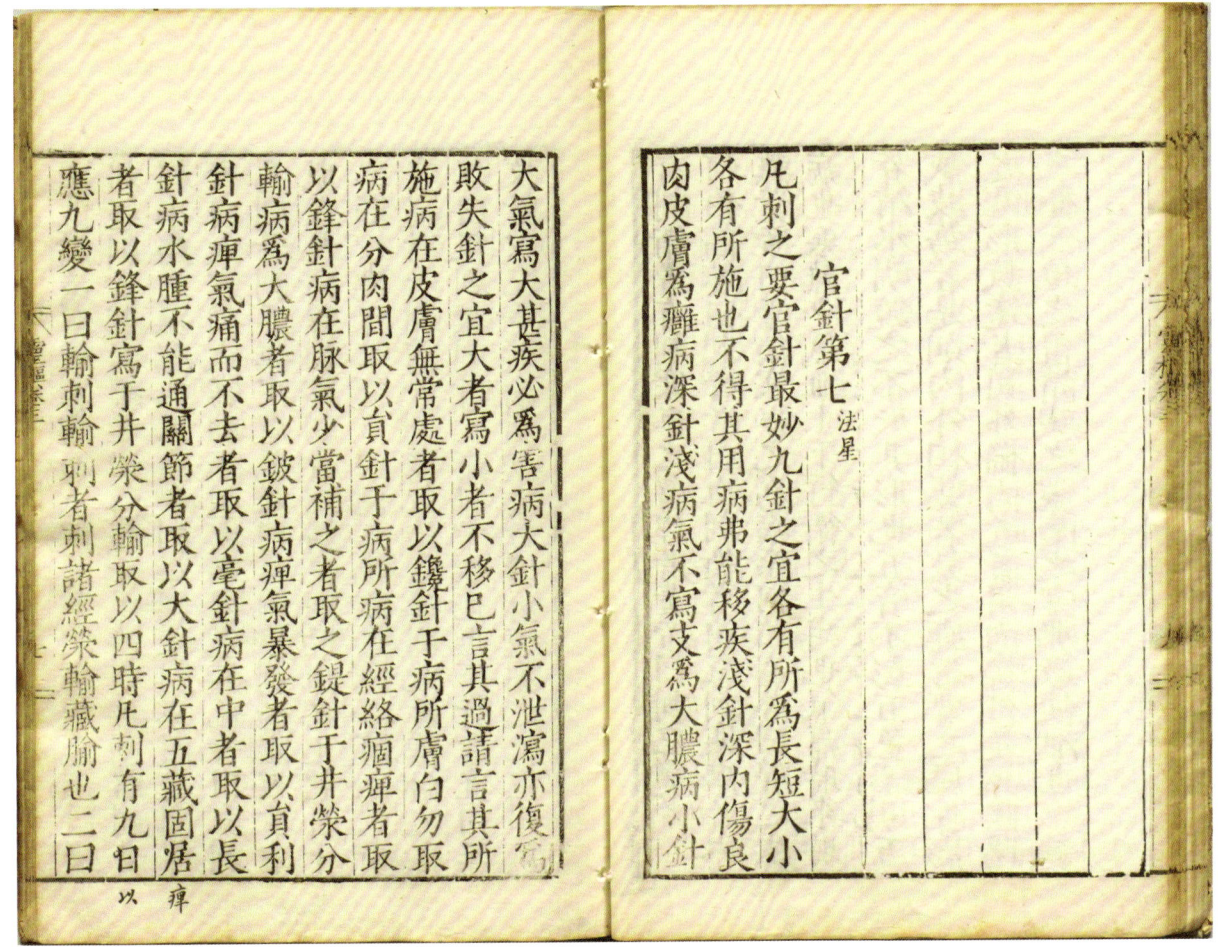

官针第七法星

凡刺之要，官针最妙。九针之宜，各有所为，长短大小，各有所施也，不得其用，病弗能移。疾浅针深，内伤良肉，皮肤为痈；病深针浅，病气不泻，支[1]为大脓。病小针大，气泻太甚，疾必为害；病大针小，气不泄泻，亦复为败。失针之宜，大者泻，小者不移。已言其过，请言其所施。

病在皮肤无常处者，取以镵针于病所，肤白勿取。病在分肉间，取以圆针于病所。病在经络痼痹者，取以锋针。病在脉，气少当补之者，取之鍉针于井荥分输。病为大脓者，取以铍针。病痹气暴发者，取以圆利针。病痹气痛而不去者，取以毫针。病在中者，取以长针。病水肿不能通关节者，取以大针。病在五脏固居者，取以锋针，泻于井荥分输，取以四时。

凡刺有九，以应九变，一曰输刺，输刺者，刺诸经荥输脏腧也。二曰

---

[1] 支：《针灸甲乙经》卷五第二作"反"。

远道刺，远道刺者，病在上，取之下，刺腑腧也。三曰经刺，经刺者，刺大经之结络经分也。四曰络刺，络刺者，刺小络之血脉也。五曰分刺，分刺者，刺分肉之间也。六曰大泻刺，大泻刺者，刺大脓以铍针也。七曰毛刺，毛刺者，刺浮痹皮肤也。八曰巨刺，巨刺者，左取右，右取左。九曰焠刺，焠刺者，刺燔针则取痹也。

凡刺有十二节，以应十二经。一曰偶刺，偶刺者，以手直心若背，直痛所，一刺前，一刺后，以治心痹，刺此者，傍针之也。二曰报刺，报刺者，刺痛无常处也，上下行者，直内无拔针，以左手随病所按之，乃出针复刺之也。三曰恢刺，恢刺者①，直刺傍之，举之前后，恢筋急，以治筋痹也。四曰齐刺，齐刺者，直入一，傍入二，以治寒气小深者。或曰三刺，三刺者，治痹气小深者也。五曰扬刺，扬刺者，正内一，傍内四，而浮之，以治寒气之博大者也。六曰直针刺，直针刺者，引皮乃刺之，以治寒气之浅者也。七曰输刺，输刺者，直入直出，稀发针而深之，以治气盛而热者也。八曰短刺，短刺者，刺骨痹，稍摇而深之，致针骨所，以上下摩骨也。九曰浮刺，浮刺者，傍入而浮之，以治肌急而寒者也。十曰阴刺，阴刺者，左右率②刺之，以治寒厥，中寒厥，足踝后少阴也。十一曰傍针

①者：原脱，据上下文例及《针灸甲乙经》卷五第二补。
②率：《素问·长刺节论》新校正引《甲乙经》作"卒"。

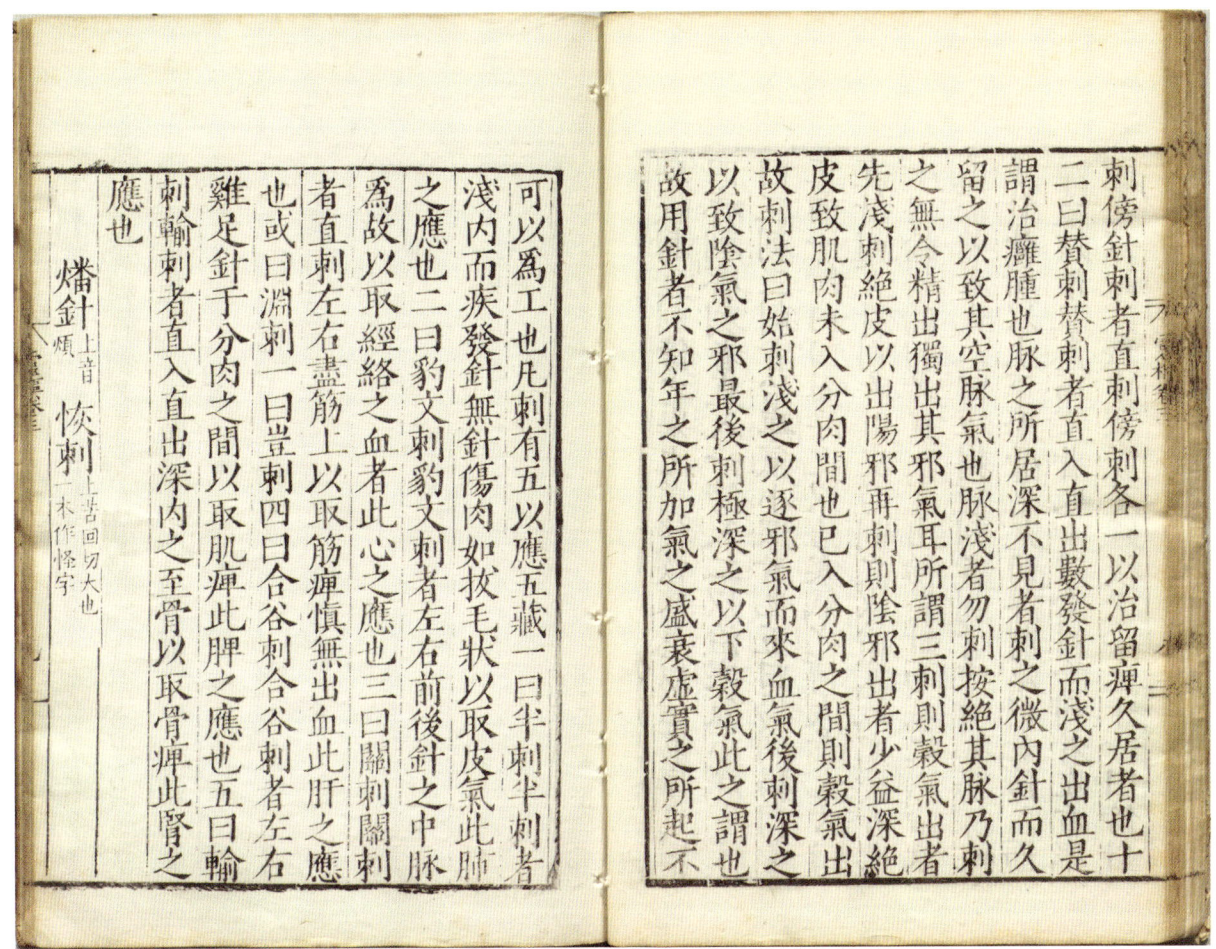

刺，傍针刺者，直刺傍刺各一，以治留痹久居者也。十二曰赞刺，赞刺者，直入直出，数发针而浅之出血，是谓治痈肿也。

脉之所居深不见者，刺之微内针而久留之，以致其空脉气也。脉浅者勿刺，按绝其脉乃刺之，无令精出，独出其邪气耳。所谓三刺则谷气出者，先浅刺绝皮，以出阳邪；再刺则阴邪出者，少益深，绝皮致肌肉，未入分肉间也；已入分肉之间，则谷气出。故《刺法》曰：始刺浅之，以逐邪气，而来血气；后刺深之，以致阴气之邪；最后刺极深之，以下谷气。此之谓也。故用针者，不知年之所加，气之盛衰，虚实之所起，不可以为工也。

凡刺有五，以应五脏。一曰半刺，半刺者，浅内而疾发针，无针伤肉，如拔毛状，以取皮气，此肺之应也。二曰豹文刺，豹文刺者，左右前后针之，中脉为故，以取经络之血者，此心之应也。三曰关刺，关刺者，直刺左右，尽筋上，以取筋痹，慎无出血，此肝之应也，或曰渊刺，一曰岂刺。四曰合谷刺，合谷刺者，左右鸡足，针于分肉之间，以取肌痹，此脾之应也。五曰输刺，输刺者，直入直出，深内之至骨，以取骨痹，此肾之应也。

音释： 燔针上音烦。恢刺上苦回切，大也。一本作悈字。

终始第九 法野

凡刺之道，毕于终始，明知终始，五脏为纪，阴阳定矣。阴者主脏，阳者主腑，阳受气于四末，阴受气于五脏。故泻者迎之，补者随之，知迎知随，气可令和。和气之方，必通阴阳，五脏为阴，六腑为阳。传之后世，以血为盟，敬之者昌，慢之者亡，无道行私，必得天殃。

谨奉天道，请言终始。终始者，经脉为纪。持其脉口人迎，以知阴阳有余不足，平与不平，天道毕矣。所谓平人者不病，不病者，脉口人迎应四时也，上下相应而俱往来也，六经之脉不结动也，本末之寒温之相守司也，形肉血气必相称也，是谓平人。

少气者，脉口、人迎俱少，而不称尺寸也。如是者，则阴阳俱不足，补阳则阴竭，泻阴则阳脱。如是者，可将以甘药，不可饮以至剂。如此者弗灸，不已者，因而泻之，则五脏气坏矣。

人迎一盛，病在足少阳，一盛而躁，病在手少阳。人迎二盛，病在足太阳，二盛而躁，病在手太阳。人迎三盛，病在足阳明，三盛而躁，病在手阳明。人迎四盛，且大且数，名曰溢阳，溢阳为外格。

脉口一盛，病在足厥阴，厥阴一盛而躁，在手心主。脉口二盛，病在足少阴，二盛而躁，在手少阴。脉口三盛，病在足太阴，三盛而躁，在手太阴。脉口四盛，且大且数者，名曰溢阴，溢阴为内关，内关不通死不治。人迎与太阴脉口俱盛四倍以上，命曰关格，关格者与之短期。

人迎一盛，泻足少阳而补足厥阴，二泻一补，日一取之，必切而验之，疏①取之上，气和乃止。人迎二盛，泻足太阳，补足少阴，二泻一补，二日一取之，必切而验之，疏取之上，气和乃止。人迎三盛，泻足阳明而补足太阴，二泻一补，日二取之，必切而验之，疏取之上，气和乃止。

脉口一盛，泻足厥阴而补足少阳，二补一泻，日一取之，必切而验之，疏而取上，气和乃止。脉口二盛，泻足少阴而补足太阳，二补一泻，二日一取之，必切而验之，疏取之上，气和乃止。脉口三盛，泻足太阴而补足阳明，二补一泻，日二取之，必切而验之，疏而取之上，气和乃止，所以日二取之者，太阳②主胃，大富于谷气，故可日二取之也。人迎与脉口俱盛三倍以上，命曰阴阳俱溢，如是者不

---

① 疏：《太素》卷十四《人迎脉口诊》作"躁"。下同。
② 太阳：《太素》卷十四《人迎脉口诊》作"太阴"。

开，则血脉闭塞，气无所行，流淫于中，五脏内伤。如此者，因而灸之，则变易而为他病矣。

凡刺之道，气调而止，补阴泻阳，音气益彰，耳目聪明，反此者血气不行。所谓气至而有效者，泻则益虚，虚者脉大如其故而不坚也，坚如其故者，适虽言故，病未去也。补则益实，实者脉大如其故而益坚也，夫如其故而不坚者，适虽言快，病未去也。故补则实，泻则虚，痛虽不随针减[1]，病必衰去。必先通十二经脉之所生病，而后可得传于终始矣。故阴阳不相移，虚实不相倾，取之其经。

凡刺之属，三刺至谷气，邪僻妄合，阴阳易居，逆顺相反，沉浮异处，四时不得，稽留淫泆，须针而去，故一刺则阳邪出，再刺则阴邪出，三刺则谷气至，谷气至而止。所谓谷气至者，已补而实，已泻而虚，故以知谷气至也。邪气独去者，阴与阳未能调，而病知愈也。故曰补则实，泻则虚，痛虽不随针减[2]，病必衰去矣。阴盛而阳虚，先补其阳，后泻其阴而和之。阴虚而阳盛，先补其阴，后泻其阳而和之。

三脉动于足大指之间，必审其实虚，虚而泻之，是谓重虚，重虚病益甚。凡刺此者，以指按之，脉动而实且疾者疾泻之，虚而徐者则补之，反此者病益甚。其动也，阳明在上，厥阴在中，少阴在下。膺

---

[1] 减：原脱，据《针灸甲乙经》卷五第五补。
[2] 减：原脱，据《针灸甲乙经》卷五第五补。

腧中膺，背腧中背，肩膊虚者，取之上。重舌，刺舌柱以铍针也。手屈而不伸者，其病在筋。伸而不屈者，其病在骨。在骨守骨，在筋守筋。

补须一方实，深取之，稀按其痏，以极出其邪气。一方虚，浅刺之，以养其脉，疾按其痏，无使邪气得入。邪气来也紧而疾，谷气来也徐而和。脉实者，深刺之，以泄其气；脉虚者，浅刺之，使精气无得出，以养其脉，独出其邪气。刺诸痛者，其脉皆实。

故曰：从腰以上者，手太阴、阳明皆主之；从腰以下者，足太阴、阳明皆主之。病在上者下取之，病在下者高取之，病在头者取之足，病在腰者取之腘。病生于头者头重，生于手者臂重，生于足者足重。治病者，先刺其病所从生者也。

春气在毛，夏气在皮肤，秋气在分肉，冬气在筋骨，刺此病者各以其时为齐。故刺肥人者，以①秋冬之齐；刺瘦人者，以春夏之齐。病痛者阴也，痛而以手按之不得者阴也，深刺之。病在上者阳也，病在下者阴也。痒者阳也，浅刺之。

病先起阴者，先治其阴而后治其阳；病先起阳者，先治其阳而后治其阴。刺热厥者，留针反为寒；刺寒厥者，留针反为热。刺热厥者，二阴一阳；刺寒厥者，二阳一阴。所谓二阴者，二刺阴也；一阳者，一刺阳也。久病者，邪气入深。刺此

① 以：原脱，据下文"以秋冬之齐"文例，及《太素》卷二十二《三刺》补。

病者，深内而久留之，间日而复刺之，必先调其左右，去其血脉，刺道毕矣。

凡刺之法，必察其形气。形肉未脱，少气而脉又躁，躁厥者，必为缪刺之，散气可收，聚气可布。深居静处，占神往来，闭户塞牖，魂魄不散，专意一神，精气之①分，毋闻人声，以收其精，必一其神，令志在针，浅而留之，微而浮之，以移其神，气至乃休。男内女外，坚拒勿出，谨守勿内，是谓得气。

凡刺之禁，新内勿刺，新刺勿内；已醉勿刺，已刺勿醉；新怒勿刺，已刺勿怒；新劳勿刺，已刺勿劳；已饱勿刺，已刺勿饱；已饥勿刺，已刺勿饥；已渴勿刺，已刺勿渴；大惊大恐，必定其气，乃刺之。乘车来者，卧而休之，如食顷乃刺之。出行来者，坐而休之，如行十里顷乃刺之。凡此十二禁者，其脉乱气散，逆其营卫，经气不次，因而刺之，则阳病入于阴，阴病出为阳，则邪气复生，粗工勿察，是谓伐身，形体淫泆，乃消脑髓，津液不化，脱其五味，是谓失气也。

太阳之脉，其终也，戴眼，反折，瘛瘲，其色白，绝皮乃绝汗，绝汗则终矣。少阳终者，耳聋，百节尽纵，目系绝，目系绝一日半则死矣，其死也，色青白乃死。阳明终者，

---

①之：《太素》卷二十二《三刺》作"不"。

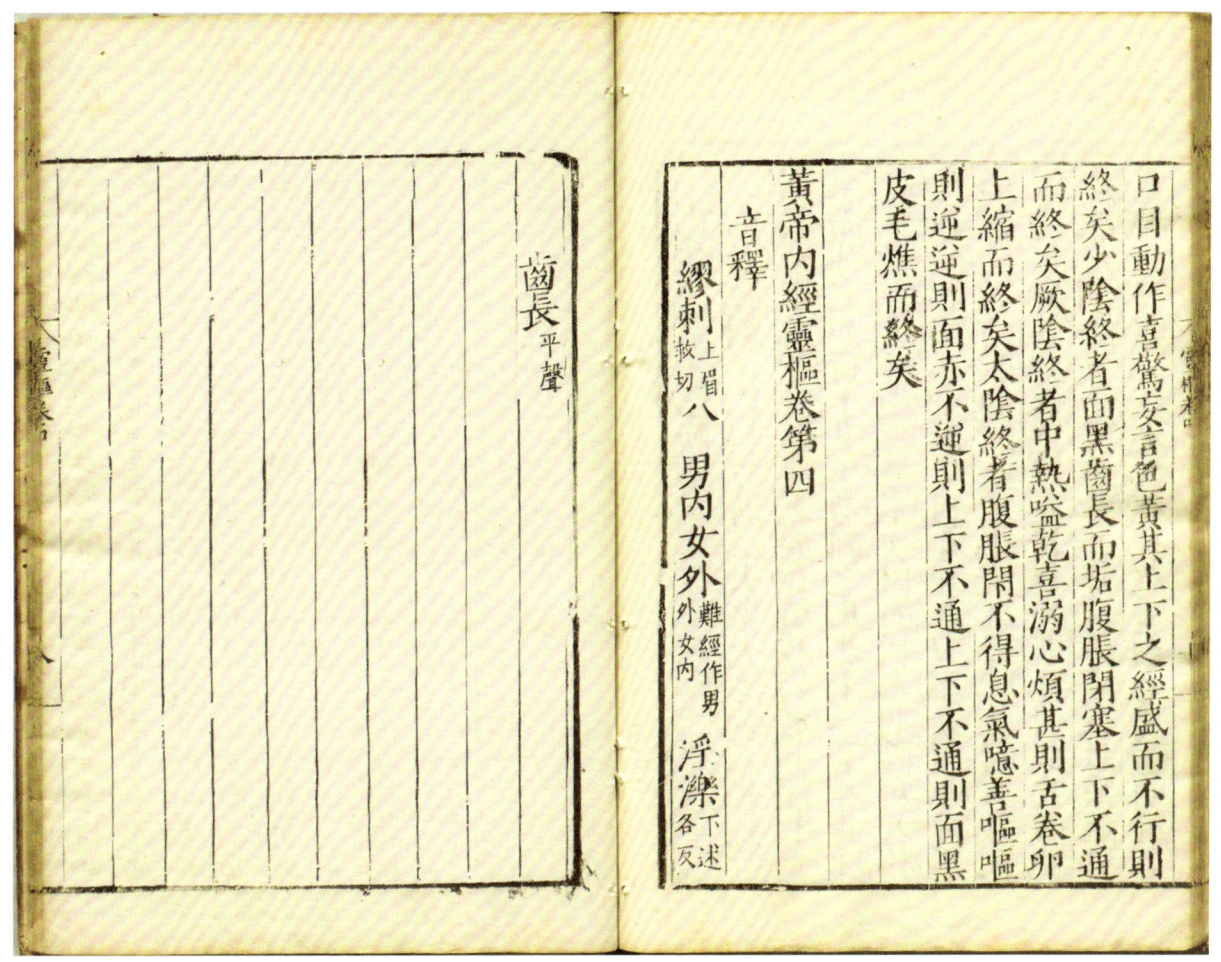

口目动作，喜惊，妄言，色黄，其上下之经盛而不行，则终矣。少阴终者，面黑齿长而垢，腹胀闭塞，上下不通而终矣。厥阴终者，中热嗌干，喜溺，心烦，甚则舌卷卵上缩而终矣。太阴终者，腹胀闭，不得息，气噫善呕，呕则逆，逆则面赤，不逆则上下不通，上下不通则面黑皮毛焦而终矣。

音释： 缪刺上眉救切。男内女外《难经》作「男外女内」。淫泺下述各反。齿长平声。

黄帝内经灵枢卷第四

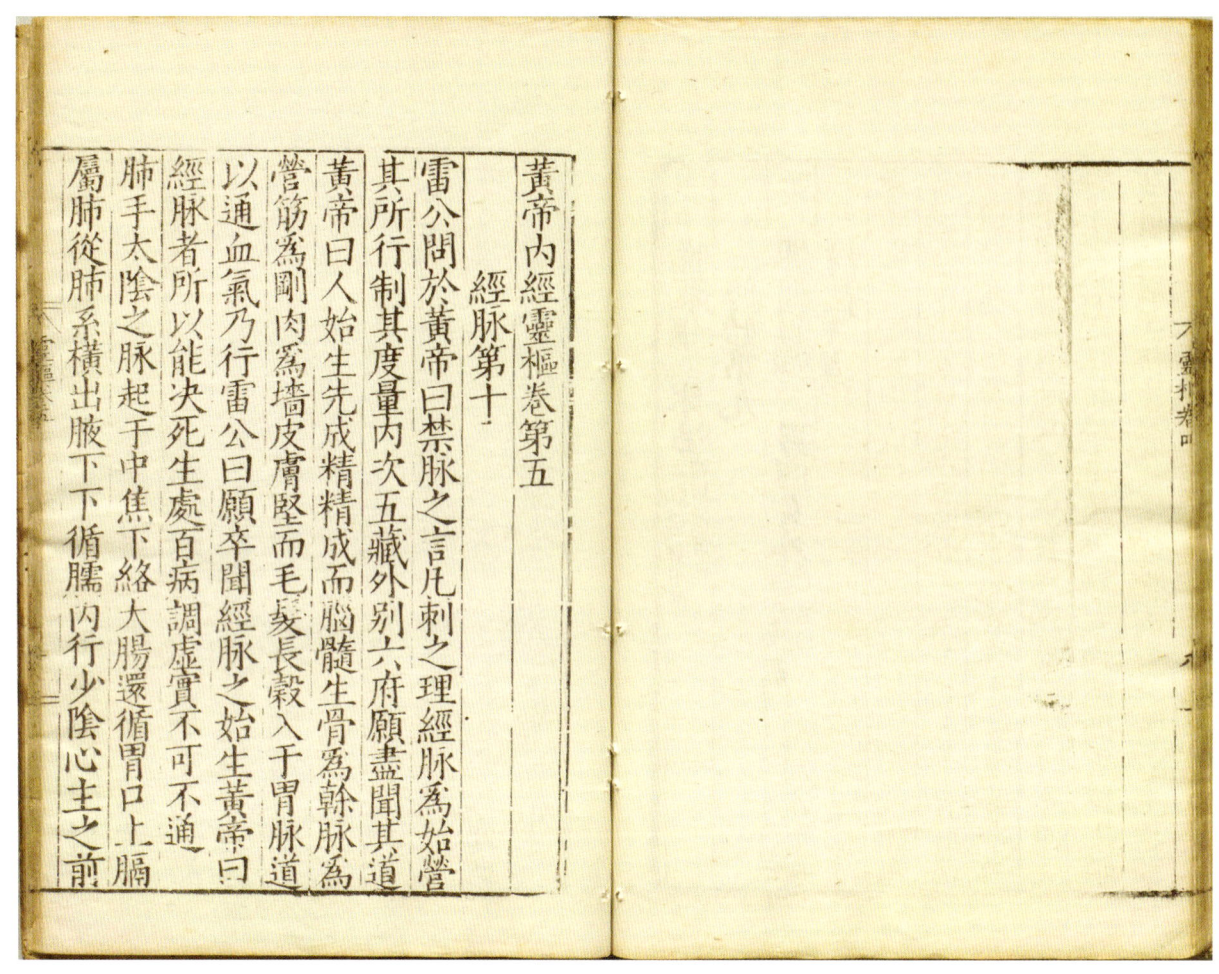

黄帝内经灵枢卷第五

经脉第十

雷公问于黄帝曰：禁脉之言，凡刺之理，经脉为始，营其所行，制其度量，内次五脏，外别六腑，愿尽闻其道。黄帝曰：人始生，先成精，精成而脑髓生，骨为干，脉为营，筋为刚，肉为墙①，皮肤坚而毛发长，谷入于胃，脉道以通，血气乃行。雷公曰：愿卒闻经脉之始生。黄帝曰：经脉者，所以能决死生，处百病，调虚实，不可不通。

肺手太阴之脉，起于中焦，下络大肠，还循胃口，上膈属肺，从肺系横出腋下，下循臑内，行少阴心主之前，

---

①墙：《黄帝内经灵枢集注》正统道藏本作"逞"

下肘中，循臂内上骨下廉，入寸口，上鱼，循鱼际，出大指之端；其支者，从腕后直出次指内廉，出其端。是动则病肺胀满，膨膨而喘咳，缺盆中痛，甚则交两手而瞀，此为臂厥。是主肺所生病者，咳，上气喘渴，烦心胸满，臑臂内前廉痛厥，掌中热。气盛有余，则肩背痛风寒，汗出中风，小便数而欠。气虚则肩背痛寒，少气不足以息，溺色变。为此诸病，盛则泻之，虚则补之，热则疾之，寒则留之，陷下则灸之，不盛不虚，以经取之。盛者寸口大三倍于人迎，虚者则寸口反小于人迎也。

大肠手阳明之脉，起于大指次指之端，循指上廉，出合谷两骨之间，上入两筋之中，循臂上廉，入肘外廉，上臑外前廉，上肩，出髃骨之前廉，上出于柱骨之会上，下入缺盆络肺，下膈属大肠；其支者，从缺盆上颈贯颊，入下齿中，还出挟口，交人中，左之右，右之左，上挟鼻孔。是动则病齿痛颈肿。是主津液所生病者，目黄口干，鼽衄，喉痹，肩前臑痛，大指次指痛不用。气有余则当脉所过者热肿，虚则寒栗不复。为此诸病，盛则泻之，虚则补之，热则疾之，寒则留之，陷下则灸之，不盛不虚，以经取之。盛者人迎大三倍于寸口，虚者人迎反小于寸口也。

胃足阳明之脉，起于鼻之

交颏中，旁纳 一本作约字 太阳之脉，下循鼻外，入上齿中，还出挟口环唇，下交承浆，却循颐后下廉，出大迎，循颊车，上耳前，过客主人，循发际，至额颅；其支者，从大迎前下人迎，循喉咙，入缺盆，下膈，属胃络脾；其直者，从缺盆下乳内廉，下挟脐，入气街中；其支者，起于胃口，下循腹里，下至气街中而合，以下髀关，抵伏兔，下膝膑中，下循胫外廉，下足跗，入中指内间；其支者，下膝①三寸而别，下入中指外间；其支者，别跗上，入大指间，出其端。是动则病，洒洒振寒，善呻数欠颜黑，病至则恶人与火，闻木声则惕然而惊，心欲动，独闭户塞牖而处，甚则欲上高而歌，弃衣而走，贲响腹胀，是为骭厥。是主血所生病者，狂疟温淫汗出，鼽衄，口㖞，唇胗，颈肿喉痹，大腹水肿，膝膑肿痛，循膺、乳、气街、股、伏兔、骭外廉、足跗上皆痛，中指不用。气盛则身以前皆热，其有余于胃，则消谷善饥，溺色黄。气不足则身以前皆寒栗，胃中寒则胀满。为此诸病，盛则泻之，虚则补之，热则疾之，寒则留之，陷下则灸之，不盛不虚，以经取之。盛者人迎大三倍于寸口，虚者人迎反小于寸口也。

脾足太阴之脉，起于大指之端，循指内侧白肉际，过核骨后，上内踝前廉，上腨②内，循胫骨后，交

①膝：原作"廉"，据《针灸甲乙经》卷二第一改。
②腨：原作"踹"，据《素问·厥论》王注改。

出厥阴之前，上膝股内前廉，入腹属脾络胃，上膈，挟咽，连舌本，散舌下；其支者，复从胃，别上膈，注心中。是动则病，舌本强，食则呕，胃脘痛，腹胀善噫，得后与气则快然如衰，身体皆重。是主脾所生病者，舌本痛，体不能动摇，食不下，烦心，心下急痛，溏，瘕泄，水闭，黄疸，不能卧，强立股膝内肿厥，足大指不用。为此诸病，盛则泻之，虚则补之，热则疾之，寒则留之，陷下则灸之，不盛不虚，以经取之。盛者寸口大三倍于人迎，虚者寸口反小于人迎也。

心手少阴之脉，起于心中，出属心系，下膈络小肠；其支者，从心系上挟咽，系目系；其直者，复从心系却上肺，下出腋下，下循臑内后廉，行太阴心主之后，下肘内，循臂内后廉，抵掌后锐骨之端，入掌内后廉，循小指之内出其端。是动则病，嗌干心痛，渴而欲饮，是为臂厥。是主心所生病者，目黄胁痛，臑臂内后廉痛厥，掌中热痛。为此诸病，盛则泻之，虚则补之，热则疾之，寒则留之，陷下则灸之，不盛不虚，以经取之。盛者寸口大再倍于人迎，虚者寸口反小于人迎也。

小肠手太阳之脉，起于小指之端，循手外侧上腕，出踝中，直上循臂骨下廉，出肘内侧两筋①之间，上循臑外后廉，出肩解，绕肩胛，交肩上，入缺

---

① 筋：《甲乙经》卷二第一作"骨"。

盆络心，循咽下膈，抵胃属小肠；其支者，从缺盆循颈上颊，至目锐眦，却入耳中；其支者，别颊上䪼抵鼻，至目内眦，斜络于颧。是动则病，嗌痛颔肿，不可以顾，肩似拔，臑似折。是主液所生病者，耳聋目黄颊肿，颈颔肩臑肘臂外后廉痛。为此诸病，盛则泻之，虚则补之，热则疾之，寒则留之，陷下则灸之，不盛不虚，以经取之。盛者人迎大再倍于寸口，虚者人迎反小于寸口也。

膀胱足太阳之脉，起于目内眦，上额交巅；其支者，从巅至耳上角；其直者，从巅入络脑，还出别下项，循肩膊内，挟脊抵腰中，入循膂，络肾属膀胱；其支者，从腰中下挟脊贯臀，入腘中；其支者，从膊内左右，别下贯胛，挟脊内，过髀枢，循髀外从后廉下合腘中，以下贯踹内，出外踝之后，循京骨，至小指外侧。是动则病，冲头痛，目似脱，项如拔，脊痛腰似折，髀不可以曲。腘如结，踹如裂，是为踝厥。是主筋所生病者，痔疟狂癫疾，头囟项痛，目黄泪出鼽衄，项背腰尻腘踹脚皆痛，小指不用。为此诸病，盛则泻之，虚则补之，热则疾之，寒则留之，陷下则灸之，不盛不虚，以经取之。盛者人迎大再倍于寸口，虚者人迎反小于寸口也。

肾足少阴之脉，起于小指之下，邪走足心，出于然谷之下，循内踝之后，别入跟中，以上踹内，出腘内廉，上股内后廉，贯脊属肾络膀胱；其直者，从肾上贯肝膈，入肺中，循喉咙，挟舌本；其支者，从肺出络心，注胸中。是动则病饥不欲食，面如漆柴，咳唾则有血，喝喝而喘，坐而欲起，目䀮䀮如无所见，心如悬若饥状，气不足则善恐，心惕惕如人将捕之，是为骨厥。是主肾所生病者，口热舌干，咽肿上气，嗌干及痛，烦心心痛，黄疸肠澼，脊股内后廉痛，痿厥嗜卧，足下热而痛。为此诸病，盛则泻之，虚则补之，热则疾之，寒则留之，陷下则灸之，不盛不虚，以经取之。灸则强食生肉，缓带披发，大杖重履而步。盛者寸口大再倍于人迎，虚者寸口反小于人迎也。

心主手厥阴心包络之脉，起于胸中，出属心包络，下膈，历络三焦；其支者，循胸出胁，下腋三寸，上抵腋，下循臑内，行太阴少阴之间，入肘中，下臂行两筋之间，入掌中，循中指出其端；其支者，别掌中，循小指次指出其端。是动则病手心热，臂肘挛急，腋肿，甚则胸胁支满，心中憺憺大动，面赤目黄，喜笑不休。是主脉所生病者，烦心心痛，掌中热。为此诸病，盛则泻之，虚则补之，热则疾之，寒则留之，陷下则灸之，不盛不虚，以经取之。盛者寸口大一倍于人迎，虚者寸口反小于人迎也。

三焦手少阳之脉，起于小指次指之端，上出两指之间，循手表腕，出臂外两骨之间，上贯肘，循臑外上肩，而交出足少阳之后，入缺盆，布膻中，散落心包，下膈，循属三焦；其支者，从膻中上出缺盆，上项，系耳后直上，出耳上角，以屈下颊至䪼；其支者，从耳后入耳中，出走耳前，过客主人前，交颊，至目锐眦。是动则病耳聋浑浑焞焞，嗌肿喉痹。是主气所生病者，汗出，目锐眦痛，颊痛，耳后肩臑肘臂外皆痛，小指次指不用。为此诸病，盛则泻之，虚则补之，热则疾之，寒则留之，陷下则灸之，不盛不虚，以经取之。盛者人迎大一倍于寸口，虚者人迎反小于寸口也。

胆足少阳之脉，起于目锐眦，上抵头角，下耳后，循颈行手少阳之前，至肩上，却交出手少阳之后，入缺盆；其支者，从耳后入耳中，出走耳前，至目锐眦后；其支者，别锐眦，下大迎，合于手少阳，抵于䪼，下加颊车，下颈合缺盆以下胸中，贯膈络肝属胆，循胁里，出气街，绕毛际，横入髀厌中；其直者，从缺盆下腋，循胸过季胁，下合髀厌中，以下循髀阳，出膝外廉，下外辅骨之前，直下抵绝骨之端，下出外踝之前，循足跗上，入小指次指之间[1]；其支者，别跗上，入大指之间，

---

[1] 入小指次指之间：《素问·厥论》王注作"出小指次指之端"。

循大指岐骨内出其端，还贯爪甲，出三毛。是动则病口苦，善太息，心胁痛不能转侧，甚则面微有尘，体无膏泽，足外反热，是为阳厥。是主骨所生病者，头痛颔痛，目锐眦痛，缺盆中肿痛，腋下肿，马刀侠瘿，汗出振寒，疟，胸胁肋髀膝外至胫绝骨外踝前及诸节皆痛，小指次指不用。为此诸病，盛则泻之，虚则补之，热则疾之，寒则留之，陷下则灸之，不盛不虚，以经取之。盛者人迎大一倍于寸口，虚者人迎反小于寸口也。

肝足厥阴之脉，起于大指丛毛之际，上循足跗上廉，去内踝一寸，上踝八寸，交出太阴之后，上腘内廉，循股阴入毛中，过阴器，抵小腹，挟胃属肝络胆，上贯膈，布胁肋，循喉咙之后，上入颃颡，连目系，上出额，与督脉会于巅；其支者，从目系下颊里，环唇内；其支者，复从肝别贯膈，上注肺。是动则病腰痛不可以俯仰，丈夫㿉疝，妇人少腹肿，甚则嗌干，面尘脱色。是主①肝所生病者，胸满呕逆飧泄，狐疝遗溺闭癃。为此诸病，盛则泻之，虚则补之，热则疾之，寒则留之，陷下则灸之，不盛不虚，以经取之。盛者寸口大一倍于人迎，虚者寸口反小于人迎也。

手太阴气绝，则皮毛焦，太阴者，行气温于皮毛者也，故气不荣则皮毛焦，皮毛焦则

① 主：原脱，据上下文例及《太素》卷八《经脉之一》补。

津液去皮节，津液去皮节者则爪枯毛折，毛折者则毛先死，丙笃丁死，火胜金也。

手少阴气绝，则脉不通①，脉不通则血不流，血不流则髦色不泽，故其面黑如漆柴者，血先死，壬笃癸死，水胜火也。

足太阴气绝者，则脉不荣肌肉，唇舌者肌肉之本也，脉不荣则肌肉软，肌肉软则舌萎人中满，人中满则唇反，唇反者肉先死，甲笃乙死，木胜土也。

足少阴气绝，则骨枯，少阴者冬脉也，伏行而濡骨髓者也，故骨不濡则肉不能着也，骨肉不相亲则肉软却，肉软却故齿长而垢，发无泽，发无泽者骨先死，戊笃己死，土胜水也。

足厥阴气绝，则筋绝②，厥阴者肝脉也，肝者筋之合也，筋者聚于阴气③，而脉络于舌本也，故脉弗荣则筋急，筋急则引舌与卵，故唇青、舌卷、卵缩则筋先死，庚笃辛死，金胜木也。

五阴气俱绝，则目系转，转则目运，目运者为志先死，志先死则远一日半死矣。六阳气绝，则阴与阳相离，离则腠理发泄，绝汗乃出，故旦占夕死，夕占旦死。

经脉十二者，伏行分肉之间，深而不见；其常见者，足太阴过于外④踝之上，无所隐故也。诸脉之浮而常见者，皆络脉也。六经络手阳明少阳之大络，起于五指间，上合肘中。饮酒者，卫气先行皮肤，

---

①通：此下《脉经》卷三第二有"少阴者心脉也，心者脉之合也"十二字。
②筋绝：《难经·二十四难》作"筋缩引卵与舌"。
③阴气：《针灸甲乙经》卷二第一作"阴器"，义长。
④外：《太素》卷九《经络别异》作"内"，义长。

先充络脉，络脉先盛，故卫气已平，营气乃满，而经脉大盛。脉之卒然动者，皆邪气居之，留于本末；不动则热，不坚则陷且空，不与众同，是以知其何脉之动也。

雷公曰：何以知经脉之与络脉异也？黄帝曰：经脉者常不可见也，其虚实也以气口知之，脉之见者皆络脉也。

雷公曰：细子无以明其然也。黄帝曰：诸络脉皆不能经大节之间，必行绝道而出，入复合于皮中，其会皆见于外，故诸刺络脉者，必刺其结上，甚血者虽无结，急取之以泻其邪而出其血，留之发为痹也。

凡诊络脉，脉色青则寒且痛，赤则有热。胃中寒，手鱼之络多青矣；胃中有热，鱼际络赤，其暴黑者，留久痹也；其有赤有黑有青者，寒热气也。其青短者，少气也。凡刺寒热者皆多血络，必间日而一取之，血尽而止，乃调其虚实，其小而短者少气，甚者泻之则闷，闷甚则仆不得言，闷则急坐之也。

手太阴之别，名曰列缺，起于腕上分间，并太阴之经直入掌中，散入于鱼际。其病实则手锐掌热，虚则欠㰦，小便遗数，取之去腕半寸，别走阳明也。

手少阴之别，名曰通里，去腕一寸半，别而上行，循经入于心中，系舌本，属目系。其实则支膈，虚则不能言，取之掌后一寸，别走太阳也。

手

心主之别，名曰内关，去腕二寸，出于两筋之间，循经以上，系于心包，络心系。实则心痛，虚则为头强，取之两筋间也。

手太阳之别，名曰支正，上腕五寸，内注少阴；其别者，上走肘，络肩髃。实则节弛肘废，虚则生疣，小者如指痂疥，取之所别也。

手阳明之别，名曰偏历，去腕三寸，别入太阴；其别者，上循臂，乘肩髃，上曲颊偏齿；其别者，入耳合于宗脉。实则龋聋，虚则齿寒痹隔，取之所别也。

手少阳之别，名曰外关，去腕二寸，外绕臂，注胸中，合心主病，实则肘挛，虚则不收，取之所别也。

足太阳之别，名曰飞阳，去踝七寸，别走少阴。实则鼽窒头背痛；虚则鼽衄，取之所别也。

足少阳之别，名曰光明，去踝五寸，别走厥阴，下络足跗。实则厥，虚则痿躄，坐不能起，取之所别也。

足阳明之别，名曰丰隆，去踝八寸，别走太阴；其别者，循胫骨外廉，上络头项，合诸经之气，下络喉嗌。其病气逆则喉痹瘁喑，实则狂癫，虚则足不收，胫枯，取之所别也。

足太阴之别，名曰公孙，去本节之后一寸，别走阳明；其别者，入络肠胃。厥气上逆则霍乱，实则肠中切痛，虚则鼓胀，取之所别也。

足少阴之别，名曰大钟，当踝后绕跟，别走太阳；其别者，并经上走于心包，

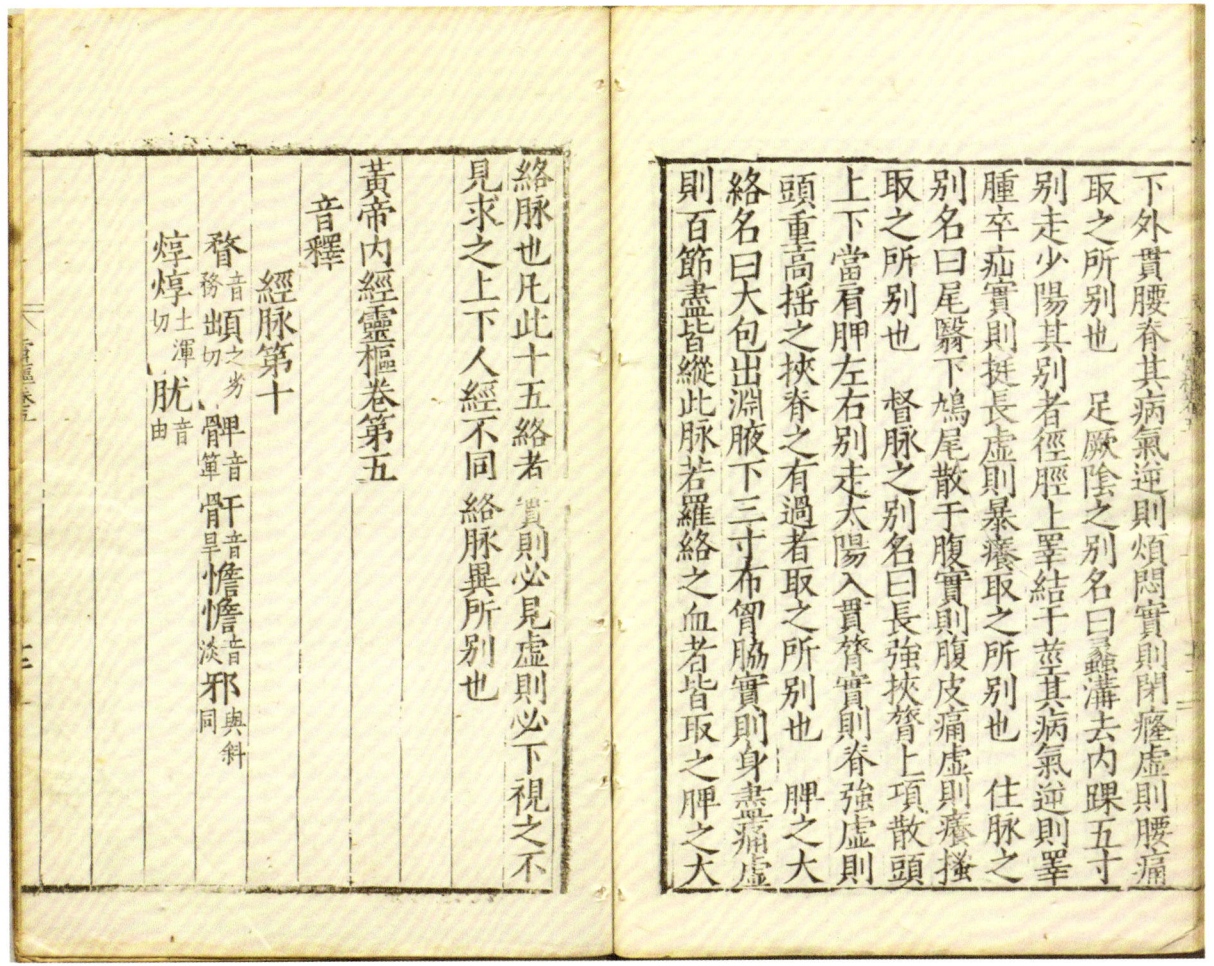

下外贯腰脊。其病气逆则烦闷，实则闭癃，虚则腰痛，取之所别者也。

足厥阴之别，名曰蠡沟，去内踝五寸，别走少阳；其别者，径胫[1]上睾，结于茎。其病气逆则睾肿卒疝，实则挺长，虚则暴痒，取之所别也。

任脉之别，名曰尾翳，下鸠尾，散于腹。实则腹皮痛，虚则痒搔，取之所别也。

督脉之别，名曰长强，挟膂上项，散头上，下当肩胛左右，别走太阳，入贯膂。实则脊强，虚则头重，高摇之，挟脊之有过者，取之所别也。

脾之大络，名曰大包，出渊腋下三寸，布胸胁。实则身尽痛，虚则百节尽皆纵，此脉若罗络之血者，皆取之脾之大络脉也。

凡此十五络者，实则必见，虚则必下，视之不见，求之上下，人经不同，络脉异所别也。

音释：瞀音务。颛之劣切。髀音箪。骭音旱。憺憺音淡。邪与斜同。焞焞土浑切。胱音由。

黄帝内经灵枢卷第五

① 胫：《针灸甲乙经》卷二第一作"经"。

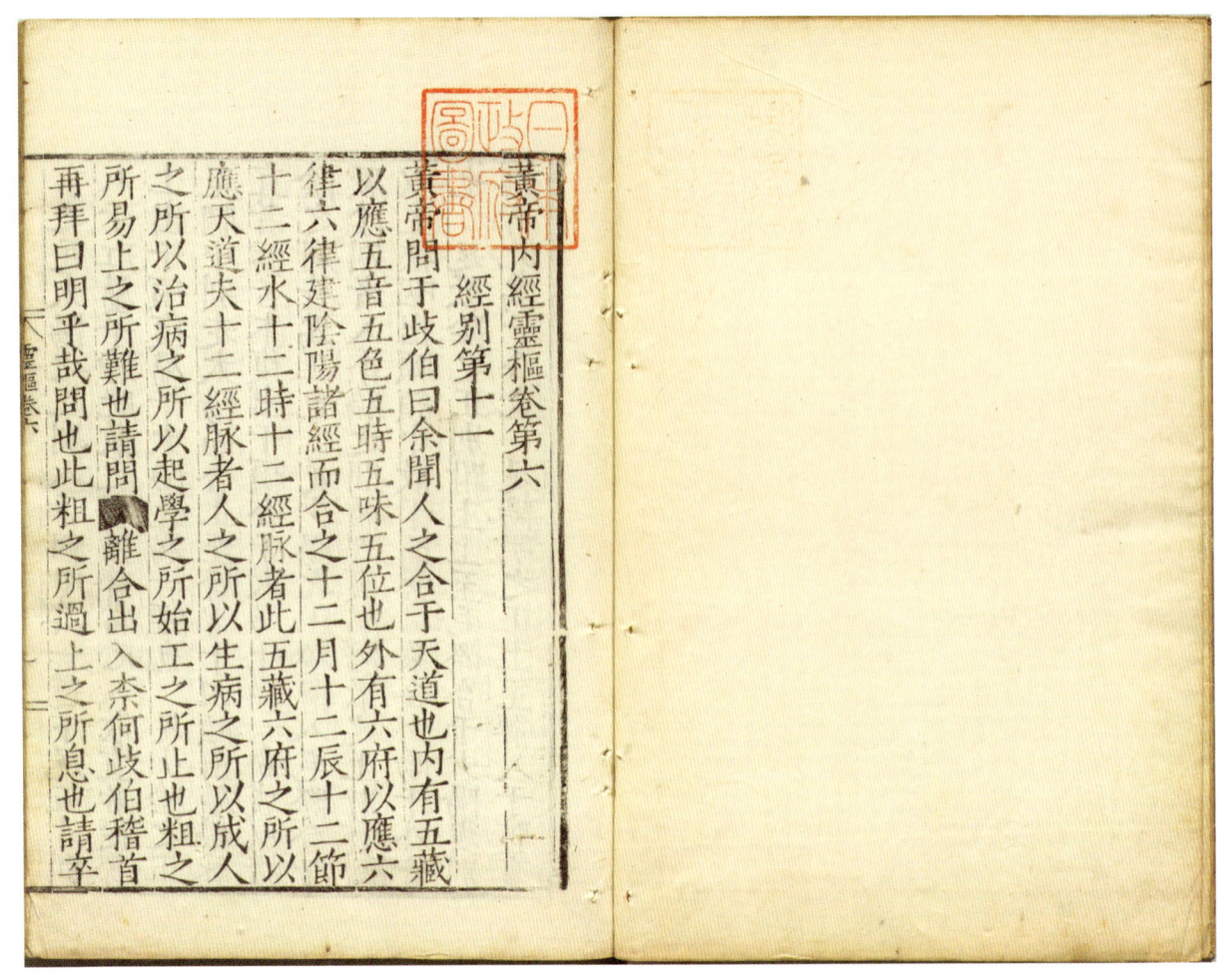

黄帝内经灵枢卷第六

经别第十一

黄帝问于岐伯曰：余闻人之合于天道也，内有五脏，以应五音、五色、五时、五味、五位也；外有六腑，以应六律，六律建阴阳诸经而合之十二月、十二辰、十二节、十二经水、十二时，十二经脉者，此五脏六腑之所以应天道。夫十二经脉者，人之所以生，病之所以成，人之所以治，病之所以起，学之所始，工之所止也，粗之所易，上之所难也。请问其①离合出入奈何？岐伯稽首再拜曰：明乎哉问也！此粗之所过，上之所息也，请卒

①其：底本版蚀，据元胡氏古林书堂本补。

言之。

足太阳之正，别入于腘中，其一道下尻五寸，别入于肛，属于膀胱，散之肾，循膂当心入散；直者，从膂上出于项，复属于太阳，此为一经也。足少阴之正，至腘中，别走太阳而合，上至肾，当十四椎，出属带脉；直者，系舌本，复出于项，合于太阳，此为一合。成以诸阴之别，皆为正也。

足少阳之正绕髀入毛际，合于厥阴；别者，入季胁之间，循胸里，属胆，散之上肝贯心，以上挟咽，出颐颌中，散于面，系目系，合少阳于外眦也。足厥阴之正，别跗上，上至毛际，合于少阳，与别俱行，此为二合也。

足阳明之正，上至髀，入于腹里，属胃，散之脾，上通于心，上循咽出于口，上颃颡，还系目系，合于阳明也。足太阴之正，上至髀，合于阳明，与别俱行，上结于咽，贯舌中，此为三合也。

手太阳之正，指地，别于肩解，入腋走心，系小肠也。手少阴之正，别入于渊腋两筋之间，属于心，上走喉咙，出于面，合目内眦，此为四合也。

手少阳之正，指天，别于巅，入缺盆，下走三焦，散于胸中也。手心主之正，别下渊腋三寸，入胸中，别属三焦，出循喉咙，出耳后，合少阳完骨之下，此为五合也。

手阳明之正，从手循膺乳，别于肩髃，入柱骨下，走大肠，属于肺，上循喉咙，出缺盆，合于阳明也。手太阴之正，别入渊腋少阴之前，入走肺，散之太阳[1]，上出缺盆，循喉咙，复合阳明，此六合也。

经水第十二

黄帝问于岐伯曰：经脉十二者，外合于十二经水，而内属于五脏六腑。夫十二经水者，其有大小、深浅、广狭、远近各不同，五脏六腑之高下、小大，受谷之多少亦不等，相应奈何？夫经水者，受水而行之；五脏者，合神气魂魄而藏之；六腑者，受谷而行之，受气而扬之；经脉者，受血而营之。合而以治奈何？刺之深浅，灸之壮数，可得闻乎？岐伯答曰：善哉问也！天至高，不可度，地至广，不可量，此之谓也。且夫人生于天地之间，六合之内，此天之高，地之广也，非人力之所能度量而至也。若夫八尺之士，皮肉在此，外可度量切循而得之，其死可解剖而视之，其脏之坚脆，腑之大小，谷之多少，脉之长短，血之清浊，气之多少，十二经之多血少气，与其少血多气，与其皆多血气，与其皆少血气，皆有大数。其治以针艾，各调其经气，固其常有合乎？

黄帝曰：余闻之，快于耳，不解于心，愿卒闻之。岐伯答曰：此人之所以参天地而应阴阳也，不可不察。

---

[1]太阳：《太素》卷九《经脉正别》作"大肠"。

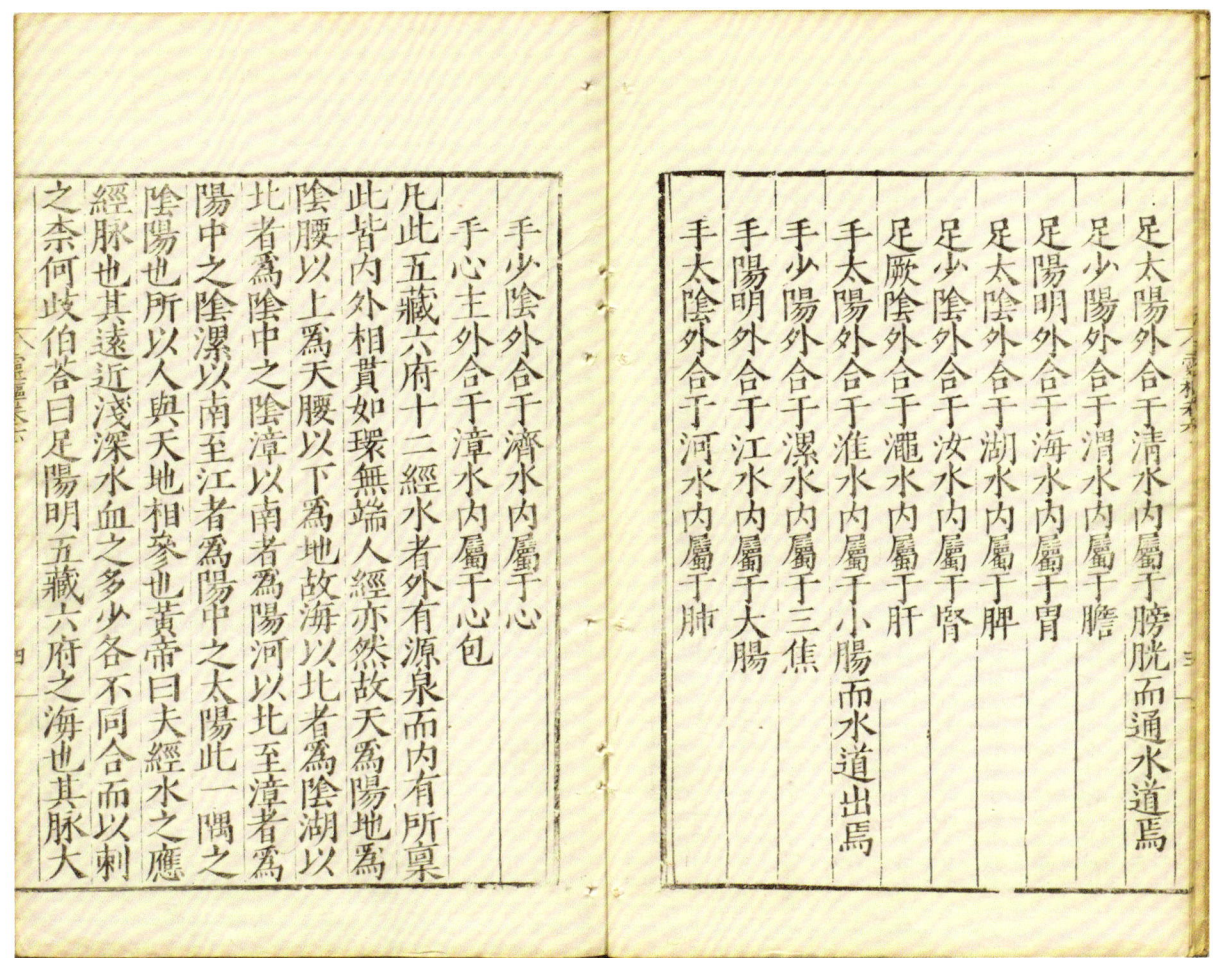

足太阳外合于清水，内属于膀胱，而通水道焉。
足少阳外合于渭水，内属于胆。
足阳明外合于海水，内属于胃。
足太阴外合于湖水，内属于脾。
足少阴外合于汝水，内属于肾。
足厥阴外合于渑水，内属于肝。
手太阳外合于淮水，内属于小肠，而水道出焉。
手少阳外合于漯水，内属于三焦。
手阳明外合于江水，内属于大肠。
手太阴外合于河水，内属于肺。
手少阴外合于济水，内属于心。
手心主外合于漳水，内属于心包。

凡此五脏六腑十二经水者，外有源泉而内有所禀，此皆内外相贯，如环无端，人经亦然。故天为阳，地为阴，腰以上为天，腰以下为地。故海以北者为阴，湖以北者为阴中之阴，漳以南者为阳，河以北至漳者为阳中之阴，漯以南至江者为阳中之太阳，此一隅之阴阳也，所以人与天地相参也。

黄帝曰：夫经水之应经脉也，其远近浅深，水血之多少各不同，合而以刺之奈何？岐伯答曰：足阳明，五脏六腑之海也，其脉大

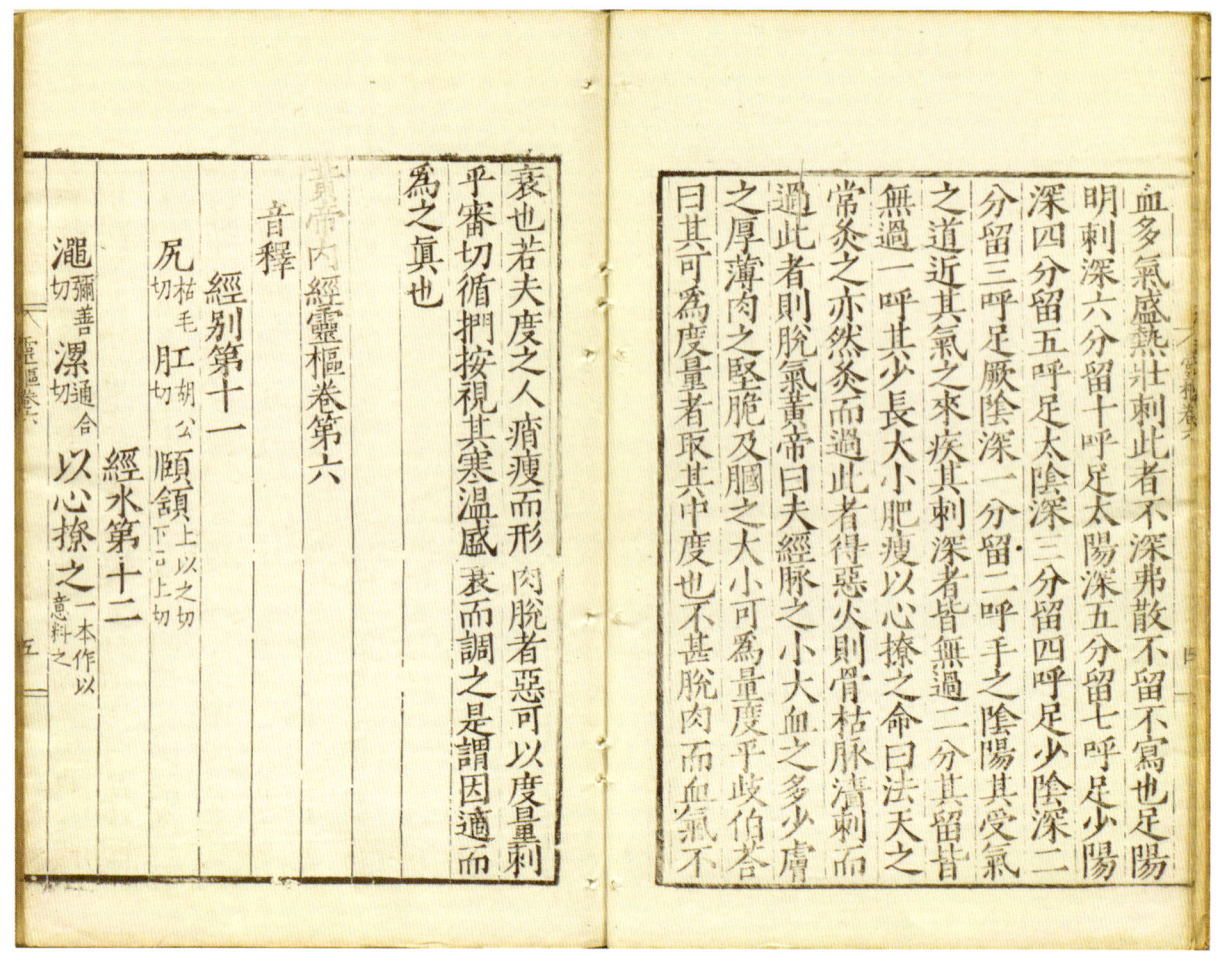

血多，气盛热壮，刺此者不深弗散，不留不泻也。足阳明刺深六分，留十呼。足太阳深五分，留七呼。足少阳深四分，留五呼。足太阴深三分，留四呼。足少阴深二分，留三呼。足厥阴深一分，留二呼。手之阴阳，其受气之道近，其气之来疾，其刺深者皆无过二分，其留皆无过一呼。其少长大小肥瘦，以心撩之，命曰法天之常，灸之亦然。灸而过此者得恶火，则骨枯脉涩；刺而过此者，则脱气。

黄帝曰：夫经脉之小大，血之多少，肤之厚薄，肉之坚脆，及䐃①之大小，可为量度乎？岐伯答曰：其可为度量者，取其中度也，不甚脱肉而血气不衰也。若夫度之人，痟瘦而形肉脱者，恶可以度量刺乎。审切循扪按，视其寒温盛衰而调之，是为因适而为之真也。

音释：经别第十一：尻枯毛切。肛胡公切。颐颔上以之切，下户上切。

经水第十二：渑弥善切。潔通合切。以心撩之一本作以意料之。

黄帝内经灵枢卷第六

---

①䐃：《太素》卷五《十二水》作"胭"。

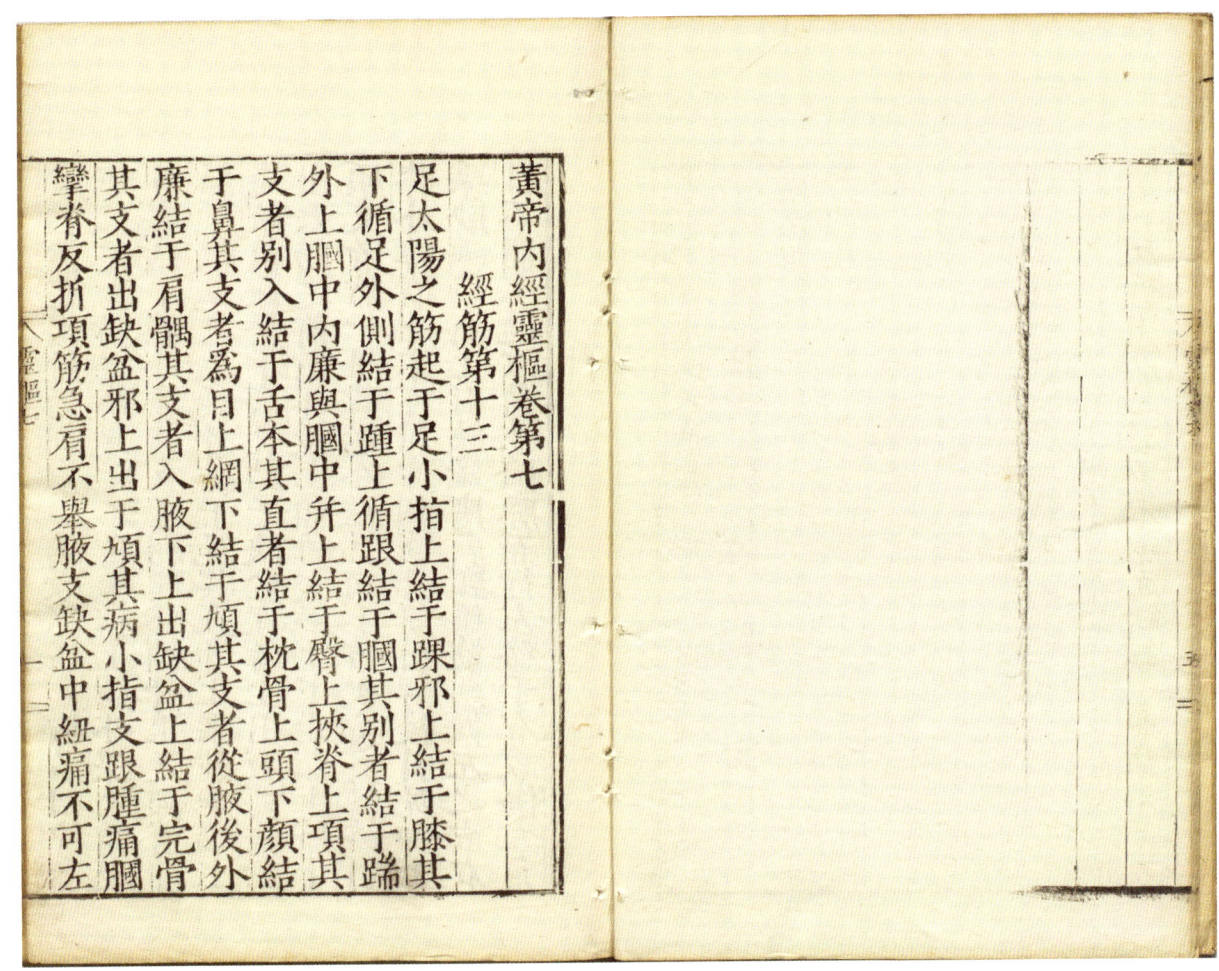

黄帝内经灵枢卷第七

经筋第十三

足太阳之筋，起于足小指上，结于踝，邪上结于膝，其下循足外侧，结于踵，上循跟，结于腘；其别者，结于踹[1]外，上腘中内廉与腘中并上结于臀，上挟脊上项；其支者，别入结于舌本；其直者，结于枕骨，上头下颜，结于鼻；其支者，为目上纲，下结于頄；其支者，从腋后外廉，结于肩髃；其支者，入腋下，上出缺盆，上结于完骨；其支者，出缺盆，邪上出于頄。其病小指支，跟肿痛，腘挛，脊反折，项筋急，肩不举，腋支，缺盆中纽痛，不可左

---

[1] 踹：《针灸甲乙经》卷二第六作"腨"。

右摇。治在燔针劫刺，以知为数，以痛为输，名曰仲春痹。

足少阳之筋，起于小指次指，上结外踝，上循胫外廉，结于膝外廉；其支者，别起外辅骨，上走髀，前者结于伏兔之上，后者结于尻；其直者，上乘䏚季胁，上走腋前廉，系于膺乳，结于缺盆；直者，上出腋，贯缺盆，出太阳之前，循耳后，上额角，交巅上，下走颔，上结于頄；支者，结于目眦为外维。其病小指次指支转筋，引膝外转筋，膝不可屈伸，腘筋急，前引髀，后引尻，即上乘䏚季胁痛，上引缺盆膺乳颈，维筋急，从左之右，右目不开，上过右角，并蹻脉而行，左络于右，故伤左角，右足不用，命曰维筋相交。治在燔针劫刺，以知为数，以痛为输，名曰孟春痹也。

足阳明之筋，起于中三指，结于跗上，邪外上加于辅骨，上结于膝外廉，直上结于髀枢，上循胁，属脊；其直者，上循骭，结于膝①；其支者，结于外辅骨，合少阳；其直者，上循伏兔，上结于髀，聚于阴器，上腹而布，至缺盆而结，上颈，上挟口，合于頄，下结于鼻，上合于太阳，太阳为目上纲，阳明为目下纲；其支者，从颊结于耳前。其病足中指支胫转筋，脚跳坚，伏兔转筋，髀前肿，㿉疝，腹筋急，引缺盆及颊，卒口僻，急者目不合，热则筋纵，目不开。颊筋有寒，则

---

①膝：底本脱字，据《太素》卷十三《经筋》补。

急引颊移口；有热则筋弛纵缓，不胜收，故僻。治之以马膏，膏其急者，以白酒和桂，以涂其缓者，以桑钩钩之，即以生桑灰置之坎中，高下以坐等，以膏熨急颊，且饮美酒，啖美炙肉，不饮酒者，自强也，为之三拊而已。治在燔针劫刺，以知为数，以痛为输，名曰季春痹也。

足太阴之筋，起于大指之端内侧，上结于内踝；其直者，络于膝内辅骨，上循阴股，结于髀，聚于阴器，上腹，结于脐，循腹里，结于肋，散于胸中；其内者，着于脊。其病足大指支，内踝痛，转筋痛，膝内辅骨痛，阴股引髀而痛，阴器纽痛，下①引脐两胁痛，引膺中脊内痛。治在燔针劫刺，以知为数，以痛为输，命曰孟②秋痹也。

足少阴之筋，起于小指之下，并足太阴之筋，邪走内踝之下，结于踵，与太阳之筋合而上结于内辅之下，并太阴之筋而上循阴股，结于阴器，循脊内挟膂，上至项，结于枕骨，与足太阳之筋合。其病足下转筋，及所过而结者皆痛及转筋。病在此者主痫瘛及痓，在外者不能俯，在内者不能仰。故阳病者腰反折不能俯，阴病者不能仰。治在燔针劫刺，以知为数，以痛为输，在内者熨引饮药。此筋折纽，纽发数甚者，死不治，名曰仲③秋痹也。

足厥阴之筋，起于大指之上，上结

① 下：《太素》卷十三《经筋》作"上"。
② 孟：《太素》卷十三《经筋》作"仲"。
③ 仲：《太素》卷十三《经筋》作"孟"。

于内踝之前，上循胫。上结内辅之下，上循阴股，结于阴器，络诸筋。其病足大指支，内踝之前痛，内辅痛，阴股痛转筋，阴器不用，伤于内则不起，伤于寒则阴缩入，伤于热则纵挺不收。治在行水清阴气。其病转筋者，治在燔针劫刺，以知为数，以痛为输，命曰季秋痹也。

手太阳之筋，起于小指之上，结于腕，上循臂内廉，结于肘内锐骨之后，弹之应小指之上，入结于腋下；其支者，后走腋后廉，上绕肩胛，循颈出走[1]太阳之前，结于耳后完骨；其支者，入耳中；直者，出耳上，下结于颔，上属目外眦。其病小指支，肘内锐骨后廉痛，循臂阴入腋下，腋下痛，腋后廉痛，绕肩胛引颈而痛，应耳中鸣痛，引颔目瞑，良久乃得视，颈筋急则为筋瘘颈肿。寒热在颈者，治在燔针劫刺之，以知为数，以痛为输，其为肿者，复而锐之，本支者，上曲牙，循耳前，属目外眦，上颔，结于角。其痛当所过者支转筋。治在燔针劫刺，以知为数，以痛为输，名曰仲夏痹也。

手少阳之筋，起于小指次指之端，结于腕，上循臂，结于肘，上绕臑外廉，上肩走颈，合手太阳；其支者，当曲颊入系舌本；其支者，上曲牙，循耳前，属目外眦，上乘颔，结于角。其病当所过者即支转筋，舌卷。治在燔针劫刺，

---

① 走：《太素》卷十三《经筋》作"足"。

以知为数，以痛为输，名曰季夏痹也。

手阳明之筋，起于大指次指之端，结于腕，上循臂，上结于肘外，上臑，结于髃；其支者，绕肩胛，挟脊；直者，从肩髃上颈；其支者，上颊，结于頄；直者，上出手太阳之前，上左角，络头，下右颔。其病当所过者支痛及转筋，肩不举，颈不可左右视。治在燔针劫刺，以知为数，以痛为输，名曰孟夏痹也。

手太阴之筋，起于大指之上，循指上行，结于鱼后，行寸口外侧，上循臂，结肘中，上臑内廉，入腋下，出缺盆，结肩前髃上结缺盆，下结胸里，散贯贲，合贲下，抵季胁。其病当所过者支转筋痛，甚成息贲，胁急吐血。治在燔针劫刺，以知为数，以痛为输，名曰仲冬痹也。

手心主之筋，起于中指，与太阴之筋并行，结于肘内廉，上臂阴，结腋下，下散前后挟胁；其支者，入腋散胸中，结于臂。其病当所过者支转筋，前及胸痛息贲。治在燔针劫刺，以知为数，以痛为输，名曰孟冬痹也。

手少阴之筋，起于小指之内侧，结于锐骨，上结肘内廉，上入腋，交太阴，挟乳里，结于胸中，循臂，下系于脐，其病内急，心承伏梁，下为肘纲。其病当所过者支转筋，筋痛。治在燔针劫刺，以知为数，以痛为输。其成伏梁唾血脓者，死不治。经筋之病，寒则反折筋急，热则筋弛纵不收，阴痿不用。阳急则反折，阴急则俯不伸。焠刺者，刺寒急也，热则筋纵不收，无用燔针，名曰季冬痹也。

足之阳明，手之太阳，筋急则口目为僻，眦急不能卒视，治皆如右方也。

骨度第十四

黄帝问于伯高曰：脉度言经脉之长短，何以立之？伯高曰：先度其骨节之大小广狭长短，而脉度定矣。黄帝曰：愿闻众人之度，人长七尺五寸者，其骨节之大小长短各几何？伯高曰：头之大骨围二尺六寸，胸围四尺五寸，腰围四尺二寸。发所覆者，颅至项尺二寸，发以下至颐长一尺，君子终折。结喉以下至缺盆中长四寸，缺盆以下至髃骬长九寸，过则肺大，不满则肺小。髃骬以下至天枢长八寸，过则胃大，不及则胃小。天枢以下至横骨长六寸半，过则回肠广长，不满则狭短。横骨长六寸半，横骨上廉以下至内辅之上廉长一尺八寸，内辅之上廉以下至下廉长三寸半，内辅下廉下至内踝长一尺三寸，内踝以下至地长三寸，膝腘以下至跗属长一尺六寸，跗属以下至地长三寸，故骨围大则太过，小则不及。角以下至柱骨长一尺，行腋中不见者长四寸，腋以下至季胁长一

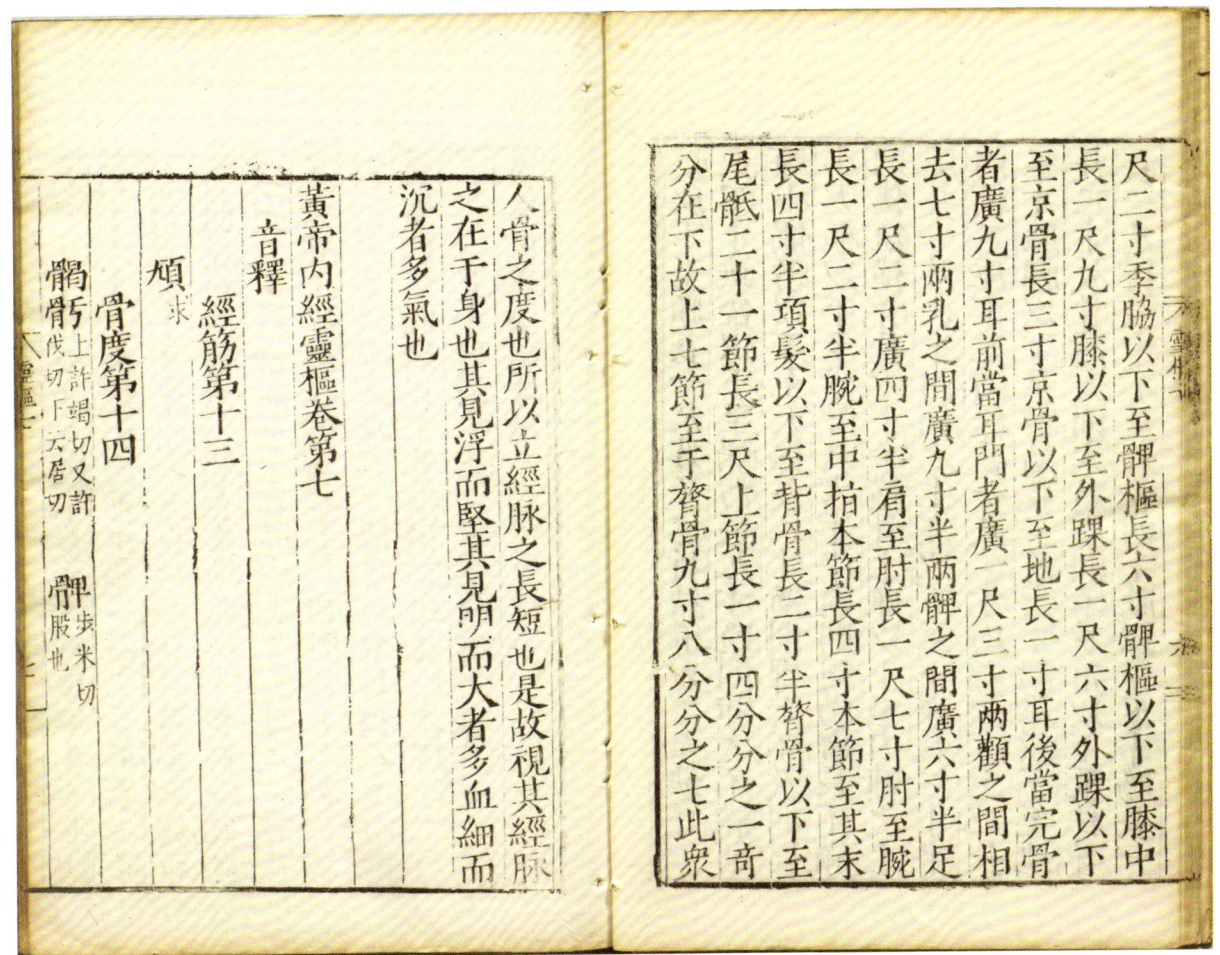

尺二寸，季胁以下至髀枢长六寸，髀枢以下至膝中长一尺九寸，膝以下至外踝长一尺六寸，外踝以下至京骨长三寸，京骨以下至地长一寸。耳后当完骨者广九寸，耳前当耳门者广一尺三寸，两颧之间相去七寸，两乳之间广九寸半，两髀之间广六寸半。足长一尺二寸，广四寸半。肩至肘长一尺七寸，肘至腕长一尺二寸半，腕至中指本节长四寸，本节至其末长四寸半。项发以下至背骨长二寸半，膂骨以下至尾骶二十一节长三尺，上节长一寸四分分之一，奇分在下，故上七节至于膂骨九寸八分分之七，此众人骨之度也，所以立经脉之长短也。是故视其经脉之在于身也，其见浮而坚，其见明而大者，多血；细而沉者，多气也。

音释：经筋第十三： 頄音求。

骨度第十四： 髃骭上许喝切，又许伐切；下云居切。髀步米切，股也。

黄帝内经灵枢卷第七

营气第十六

黄帝曰：营气之道，内谷为宝。谷入于胃，乃传之肺，流溢于中，布散于外，精专者行于经隧，常营无已，终而复始，是谓天地之纪。故气从太阴出，注手阳明，上行①，注足阳明，下行至跗上，注大指间，与太阴合，上行抵髀。从脾注心中，循手少阴出腋下臂，注小指，合手太阳，上行乘腋出䪼内，注目内眦，上巅下项，合足太阳，循脊下尻，下行注小指之端，循足心注足少阴，上行注肾。从肾注心，外散于胸中，循心主脉出腋下臂，出两筋之间，入掌中，出中指之端，还注小指次指之端，合手少阳，上行注膻中，散于三焦，从三焦注胆，出胁，注足少阳，下行至跗上，复从跗注大指间，合足厥阴，上行至肝，从肝上注肺，上循喉咙，入颃颡之窍，究于畜门。其支别者，上额循巅下项中，循脊入骶，是督脉也。络阴器，上过毛中，入脐中，上循腹里，入缺盆，下注

---

① 行：此下《针灸甲乙经》卷一第十有"至面"二字。

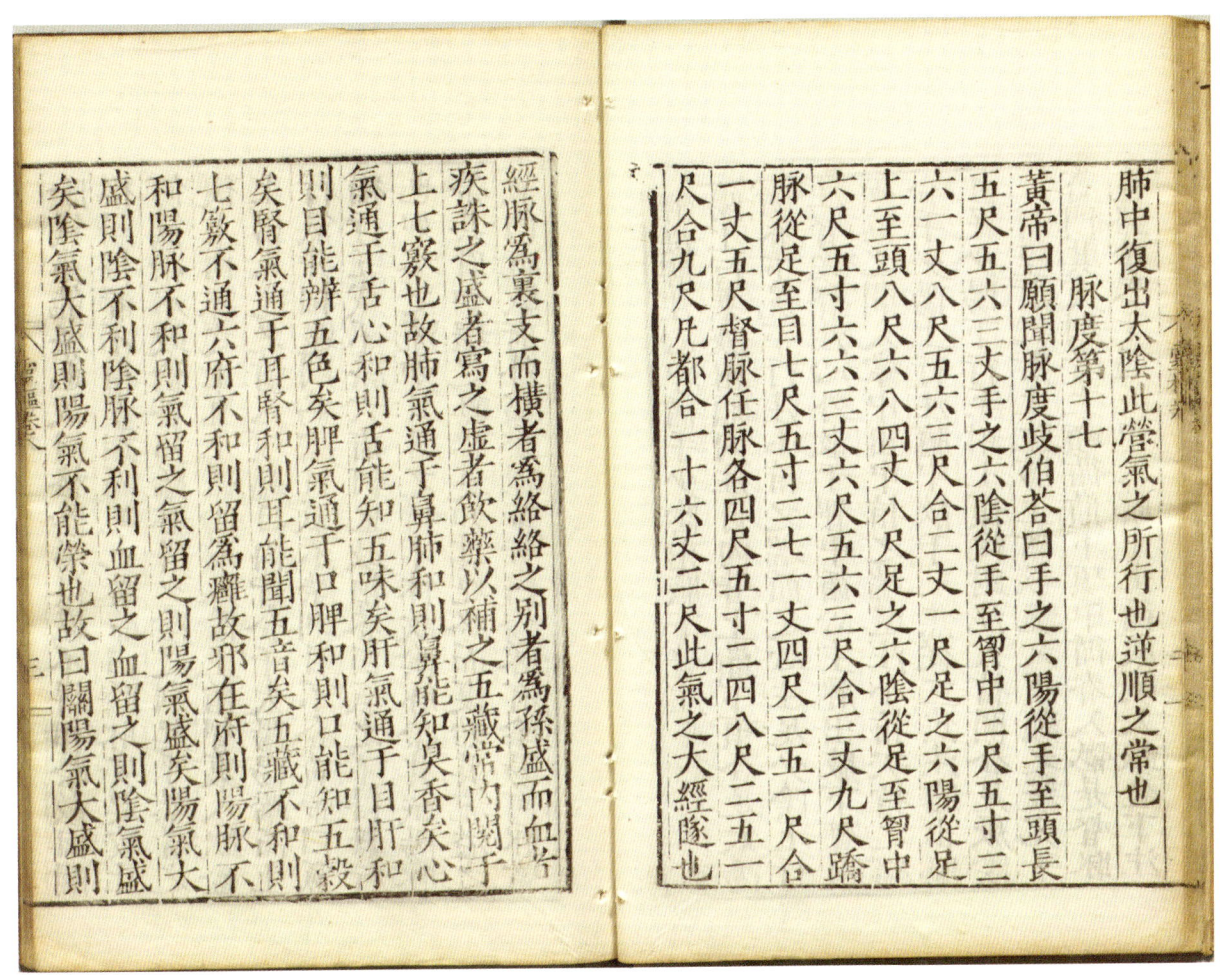

肺中，复出太阴此营气之所行也，逆顺之常也。

脉度第十七

黄帝曰：愿闻脉度。岐伯答曰：手之六阳，从手至头，长五尺，五六三丈。手之六阴，从手至胸中，三尺五寸，三六一丈八尺，五六三尺，合二丈一尺。足之六阳，从足上至头，八尺，六八四丈八尺。足之六阴，从足至胸中，六尺五寸，六六三丈六尺，五六三尺，合三丈九尺。跷脉从足至目，七尺五寸，二七一丈四尺，二五一尺，合一丈五尺。督脉、任脉各四尺五寸，二四八尺，二五一尺，合九尺。凡都合一十六丈二尺，此气之大经隧也。经脉为里，支而横者为络，络之别者为孙，盛而血者疾诛之，盛者泻之，虚者饮药以补之。

五脏常内阅于上七窍也，故肺气通于鼻，肺和则鼻能知臭香矣；心气通于舌，心和则舌能知五味矣；肝气通于目，肝和则目能辨五色矣；脾气通于口，脾和则口能知五谷矣；肾气通于耳，肾和则耳能闻五音矣。五脏不和则七窍不通，六腑不和则留为痈。故邪在腑则阳脉不和，阳脉不和则气留之，气留之则阳气盛矣。阳气太盛则阴不利，阴脉不利则血留之，血留之则阴气盛矣。阴气太盛，则阳气不能荣也，故曰关。阳气太盛，则阴气弗能荣也，故曰格。阴阳俱盛，不得相荣，故曰关格。关格者，不得尽期而死也。

黄帝曰：跷脉安起安止，何气荣水？岐伯答曰：跷脉者，少阴之别，起于然骨之后，上内踝之上，直上循阴股入阴，上循胸里入缺盆，上出人迎之前，入頄属目内眦，合于太阳、阳跷而上行，气并相还则为濡目，气不荣则目不合。黄帝曰：气独行五脏，不荣六腑，何也？岐伯答曰：气之不得无行也，如水之流，如日月之行不休，故阴脉荣其脏，阳脉荣其腑，如环之无端，莫知其纪，终而复始。其流溢之气，内溉脏腑，外濡腠理。黄帝曰：跷脉有阴阳，何脉当其数？岐伯答曰：男子数其阳，女子数其阴，当数者为经，其不当数者为络也。

四时气第十九

黄帝问于岐伯曰：夫四时之气，各不同形，百病之起，皆有所生，灸刺之道，何者为定一本作宝？岐伯答曰：四时之气，各有所在，灸刺之道，得气穴为定。故春取经、血、脉、分肉之间，甚者深刺之，间者浅刺之。夏取盛经孙络，取分间绝皮肤。秋取经腧，邪在腑，取之合。冬取井荥，必深以留之。

温疟汗不出，为五十九痏。风㾦肤胀，为五十七痏，取皮肤之血者，尽取之。飧泄，补三阴之上，补阴陵泉，皆久留之，热行乃止。转筋于阳治其阳，转筋于阴治其阴，皆卒刺之。

徒㾦，先取环谷下三寸，以铍针针之，已刺而筩之，而内之，入而复之，以尽其㾦，必坚[1]，来缓则烦悗，来急则安静，间日一刺之，㾦尽乃止。饮闭药，方刺之时徒饮之，方饮无食，方食无饮，无食他食，百三十五日。着痹不去，久寒不已，卒取其三里。骨为干，肠中不便，取三里，盛泻之，虚补之。疠风者，素刺其肿上，已刺，以锐针针其处，按出其恶气，肿尽乃止，常食方食，无食他食。

腹中常鸣，气上冲胸，喘不能久立，邪在大肠，刺肓之原、巨虚上廉、三里。小腹控睾，引腰脊，上冲心，邪在小肠者，连睾系，属于脊，贯肝肺，络心系。气盛则厥逆，上冲肠胃，熏肝，散于肓，结于脐。故取之肓原以散之，刺太阴以予之，取厥阴以下之，取巨虚下廉以去之，按其所过之经以调之。

善呕，呕有苦，长太息，心中憺憺，恐人将捕之，邪在胆，逆在胃，胆液泄则口苦，胃气逆则呕苦，故曰呕胆。取三里以下胃气逆，则刺少阳血络以闭胆逆，却调其虚实，以去其邪。饮食不下，膈塞不通，邪在胃脘。在上脘，

---

[1] 必坚：此下《太素》卷十三《杂刺》有"束之"二字。

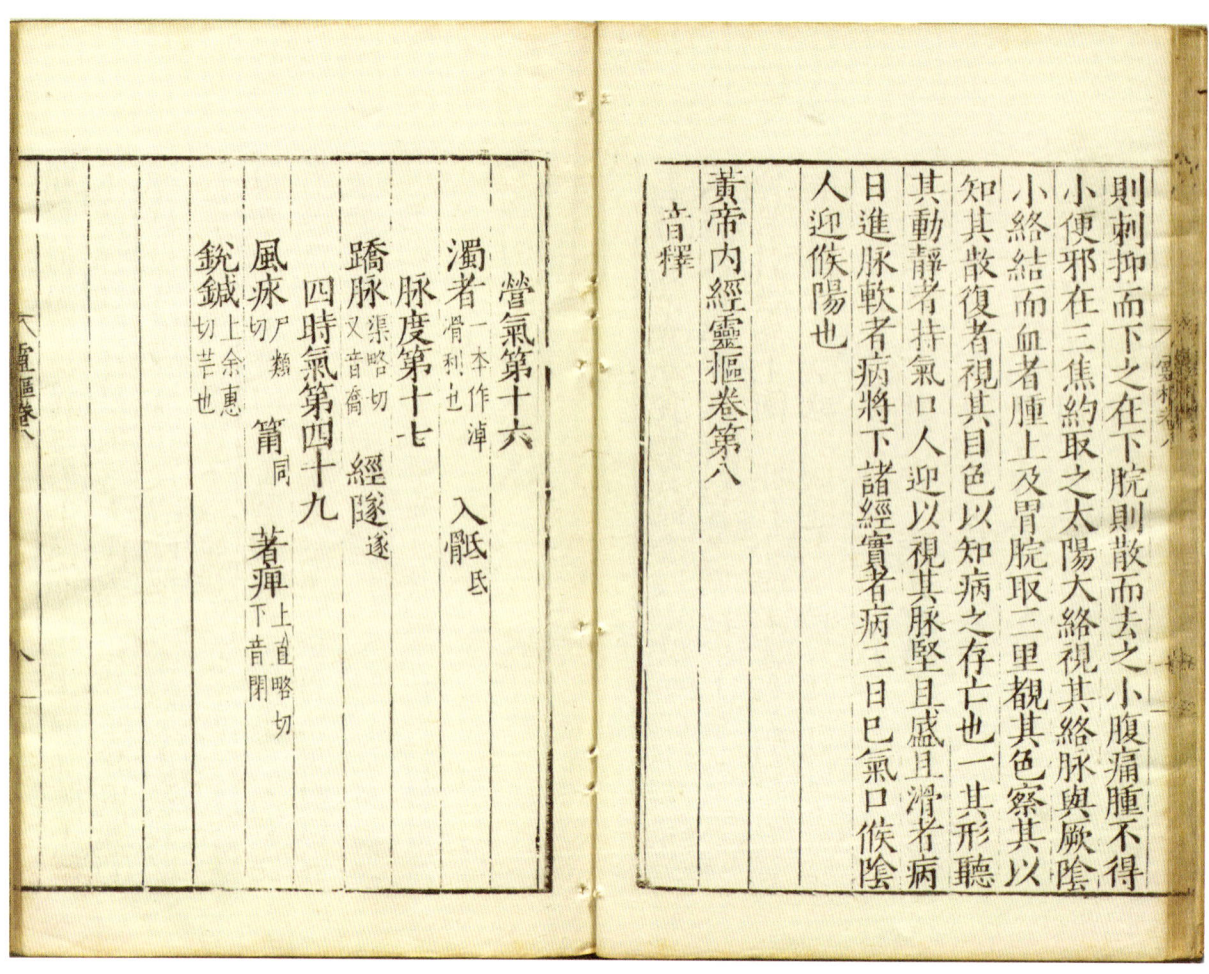

则刺抑而下之，在下脘，则散而去之。小腹痛肿，不得小便，邪在三焦，约取之太阳大络，视其络脉与厥阴小络结而血者，肿上及胃脘，取三里。睹其色，察其以知其散复者，视其目色，以知病之存亡也。一其形，听其动静者，持气口人迎以视其脉，坚且盛且滑者病日进，脉软者病将下，诸经实者病三日已。气口候阴，人迎候阳也。

音释：营气第十六：浊者一本作泞滑利也。入骶音氏。**脉度第十七**：蹻脉渠略切，又音乔。经隧音遂。**四时气第十①九**：风痹尸类切。筲音同。着痹上直略切，下音闭。锐针上余惠切，芒也。

黄帝内经灵枢卷第八

① 十：此上原衍"四"字，据目录删。

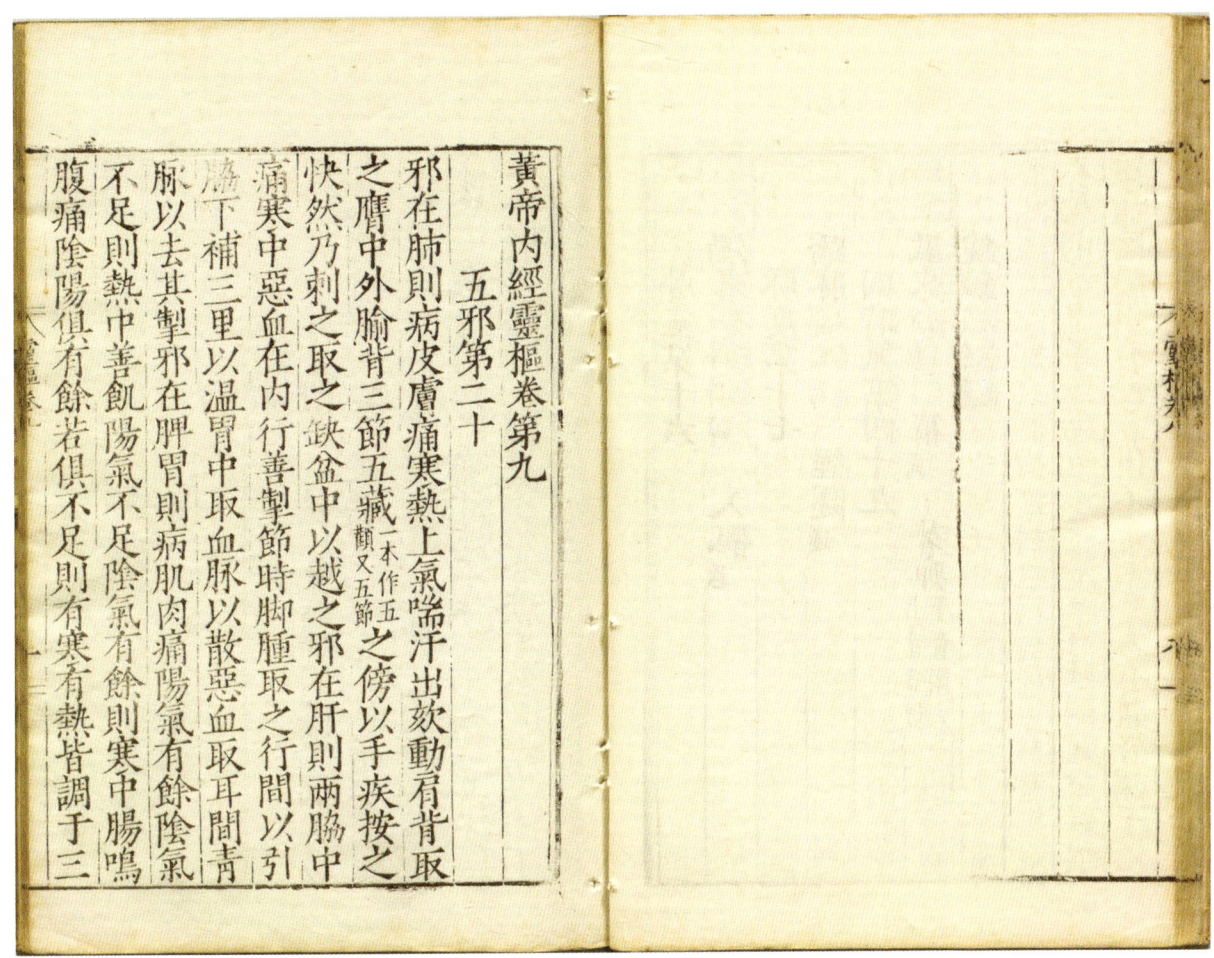

黄帝内经灵枢卷第九

五邪第二十

邪在肺，则病皮肤痛，寒热，上气喘，汗出咳动肩背，取之膺中外腧，背三节五脏一本作五颗，又五节之傍，以手疾按之，快然，乃刺之，取之缺盆中以越之。邪在肝，则两胁中痛，寒中，恶血在内，行善掣，节时脚肿，取之行间以引胁下，补三里以温胃中，取血脉以散恶血，取耳间青脉，以去其掣。邪在脾胃，则病肌肉痛，阳气有余，阴气不足，则热中善饥；阳气不足，阴气有余，则寒中肠鸣腹痛。阴阳俱有余，若俱不足，则有寒有热，皆调于三里。邪在肾，则病骨痛阴痹，阴痹者，按之而不得，腹胀腰痛，大便难，肩背颈项痛，时眩，取之涌泉、昆仑，视有血者尽取之。邪在心，则病心痛喜悲，时眩仆，视有余不足而调之其输也。

寒热病第二十一

皮寒热者，不可附席，毛发焦，鼻槁腊，不得汗，取三阳之络，以补手太阴。肌寒热者，肌痛，毛发焦而唇槁腊，不得汗，取三阳于下以去其血者，补足太阴以出其汗。骨寒热者，病无所安，汗注不休，齿未槁，取其少阴于阴股之络；齿已槁，死不治。骨厥亦然。骨痹，举节不用而痛，汗注烦心，取三阴一本作三阳之经，补之。身有所伤，血出多，及中风寒，若有所堕坠，四支懈惰不收，名曰体惰，取其小腹脐下三结交。三结交者，阳明、太阴也，脐下三寸关元也。厥痹者，厥气上及腹，取阴阳之络，视主病也，泻阳补阴经也。

颈侧之动脉人迎。人迎，足阳明也，在婴筋之前。婴筋之后，手阳明也，名曰扶突。次脉，足[1]少阳脉也，名曰天牖。次脉，足太阳也，名曰天柱。腋下动脉，臂太阴也，名曰天府。

阳迎头痛，胸满不得息，取之人迎。暴喑气鞕[2]，取扶突与舌本出血。暴聋气蒙，耳目不明，取天牖。暴挛痫眩，足不任身，取天柱。暴瘅

①足：《太素》卷二十六《寒热杂说》作"手"。
②鞕：原作"鞭"，据《黄帝内经灵枢集注》赵府居敬堂本改。

内逆，肝肺相搏，血溢鼻口，取天府。此为天牖五部。

臂阳明有入頄遍齿者，名曰大迎，下齿龋取之。臂恶寒补之，不恶寒泻之。足太阳有入頄遍齿者，名曰角孙，上齿龋取之，在鼻与頄前。方病之时其脉盛，盛则泻之，虚则补之。一曰取之出鼻外。

足阳明有挟鼻入于面者，名曰悬颅，属口，对入系目本，视有过者取之，损有余，益不足，反者益其[①]。足太阳有通项入于脑者，正属目本，名曰眼系，头目苦痛取之，在项中两筋间，入脑乃别阴蹻、阳蹻，阴阳相交，阳入阴，阴出阳，交于目锐眦，阳气盛则瞋目，阴气盛则瞑目。

热厥取足太阴、少阳，皆留之；寒厥取足阳明、少阴于足，皆留之。舌纵涎下，烦悗，取足少阴。振寒洒洒，鼓颔，不得汗出，腹胀烦悗，取手太阴。刺虚者，刺其去也，刺实者，刺其来也。春取络脉，夏取分腠，秋取气口，冬取经输，凡此四时，各以时为齐。络脉治皮肤，分腠治肌肉，气口治筋脉，经输治骨髓、五脏。

身有五部：伏兔一；腓二，腓者腨也；背三；五脏之腧四；项五。此五部有痈疽者死。病始手臂者，先取手阳明、太阴而汗出；病始头首者，先取项太阳而汗出；病始足胫者，先取足阳明而汗出。臂太阴可汗出，足阳明可汗出。故取阴而汗出甚者，止之

[①] 其：《太素》卷二十六《寒热杂说》作"甚"，义长。

于阳；取阳而汗出甚者，止之于阴。凡刺之害，中而不去则精泄，不中而去则致气；精泄则病甚而恇，致气则生为痈疽也。

癫狂第二十二

目眦外决于面者，为锐眦，在内近鼻者为内眦，上为外眦，下为内眦。

癫疾始生，先不乐，头重痛，视举目赤甚作极已而烦心，候之于颜，取手太阳、阳明、太阴，血变而止。癫疾始作①而引口啼呼喘悸者，候之手阳明、太阳，左强者攻其右，右强者攻其左，血变而止。癫疾始作先反僵，因而脊痛，候之足太阳、阳明、太阴、手太阳，血变而止。

治癫疾者，常与之居，察其所当取之处。病至，视之有过者泻之，置其血于瓠壶之中，至其发时，血独动矣，不动，灸穷骨二十壮，穷骨者，骶骨也。

骨癫疾者，顑齿诸腧分肉皆满，而骨居，汗出烦悗。呕多沃沫，气下泄，不治。筋癫疾者，身倦挛急大，刺项大经之大杼脉。呕多沃沫，气下泄，不治。脉癫疾者，暴仆，四支之脉皆胀而纵。脉满，尽刺之出血；不满，灸之挟项太阳，灸带脉于腰相去三寸，诸分肉本输。呕多沃沫，气下泄，不治。癫疾者，疾发如狂者，死不治。

狂始生，先自悲也，喜忘，苦怒，善恐者，得之忧饥，治之取手太阴、

①作：原作"传"，据《针灸甲乙经》卷五第二改。

阳明，血变而止，及取足太阴、阳明。狂始发，少卧不饥，自高贤也，自辩智也，自尊贵也，善骂詈，日夜不休，治之取手阳明、太阳、太阴、舌下、少阴，视之盛者，皆取之，不盛，释之也。

狂言、惊、善笑、好歌乐、妄行不休者，得之大恐，治之取手阳明、太阳、太阴。狂，目妄见、耳妄闻、善呼者，少气之所生也，治之取手太阳、太阴、阳明、足太阴、头、两顑。狂者多食，善见鬼神，善笑而不发于外者，得之有所大喜，治之取足太阴、太阳、阳明，后取手太阴、太阳、阳明。狂而新发，未应如此者，先取曲泉左右动脉，及盛者见血，有顷已，不已，以法取之，灸骨骶二十壮。

风逆暴四支肿，身漯漯，唏然时寒，饥则烦，饱则善变，取手太阴表里，足少阴、阳明之经，肉清取荥，骨清取井、经也。

厥逆为病也，足暴清，胸若将裂，肠若将以刀切之，烦而不能食，脉大小皆涩，暖取足少阴，清取足阳明，清则补之，温则泻之。

厥逆腹胀满，肠鸣，胸满不得息，取之下胸。二胁咳而动手者，与背腧以手按之立快者是也。内闭不得溲，刺足少阴、太阳与骶上以长针，气逆则取其太阴、阳明、厥阴，甚取少阴、阳明动者之经也。少气，身漯漯也，言吸吸也，骨酸体重，懈惰不能动，补足少阴。短气，息短不属，动作气索，补足少阴，去血络也。

热病第二十三

偏枯，身偏不用而痛，言不变，志不乱，病在分腠之间，巨针取之，益其不足，损其有余，乃可复也。痱之为病也，身无痛者，四支不收，志乱不甚，其言微知，可治，甚则不能言，不可治也。病先起于阳，后入于阴者，先取其阳，后取其阴，浮而取之。

热病三日，而气口静、人迎躁者，取之诸阳，五十九刺，以泻其热而出其汗，实其阴以补其不足者。身热甚，阴阳皆静者，勿刺也；其可刺者，急取之，不汗出则泄。所谓勿刺者，有死征也。

热病七日八日，脉口动喘而短一本作弦者，急刺之，汗且自出，浅刺手大指间。

热病七日八日，脉微小，病者溲血，口中干，一日半而死，脉代者，一日死。热病已得汗出，而脉尚躁，喘，且复热，勿刺肤①，喘甚者死。热病七日八日，脉不躁，躁不散数，后三日中有汗；三日不汗，四日死。未曾汗者，勿腠②刺之。热病先肤痛窒鼻充面，取之皮，以第一针，五十九，苛轸鼻，索皮于肺，不得索之火，火者心也。

热病先身涩，倚③而热，烦悗，干唇口嗌，取之皮，以第一针，五十九，腹胀口干，寒汗出，索脉于心，不得索之水，水者肾也。热病嗌干多饮，善惊，卧不能起，

①勿刺肤：《针灸甲乙经》卷七第一作"勿庸刺"。
②腠：《针灸甲乙经》卷七第一作"庸"。
③倚：《针灸甲乙经》卷七第一作"烦"，义长。

取之肤肉，以第六针，五十九，目眦青，索肉于脾，不得索之木，木者肝也。

热病面青脑痛，手足躁，取之筋间，以第四针，于四逆，筋躄目浸，索筋于肝，不得索之金，金者肺也。

热病数惊，瘛瘲而狂，取之脉，以第四针，急泻有余者，癫疾毛发去，索血于心，不得索之水，水者肾也。

热病身重骨痛，耳聋而好瞑，取之骨，以第四针，五十九刺，骨病不食，啮齿耳青，索骨于肾，不得索之土，土者脾也。

热病不知所痛，耳聋不能自收，口干，阳热甚，阴颇有寒者，热在髓，死不可治。

热病头痛，颞颥，目瘛脉痛，善衄，厥热病也，取之以第三针，视有余不足，寒热痔。

热病体重，肠中热，取之以第四针，于其腧及下诸指间，索气于胃胳①，得气也。

热病挟脐急痛，胸胁满，取之涌泉与阴陵泉，取以第四针，针嗌里。

热病而汗且出，及脉顺可汗者，取之鱼际、太渊、大都、太白，泻之则热去，补之则汗出，汗出太甚，取内踝上横脉以止之。

热病已得汗而脉尚躁盛，此阴脉之极也，死；其得汗而脉静者，生。热病者脉尚盛躁而不得汗者，此阳脉之极也，死；脉盛躁得汗静者，生。

热病不可刺者有九：一曰汗不出，大颧发赤哕者死；二曰泄而腹满甚者死；三曰目不明，热不已者死；四曰老人婴儿，

---

①胳：《针灸甲乙经》卷七第一作"络"，义长。

热而腹满者死；五曰汗不出，呕下血者死；六曰舌本烂，热不已者死；七曰咳而衄，汗不出，出不至足者死；八曰髓热者死；九曰热而痉者死，腰折，瘈瘲，齿噤齘也。凡此九者，不可刺也。

所谓五十九刺者，两手外内侧各三，凡十二痏；五指间各一，凡八痏，足亦如是；头入发一寸傍三分，各三，凡六痏，更入发三寸边五，凡十痏，耳前后口下者各一，项中一，凡六痏；巅上一，囟会一，发际一，廉泉一，风池二，天柱二。

气满胸中喘息，取足太阴大指之端，去爪甲如薤①叶，寒则留之，热则疾之，气下乃止。

心疝暴痛，取足太阴、厥阴，尽刺去其血络。

喉痹舌卷，口中干，烦心心痛，臂内廉痛，不可及头，取手小指次指爪甲下，去端如韭叶。

目中赤痛，从内眦始，取之阴蹻。

风痉身反折，先取足太阳及腘中及血络出血；中有寒，取三里。

痿，取之阴蹻及三毛上及血络出血。

男子如蛊，女子如怚，身体腰脊如解，不欲饮食，先取涌泉见血，视跗上盛者，尽见血也。

音释：五邪第二十：頯音椎。

---

① 薤：《针灸甲乙经》卷九第二作"韭"，义长。

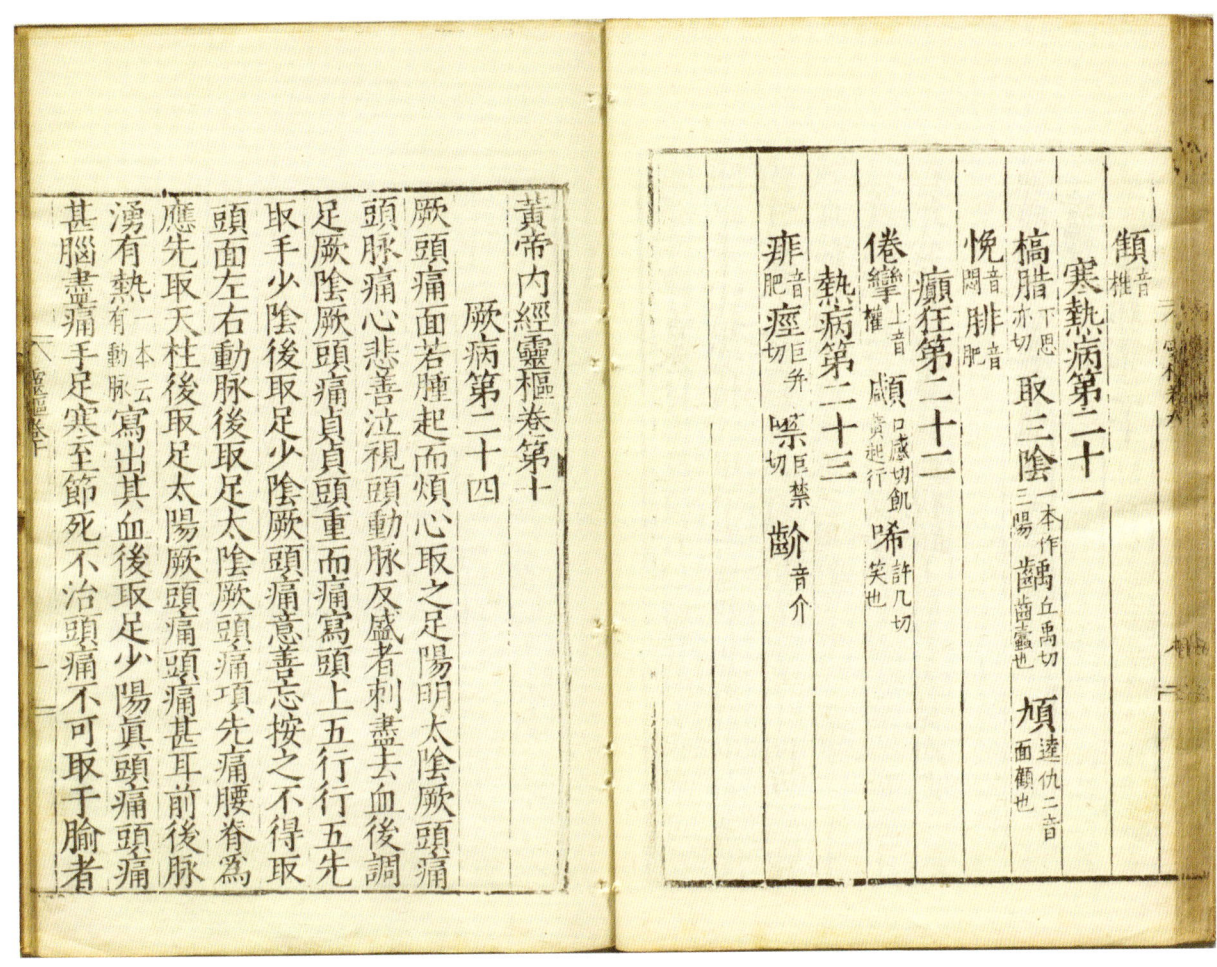

寒热病第二十一： 槁腊下思亦切。取三阴一本作三阳。齲丘禹切，齿蠹也。頄逵仇二音，面顴也。悗音闷。腓音肥。**癫狂第二十二：** 倦挛上音权。顑口感切，饥黄起行。唏许几切，笑也。**热病第二十三：** 痱音肥。痓巨并切。噤巨禁切。齘音介。

黄帝内经灵枢卷第十

厥病第二十四

厥头痛，面若肿起而烦心，取之足阳明、太阴。

厥头痛，头脉痛，心悲，善泣，视头动脉反盛者，刺尽去血，后调足厥阴。

厥头痛，贞贞头重而痛，泻头上五行，行五，先取手少阴，后取足少阴。

厥头痛，意善忘，按之不得，取头面左右动脉，后取足太阴。

厥头痛，项先痛，腰脊为应，先取天柱，后取足太阳。

厥头痛，头痛甚，耳前后脉涌有热一本云有动脉，泻出其血，后取足少阳。

真头痛，头痛甚，脑尽痛，手足寒至节，死不治。

头痛不可取于腧者，

有所击堕，恶血在于内；若肉伤，痛未已，可则刺，不可远取也。

头痛不可刺者，大痹为恶，日作者，可令少愈，不可已。

头半寒痛，先取手少阳、阳明，后取足少阳、阳明。厥心痛，与背相控，善瘛，如从后触其心，伛偻者，肾心痛也，先取京骨、昆仑，发针不已，取然谷。

厥心痛，腹胀胸满，心尤痛甚，胃心痛也，取之大都、太白。

厥心痛，痛如以锥针刺其心，心痛甚者，脾心痛也，取之然谷、太溪。

厥心痛，色苍苍如死状，终日不得太息，肝心痛也，取之行间、太冲。

厥心痛，卧若徒居心痛间；动作痛益甚，色不变，肺心痛也，取之鱼际、太冲。

真心痛，手足青至节，心痛甚，旦发夕死，夕发旦死。心痛不可刺者，中有盛聚，不可取于腧。

肠中有虫瘕及蛟蛕，皆不可取以小针；心肠痛，憹作痛肿聚，往来上下行，痛有休止，腹热，喜渴涎出者，是蛟蛕也。以手聚按而坚持之，无令得移，以大针刺之，久持之，虫不动，乃出针也，悲腹憹痛，形中上者。

耳聋无闻，取耳中；耳鸣，取耳前动脉；耳痛不可刺者，耳中有脓，若有干耵聍，耳无闻也。耳聋取手小指次指爪甲上与肉交者，先取手，后取足；耳鸣取手中指爪甲上，左取右，右取左，先取手，后取足。

足髀不可举，侧而取之，在枢合中，以员利针，大针不可刺。

病注下血，取曲泉。

风痹淫泺，病不可已者，足如履冰，时如入汤中，股胫淫泺，烦心头痛，时呕时悗，眩已汗出，久则目眩，悲以喜恐，短气不乐，不出三年，死也。

杂病第二十六

厥挟脊而痛者至顶，头沉沉然，目䀮䀮然，腰脊强，取足太阳腘中血络。

厥胸满面肿，唇漯漯然，暴言难，甚则不能言，取足阳明。

厥气走喉而不能言，手足青，大便不利，取足少阴。

厥而腹响响然，多寒气，腹中榖榖，

便溲难，取足太阴。嗌干，口中热如胶，取足少阴。膝中痛，取犊鼻，以圆利针，发而间之，针大如牦，刺膝无疑。喉痹，不能言，取足阳明；能言，取手阳明。

疟，不渴，间日而作，取足阳明；渴而日作，取手阳明。齿痛，不恶清饮，取足阳明；恶清饮，取手阳明。聋而不痛者，取足少阳；聋而痛者，取手阳明。

衄而不止，衃血流，取足太阳；衃血，取手太阳。不已，刺宛骨下；不已，刺腘中出血。腰痛，痛上寒，取足太阳、阳明；痛上热，取足厥阴；不可以俯仰，取足少阳。中热而喘，取足少阴、腘中血络。

喜怒而不欲食，言益小①，刺足太阴；怒而多言，刺足少阳。顑痛，刺手阳明与顑之盛脉出血。项痛不可俯仰，刺足太阳；不可以顾，刺手太阳也。

小腹满大，上走胃，至心，淅淅身时寒热，小便不利，取足厥阴。腹满，大便不利，腹大，亦上走胸嗌，喘息喝喝然，取足少阴。腹满，食不化，腹向响响然，不能大便，取足太阴。

心痛引腰脊，欲呕，取足少阴。心痛，腹胀，啬啬然，大便不利，取足太阴。心痛引背，不得息，刺足少阴，不已，取手少阳。心痛引小腹满，上下无常处，便溲难，刺足厥阴。心痛，但短气不足以息，刺手太阴。

心痛，当九节刺②之，按已，刺按之，立已；不已，上下求之，得之立已。

顑痛，刺足阳明曲周动脉

---

① 小：《太素》卷三十《喜怒》作"少"。
② 刺：原作"次"，据《黄帝内经灵枢集注》赵府居敬堂本改。

见血，立已；不已，按人迎于经，立已。

气逆上，刺膺中陷者与下胸动脉。

腹痛，刺脐左右动脉，已刺按之，立已；不已，刺气街，已刺按之，立已。

痿厥为四末束悗，乃疾解之，日二，不仁者，十日而知，无休，病已止。

哕[1]，以草刺鼻，嚏，嚏而已；无息而疾迎引之，立已；大惊之，亦可已。

周痹第二十七

黄帝问于岐伯曰：周痹之在身也，上下移徙，随脉其上下，左右相应，间不容空，愿闻此痛，在血脉之中邪？将在分肉之间乎？何以致是？其痛之移也，间不及下针，其憯痛之时，不及定治，而痛已止矣。何道使然？愿闻其故。岐伯答曰：此众痹也，非周痹也。黄帝曰：愿闻众痹。岐伯对曰：此各在其处，更发更止，更居更起，以右应左，以左应右，非能周也，更发更休也。黄帝曰：善。刺之奈何？岐伯对曰：刺此者，痛虽已止，必刺其处，勿令复起。

帝曰：善。愿闻周痹何如？岐伯对曰：周痹者，在于血脉之中，随脉以上，随脉以下，不能左右，各当其所。黄帝曰：刺之奈何？岐伯对曰：痛从上下者，先刺其下以过一作遇。下同之，后刺其上以脱之；痛从下上者，先刺其上以过之，后刺其下以脱之。黄帝曰：善。此痛安生？何因而有名？岐伯对曰：风寒湿气，客于外分肉之

[1] 哕：原作"岁"，据《针灸甲乙经》卷十二第一改。

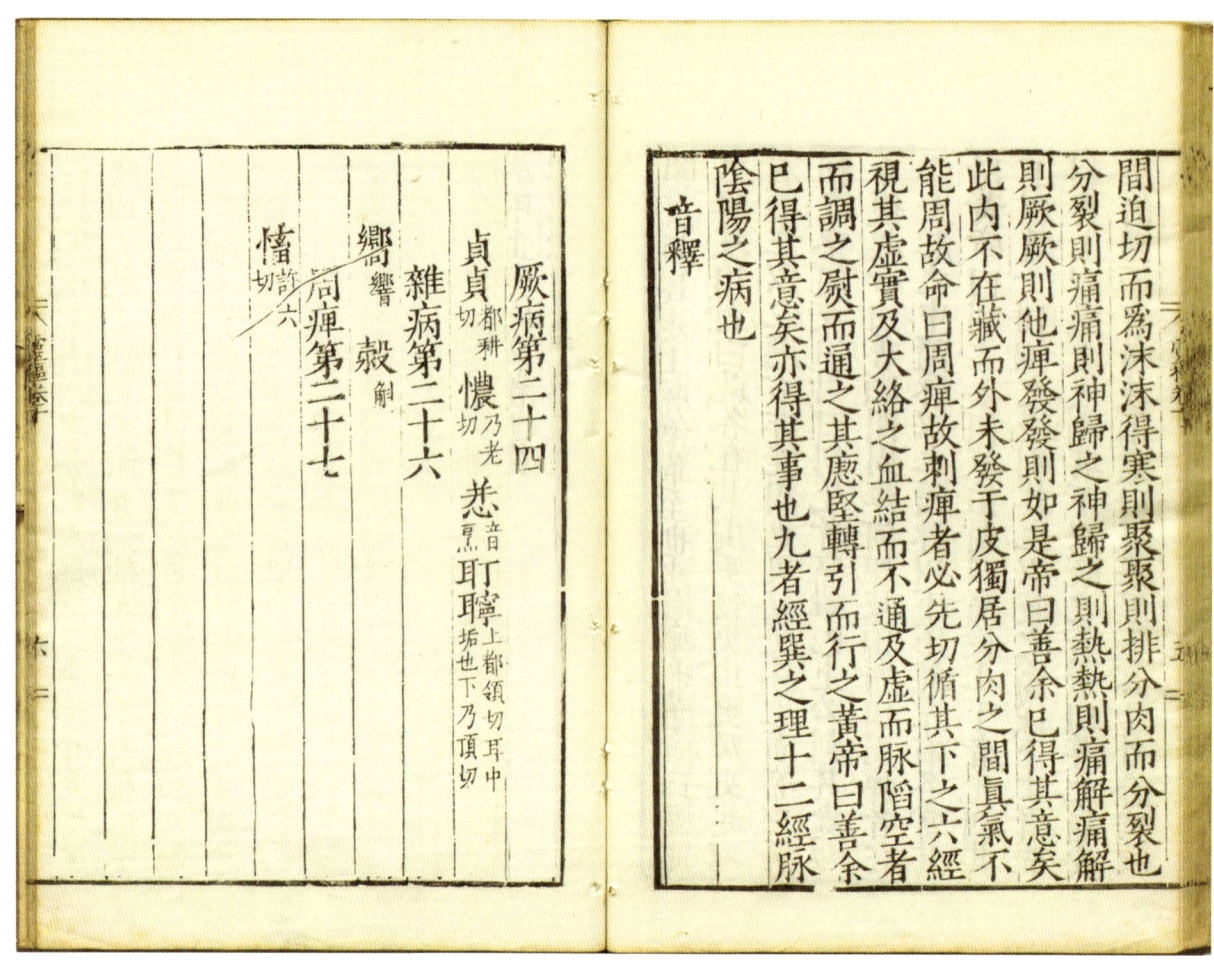

间，迫切而为沫，沫得寒则聚，聚则排分肉而分裂也，分裂则痛，痛则神归之，神归之则热，热则痛解，痛解则厥，厥则他痹发，发则如是。

帝曰：善。余已得其意矣。此内不在脏，而外未发于皮，独居分肉之间，真气不能周，故命曰周痹。故刺痹者，必先切循其下之六经，视其虚实，及大络之血结而不通，及虚而脉陷空者而调之，熨而通之，其瘛坚，转引而行之。黄帝曰：善。余已得其意矣，亦得其事也。九者经巽之理，十二经脉阴阳之病也。

音释：厥病第二十四： 贞贞都耕切。慓乃老切。瘗音烹[1]。耵聍上都领切，耳中垢也；下乃顶切。

杂病第二十六： 向响。縠斛。

周痹第二十七： 懵许六切。

---

[1] 烹：此下《黄帝内经灵枢集注》有"满也"二字。

五乱第三十四

黄帝曰：经脉十二者，别为五行，分为四时，何失而乱？何得而治？岐伯曰：五行有序，四时有分，相顺则治，相逆则乱。

黄帝曰：何谓相顺？岐伯曰：经脉十二者，以应十二月。十二月者，分为四时。四时者，春秋冬夏，其气各异，营卫相随，阴阳已和，清浊不相干，如是则顺之而治。

黄帝曰：何谓逆而乱？岐伯曰：清气在阴，浊气在阳，营气顺脉，卫气逆行，清浊相干，乱于胸中，是谓大悗。故气乱于心，则烦心密嘿，俯首静伏；乱于肺，则俯仰喘喝，接手以呼；乱于肠胃，则为霍乱；乱于臂胫，则为四厥；乱于头，则为厥逆，头重眩仆。

黄帝曰：五乱者，刺之有道乎？岐伯曰：有道以来，有道以去，审知其道，是谓身宝。黄帝曰：善。愿闻其道。岐伯曰：气在于心者，取之手少阴、心主之输；气在于肺者，取之手太阴荥、足少阴输；气在于肠胃者，取之足太阴、阳明，不下者，取之三里；气在于头者，取之天柱、大杼，不知，取足太阳荥输；气在于臂足，取之先去血脉，后取其阳明、少阳之荥输。

黄帝曰：补泻奈何？岐伯曰：徐入徐出，谓之导气。补泻无形，谓之同精。是非有余不足也，乱气之

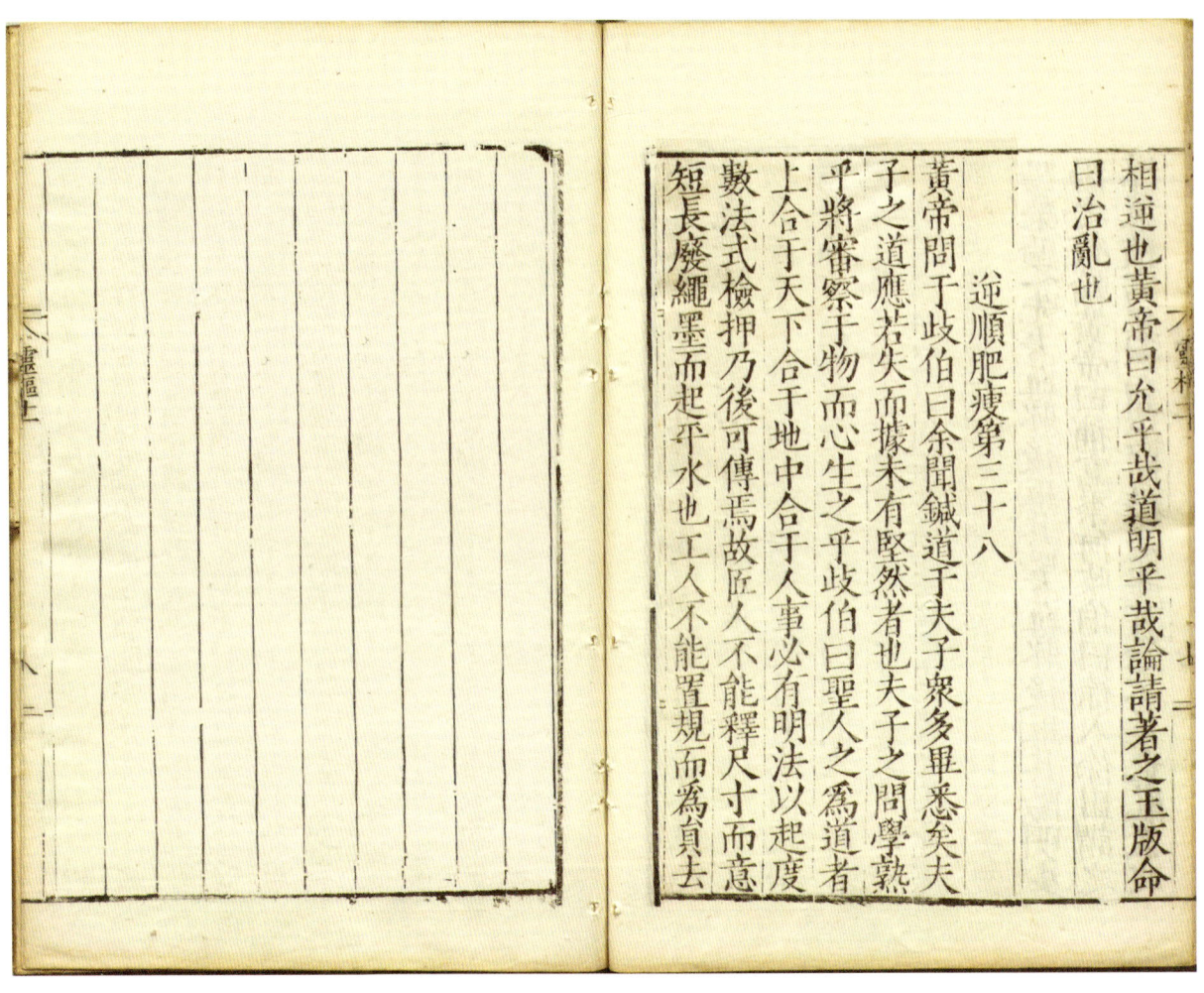

相逆也。黄帝曰：允乎哉道，明乎哉论，请著之玉版，命曰治乱也。

逆顺肥瘦第三十八

黄帝问于岐伯曰：余闻针道于夫子，众多毕悉矣。夫子之道，应若失，而据未有坚然者也。夫子之问学熟乎，将审察于物而心生之乎？岐伯曰：圣人之为道者，上合于天，下合于地，中合于人事，必有明法，以起度数，法式检押，乃后可传焉。故匠人不能释尺寸而意短长，废绳墨而起平水[①]也，工人不能置规而为圆，去

[①] 水：《黄帝内经灵枢集注》赵府居敬堂本作"木"。

矩而为方。知用此者，固自然之物，易用之教，逆顺之常也。

黄帝曰：愿闻自然奈何？岐伯曰：临深决水，不用功力，而水可竭也。循掘决冲，而经可通也。此言气之滑涩，血之清浊，行之逆顺也。

黄帝曰：愿闻人之白黑肥瘦小长，各有数乎？岐伯曰：年质壮大，血气充盈，肤革坚固，因加以邪，刺此者，深而留之，此肥人也。广肩腋，项肉薄，厚皮而黑色，唇临临然，其血黑以浊，其气涩以迟，其为人也，贪于取与，刺此者，深而留之，多益其数也。黄帝曰：刺瘦人奈何？岐伯曰：瘦人者，皮薄色少，肉廉廉然，薄唇轻言，其血清气滑，易脱于气，易损于血，刺此者，浅而疾之。

黄帝曰：刺常人奈何？岐伯曰：视其白黑，各为调之，其端正敦厚者，其血气和调，刺此者，无失常数也。黄帝曰：刺壮士真骨者奈何？岐伯曰：刺壮士真骨，坚肉缓节监监然，此人重则气涩血浊，刺此者，深而留之，多益其数。劲则气滑血清，刺此者，浅而疾之。黄帝曰：刺婴儿奈何？岐伯曰：婴儿者，其肉脆，血少气弱，刺此者，以毫针，浅刺而疾发针，日再可也。

黄帝曰：临深决水奈何？岐伯曰：血清气浊，疾泻之，则气竭焉。黄帝曰：循掘决冲奈何？岐伯曰：血浊气涩，疾泻之，则经可通也。

黄帝曰：脉行之逆顺奈何？岐

伯曰：手之三阴，从脏走手；手之三阳，从手走头；足之三阳，从头走足；足之三阴，从足走腹。

黄帝曰：少阴之脉独下行何也？岐伯曰：不然。夫冲脉者，五脏六腑之海也，五脏六腑皆禀焉。其上者，出于颃颡，渗诸阳，灌诸精。其下者，注少阴之大络，出于气街，循阴股内廉，入腘中，伏行骭骨内，下至内踝之后属而别。其下者，并于少阴之经，渗三阴。其前者，伏行出跗属，下循跗，入大指间，渗诸络而温肌肉。故别络结则跗上不动，不动则厥，厥则寒矣。黄帝曰：何以明之？岐伯曰：以言导之，切而验之，其非必动，然后乃可明逆顺之行也。黄帝曰：窘乎哉！圣人之为道也。明于日月，微于毫厘，其非夫子，孰能道之也。

血络论第三十九

黄帝曰：愿闻其奇邪而不在经者。岐伯曰：血络是也。黄帝曰：刺血络而仆者，何也？血出而射者，何也？血少黑而浊者，何也？血出清而半为汁者，何也？发针而肿者，何也？血出若多若少而面色苍苍者，何也？发针而面色不变而烦悗者，何也？多出血而不动摇者，何也？愿闻其故。

岐伯曰：脉气盛而血虚者，刺之则脱气，脱气则仆。血气俱盛而阴气多者，其血滑，刺之则射；阳气畜积，久留而不泻者，其血黑以浊，故不能射。新饮而液渗于络，而未合和于血也，故血出而汁别焉；其不新饮者，身中有水，久则为肿。阴气积于阳，其气因于络，故刺之血未出而气先行，故肿。阴阳之气，其新相得而未和合，因而泻之，则阴阳俱脱，表里相离，故脱色而苍苍然。刺之血出多，色不变而烦悗者，刺络而虚经，虚经之属于阴者，阴脱，故烦闷。阴阳相得而合为痹者，此为内溢于经，外注于络，如是者，阴阳俱有余，虽多出血而弗能虚也。

黄帝曰：相之奈何？岐伯曰：血脉者盛，坚横以赤，上下无常处，小者如针，大者如筋，则而泻之万全也。故无失数矣。失数而反，各如其度。

黄帝曰：针入而肉著者，何也？岐伯曰：热气因于针，则针热，热则肉着于针，故坚焉。

阴阳清浊第四十

黄帝曰：余闻十二经脉，以应十二经水者，其五色各异，清浊不同，人之血气若一，应之奈何？岐伯曰：人之血气，苟能若一，则天下为一矣，恶有乱者乎？黄帝曰：余问一人，非问天下之众。岐伯曰：夫一人者，亦有乱气，天下之众，亦有乱人，其合为一耳。

黄帝曰：愿闻人气之清浊。岐伯曰：受谷者浊，受气者清。清者注阴，浊

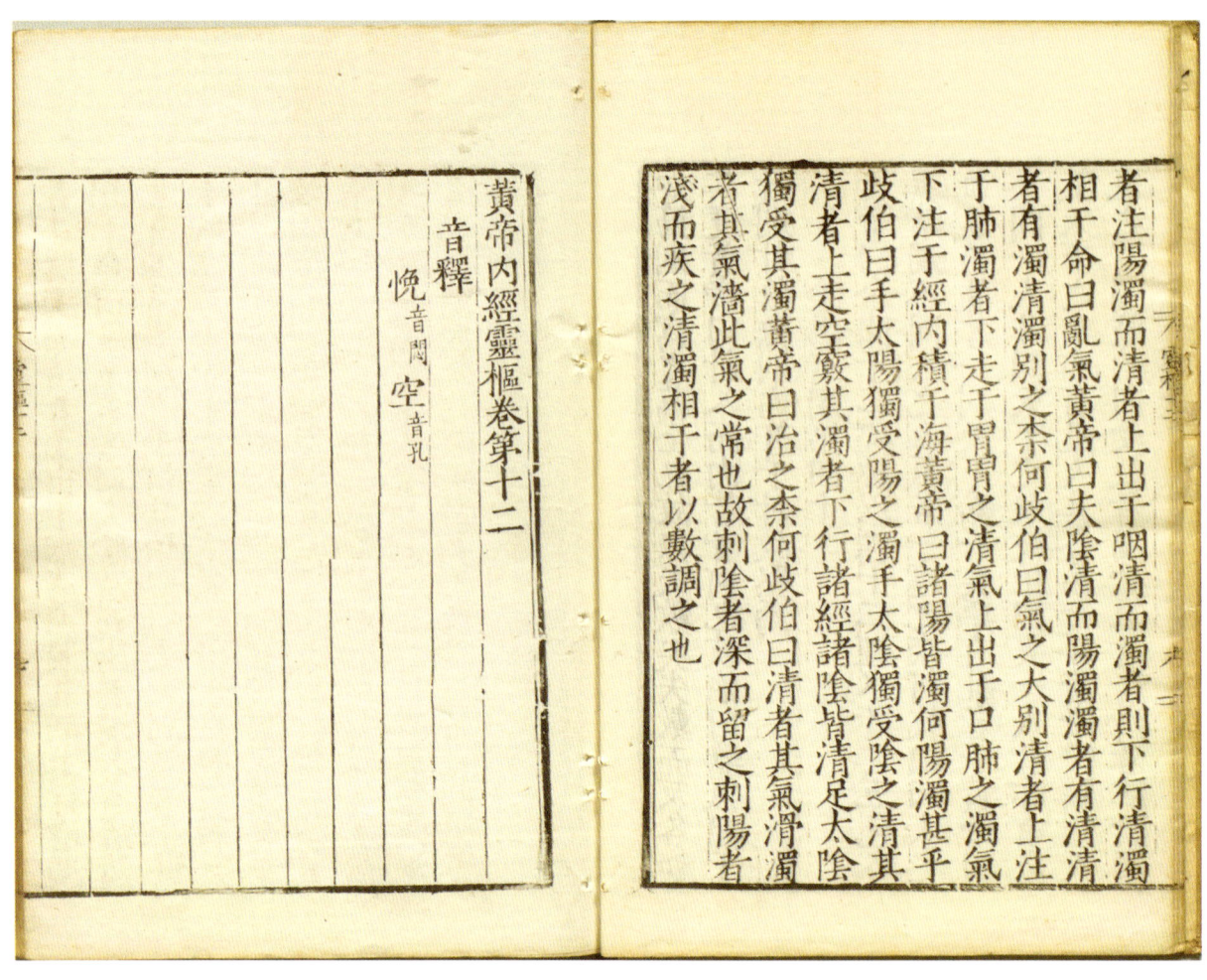

者注阳。浊而清者，上出于咽；清而浊者，则下行。清浊相干，命曰乱气。

黄帝曰：夫阴清而阳浊，浊者有清，清者有浊，清浊别之奈何？岐伯曰：气之大别，清者上注于肺，浊者下走于胃。胃之清气，上出于口；肺之浊气，下注于经，内积于海。

黄帝曰：诸阳皆浊，何阳浊甚乎？岐伯曰：手太阳独受阳之浊，手太阴独受阴之清。其清者上走空窍，其浊者下行诸经。诸阴皆清，足太阴独受其浊。

黄帝曰：治之奈何？岐伯曰：清者其气滑，浊者其气涩，此气之常也。故刺阴者，深而留之；刺阳者，浅而疾之；清浊相干者，以数调之也。

音释：悗音闷。空音孔。

黄帝内经灵枢卷第十二

逆顺第五十五

黄帝问于伯高曰：余闻气有逆顺，脉有盛衰，刺有大约，可得闻乎？伯高曰：气之逆顺者，所以应天地、阴阳、四时、五行也。脉之盛衰者，所以候血气之虚实有余不足。刺之大约者，必明知病之可刺，与其未可刺，与其已不可刺也。

黄帝曰：候之奈何？伯高曰：《兵法》曰：无迎逢逢之气，无击堂堂之阵。《刺法》曰：无刺熇熇之热，无刺漉漉之汗，无刺浑浑之脉，无刺病与脉相逆者。

黄帝曰：候其可刺奈何？伯高曰：上工，刺其未生者也。其次，刺其未盛者也。其次，刺其已衰者也。下工，刺其方袭者也，与其形之盛者也，与其病之与脉相逆者。故曰：方其盛也，勿敢毁伤，刺其已衰，事必大昌。故曰：上工治未病，不治已病。此之谓也。

音释：逢蒲蒙切。熇呼木切。

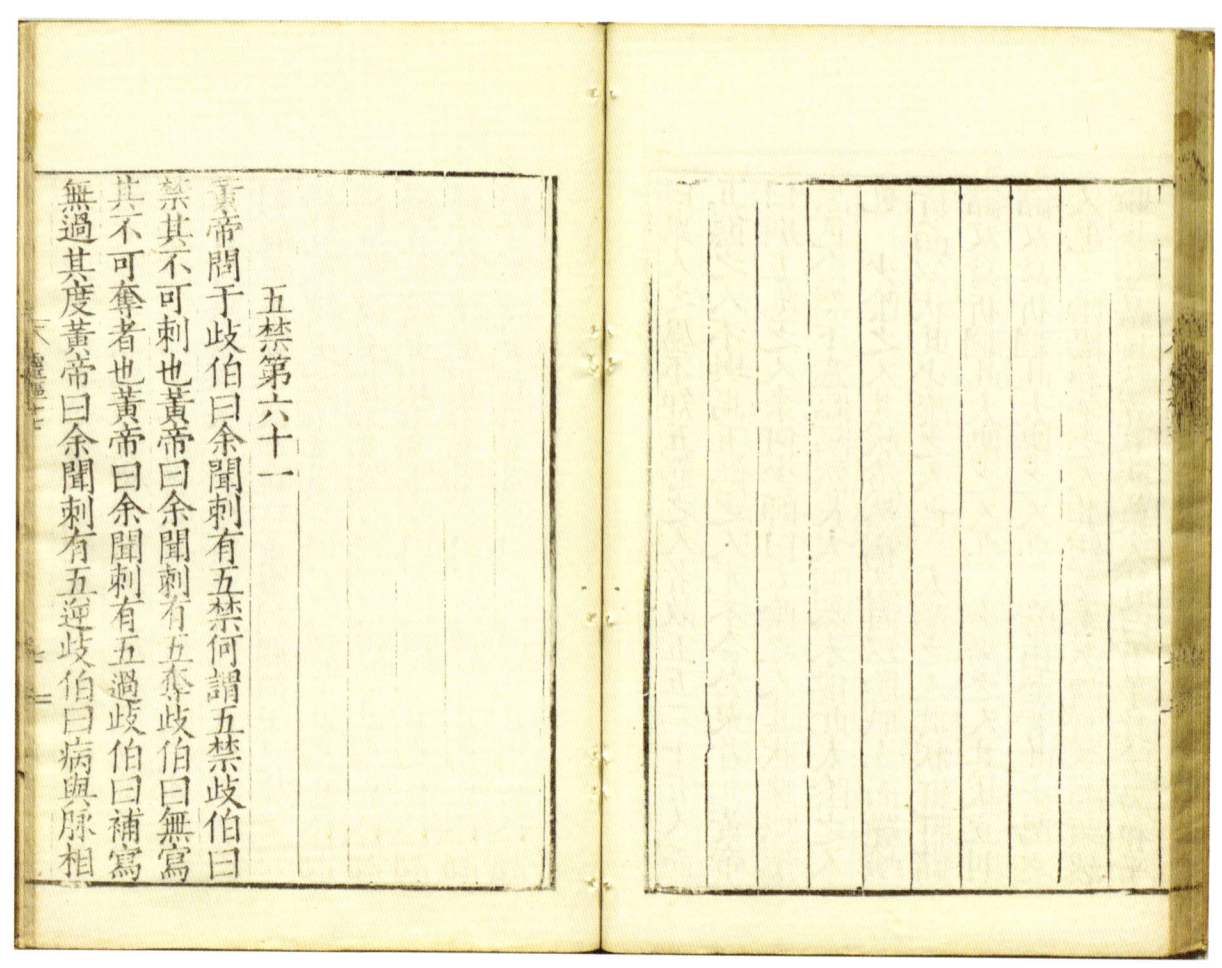

五禁第六十一

黄帝问于岐伯曰：余闻刺有五禁，何谓五禁？岐伯曰：禁其不可刺也。黄帝曰：余闻刺有五夺。岐伯曰：无泻其不可夺者也。黄帝曰：余闻刺有五过。岐伯曰：补泻无过其度。黄帝曰：余闻刺有五逆。岐伯曰：病与脉相

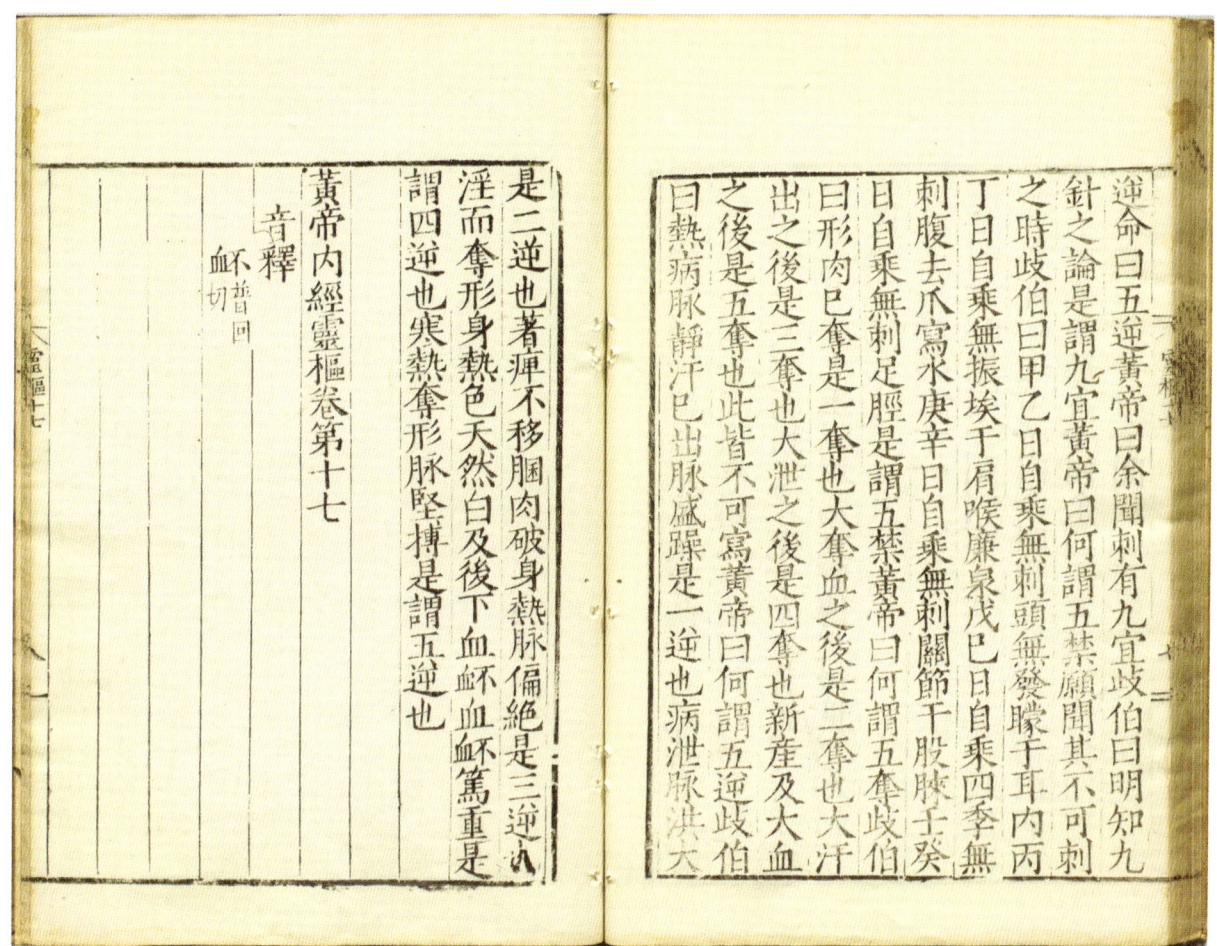

逆，命曰五逆。黄帝曰：余闻刺有九宜。岐伯曰：明知九针之论，是谓九宜。

黄帝曰：何谓五禁？愿闻其不可刺之时。岐伯曰：甲乙日自乘，无刺头，无发蒙于耳内。丙丁日自乘，无振埃于肩喉廉泉。戊己日自乘四季，无刺腹去爪泻水。庚辛日自乘，无刺关节于股膝。壬癸日自乘，无刺足胫。是谓五禁。黄帝曰：何谓五夺？岐伯曰：形肉已夺，是一夺也；大夺血之后，是二夺也；大汗出之后，是三夺也；大泄之后，是四夺也；新产及大血之后，是五夺也。此皆不可泻。黄帝曰：何谓五逆？岐伯曰：热病脉静，汗已出，脉盛躁，是一逆也；病泄，脉洪大，是二逆也；着痹不移，䐃肉破，身热，脉偏绝，是三逆也；淫而夺形身热，色夭然白，及后下血衃，血衃笃重，是谓[1]四逆也；寒热夺形，脉坚搏，是五逆也。

音释： 衃普回切。

黄帝内经灵枢卷第十七

---

[1] 谓：《针灸甲乙经》卷四第二无此字，义长，与上下文例合。

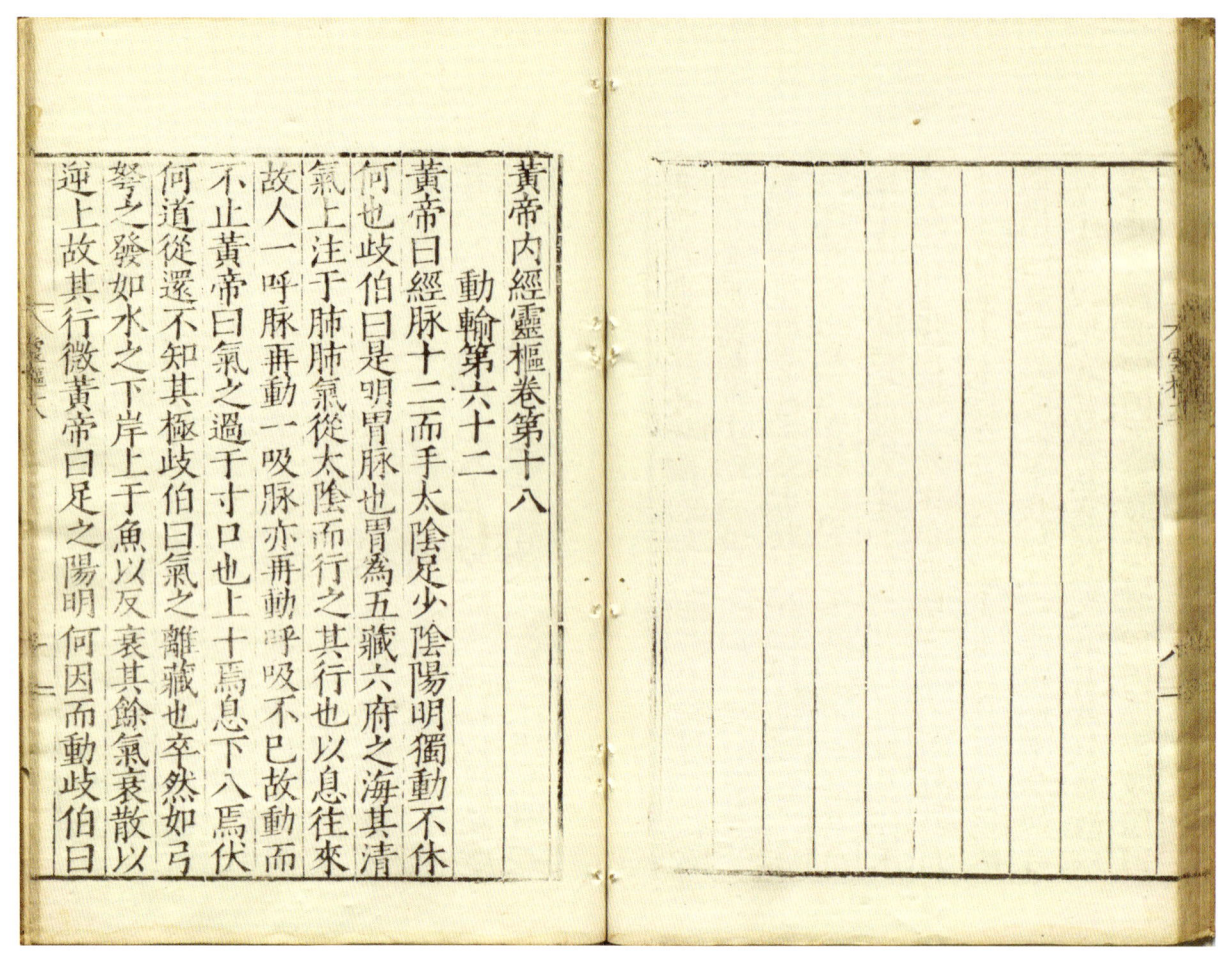

黄帝内经灵枢卷第十八

动输第六十二

黄帝曰：经脉十二，而手太阴，足少阴、阳明独动不休，何也？岐伯曰：是①明胃脉也。胃为五脏六腑之海，其清气上注于肺，肺气从太阴而行之，其行也，以息往来，故人一呼脉再动，一吸脉亦再动，呼吸不已，故动而不止。黄帝曰：气之过于寸口也，上十焉息？下八焉伏②？何道从还？不知其极。岐伯曰：气之离脏也，卒然如弓弩之发，如水之下岸，上于鱼以反衰，其余气衰散以逆上，故其行微。

黄帝曰：足之阳明何因而动？岐伯曰：

---

① 是：《针灸甲乙经》卷二第一、《太素》卷九《脉行同异》作"足阳"二字，义长。
② 上十焉息？下八焉伏：《针灸甲乙经》卷二第一作"上出焉息，下出焉伏"。《太素》卷九《脉行同异》作"上焉息，下焉伏"。《黄帝内经灵枢集注》日刻本有眉批："十，寸之误；八，尺之误。"义即为"上寸焉息，下尺焉伏"，义长可参。

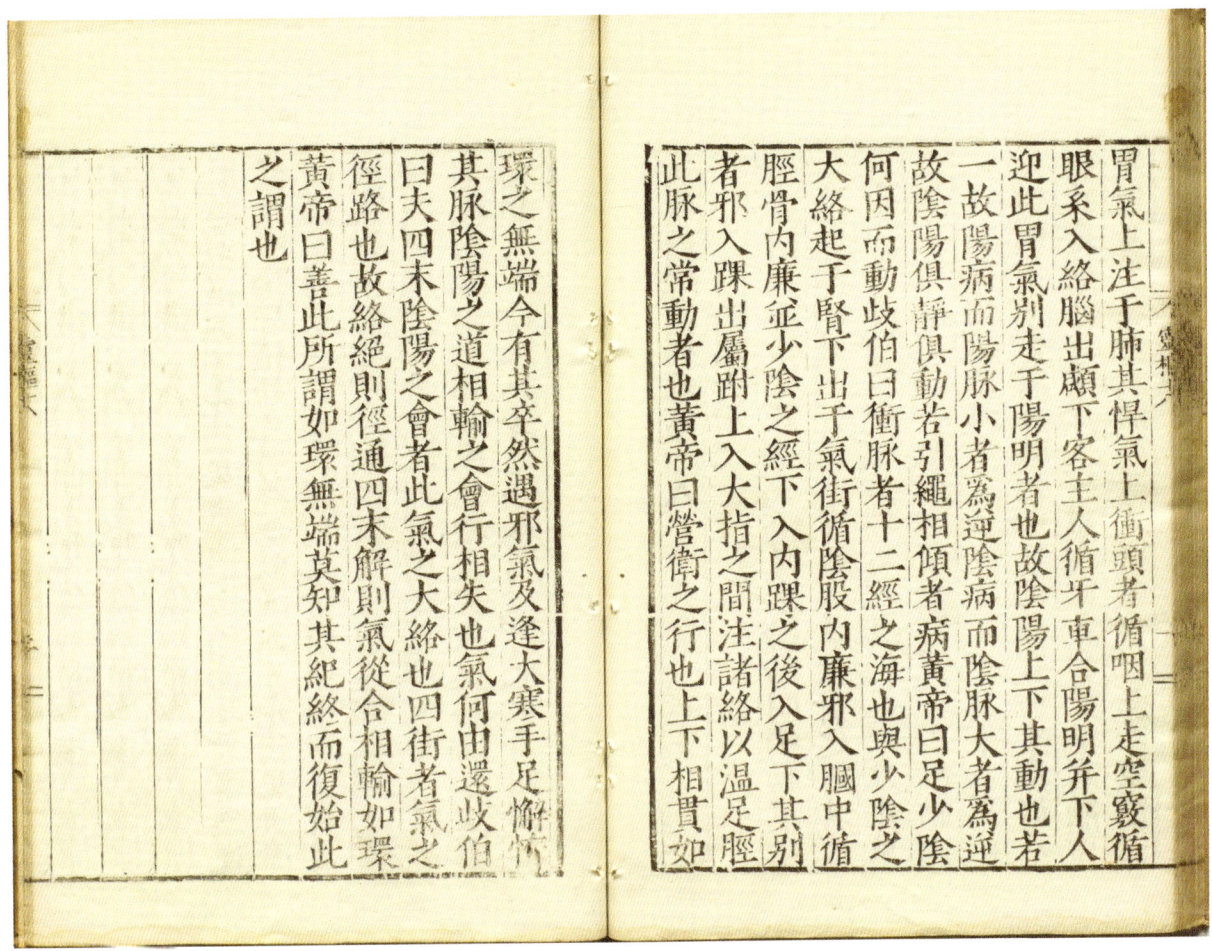

胃气上注于肺，其悍气上冲头者，循咽，上走空窍、循眼系，入络脑、出颃，下客主人，循牙车，合阳明，并下人迎，此胃气别走于阳明者也。故阴阳上下，其动也若一。故阳病而阳脉小者为逆，阴病而阴脉大者为逆。故阴阳俱静俱动若引绳，相倾者病。

黄帝曰：足少阴何因而动？岐伯曰：冲脉者，十二经之海也，与少阴之大络，起于肾下，出于气街，循阴股内廉，邪入腘中，循胫骨内廉，并少阴之经，下入内踝之后，入足下，其别者，邪入踝，出属跗上，入大指之间，注诸络，以温足胫，此脉之常动者也。

黄帝曰：营卫之行也，上下相贯，如环之无端，今有其卒然遇邪气，及逢大寒，手足懈惰，其脉阴阳之道，相输之会，行相失也，气何由还？岐伯曰：夫四末阴阳之会者，此气之大络也，四街者，气之径路也。故络绝则径通，四末解则气从合，相输如环。黄帝曰：善。此所谓如环无端，莫知其纪，终而复始，此之谓也。

行针第六十七

黄帝问于岐伯曰：余闻九针于夫子，而行之于百姓，百姓之血气各不同形，或神动而气先针行；或气与针相逢；或针以出气独行；或数刺乃知；或发针而气逆；或数刺病益剧，凡此六者，各不同形，愿闻其方。

岐伯曰：重阳之人，其神易动，其气易往也。黄帝曰：何谓重阳之人？岐伯曰：重阳之人，熇熇高高①，言语善疾，举足善高，心肺之脏气有余，阳气滑盛而扬，故神动而气先行。黄帝曰：重阳之人而神不先行者，何也？岐伯曰：此人颇有阴者也。黄帝曰：何以知其颇有阴也？岐伯曰：多阳者多喜，多阴者多怒，数怒者易解，故曰颇有阴，其阴阳之离②合难，故其神不能先行也。

黄帝曰：其气与针相逢奈何？岐伯曰：阴阳和调而血气淖泽滑利，故针入而气出，疾而相逢也。黄帝曰：针已出而气独行者，何气使然？岐伯曰：其阴气多而阳气少，阴气沉而阳气浮，沉③者内藏，故针已出，气乃随其后，故独行也。黄帝曰：数刺乃知，何气使然？岐伯曰：此人之多阴而少阳，其气沉而气往难，故数刺乃知也。黄帝曰：针入而气逆者，何气使然？岐伯曰：其气逆与其数刺病益甚者，非阴阳之气，浮沉之势也，此皆粗之所败，

---

①熇熇高高：《针灸甲乙经》卷一第十六作"矫矫蒿蒿"。
②离：《太素》卷二十七《邪传》无此字。
③沉：原脱，据《太素》卷二十七《邪传》补。

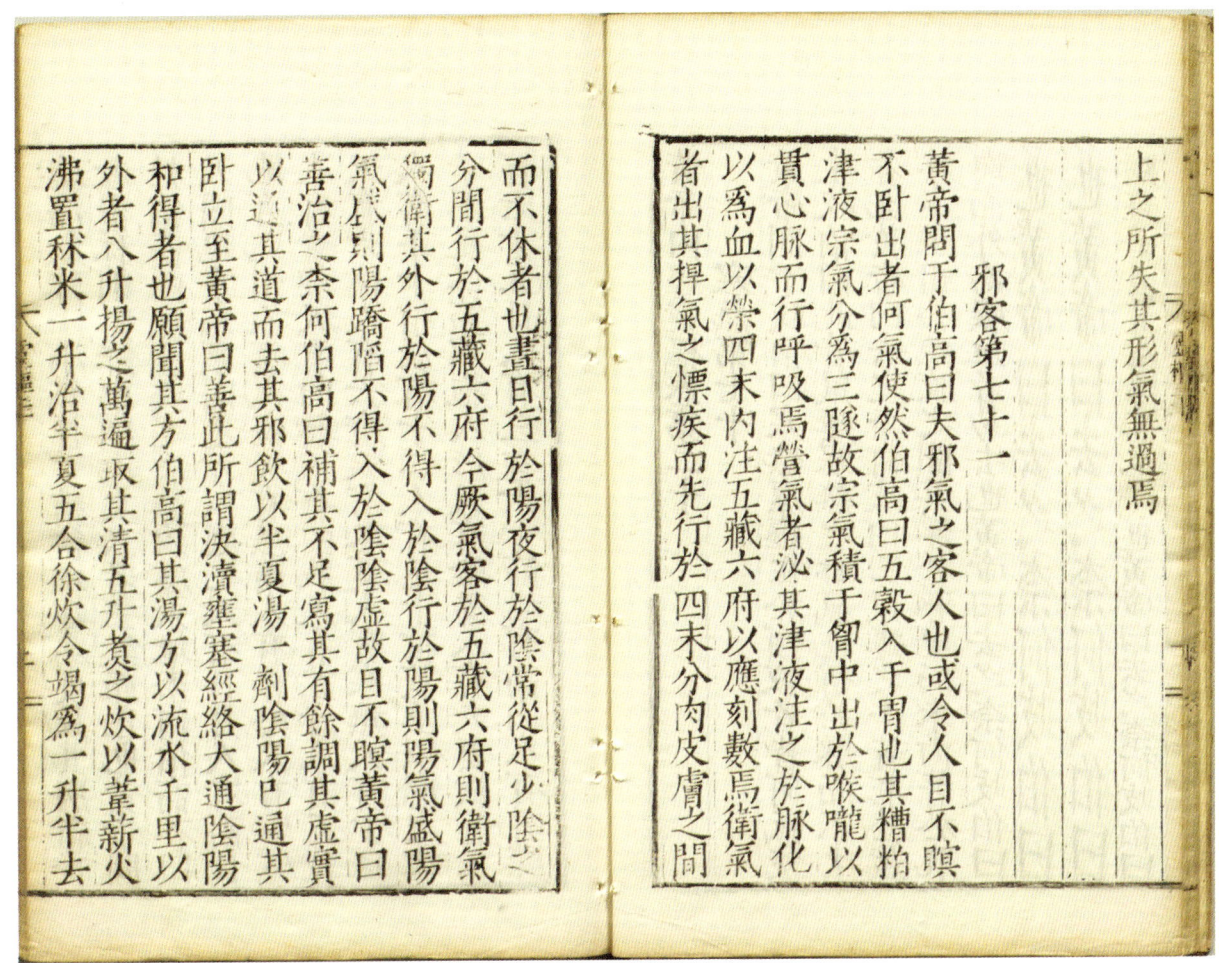

上之所失，其形气无过焉。

邪客第七十一

黄帝问于伯高曰：夫邪气之客人也，或令人目不瞑不卧出者，何气使然？伯高曰：五谷入于胃也，其糟粕、津液、宗气分为三隧，故宗气积于胸中，出于喉咙，以贯心脉①，而行呼吸焉。营气者，泌其津液，注之于脉，化以为血，以荣四末，内注五脏六腑，以应刻数焉。卫气者，出其悍气之慓疾，而先行于四末、分肉、皮肤之间，而不休者也，昼日行于阳，夜行于阴，常从足少阴之分间，行于五脏六腑，今厥气客于五脏六腑，则卫气独卫其外，行于阳，不得入于阴。行于阳则阳气盛，阳气盛则阳跷陷②，不得入于阴，阴虚，故目不瞑。

黄帝曰：善。治之奈何？伯高曰：补其不足，泻其有余，调其虚实，以通其道，而去其邪；饮以半夏汤一剂，阴阳已通，其卧立至。

黄帝曰：善。此所谓决渎壅塞，经络大通，阴阳和得者也，愿闻其方。伯高曰：其汤方以流水千里以外者八升，扬之万遍，取其清五升煮之，炊以苇薪，火沸，置秫米一升，治半夏五合，徐炊，令竭为一升半，去

---

① 脉：《针灸甲乙经》卷十二第三作"肺"。
② 陷：《针灸甲乙经》卷十二第三作"满"。

其津，饮汁一小杯，日三，稍益，以知为度。故其病新发者，覆杯则卧，汗出则已矣；久者，三饮而已也。

黄帝问于伯高曰：愿闻人之肢节，以应天地奈何？伯高答曰：天圆地方，人头圆足方以应之。天有日月，人有两目。地有九州，人有九窍。天有风雨，人有喜怒。天有雷电，人有音声。天有四时，人有四肢。天有五音，人有五脏。天有六律，人有六腑。天有冬夏，人有寒热。天有十日，人有手十指。辰有十二，人有足十指，茎、垂以应之，女子不足二节，以抱人形。天有阴阳，人有夫妻。岁有三百六十五日，人有三百六十节。地有高山，人有肩膝。地有深谷，人有腋腘。地有十二经水，人有十二经脉。地有泉脉①，人有卫气。地有草蓂，人有毫毛。天有昼夜，人有卧起。天有列星，人有牙齿。地有小山，人有小节。地有山石，人有高骨。地有林木，人有募筋。地有聚邑，人有䐃肉。岁有十二月，人有十二节。地有四时不生草，人有无子。此人与天地相应者也。

黄帝问于岐伯曰：余愿闻持针之数，内针之理，纵舍之意，扦皮开腠理，奈何？脉之屈折，出入之处，焉至而出，焉至而止，焉至而徐，焉至而疾，焉至而入？六腑之输于身者，余愿尽闻少②序，别离之处，离而入阴，别而入阳，此何道而

①泉脉：《太素》卷五《人合》作"云气"。
②少：《太素》卷九《脉行同异》作"其"。

从行？愿尽闻其方。岐伯曰：帝之所问，针道毕矣。

黄帝曰：愿卒闻之，岐伯曰：手太阴之脉，出于大指之端，内屈，循白肉际，至本节之后太渊，留以澹，外屈，上于本节之下，内屈，与阴诸络会于鱼际，数脉并注，其气滑利，伏行壅骨之下，外屈出于寸口而行，上至于肘内廉，入于大筋之下，内屈上行臑阴，入腋下，内屈走肺，此顺行逆数之屈折也。心主之脉，出于中指之端，内屈，循中指内廉以上，留于掌中，伏行两骨之间，外屈，出两筋之间，骨肉之际，其气滑利，上二寸①，外屈出行两筋之间，上至于肘内廉，入于小筋之下，留两骨之会，上入于胸中，内络于心脉。

黄帝曰；手少阴之脉独无腧，何也？岐伯曰：少阴，心脉也。心者，五脏六腑之大主也，精神之所舍也，其脏坚固，邪弗能容也，容之则心伤，心伤则神去，神去则死矣。故诸邪之在于心者，皆在于心之包络。包络者，心主之脉也，故独无腧焉。

黄帝曰：少阴独无腧者，不病乎？岐伯曰：其外经病而脏不病，故独取其经于掌后锐骨之端。其余脉出入屈折，其行之徐疾，皆如手少②阴心主之脉行也。故本腧者，皆因其气之虚实疾徐以取之，是谓因冲而泻，因衰而补，如是者，邪气得去，真气坚固，是谓因天之序。

---

① 上二寸：《太素》卷九《脉行同异》作"上行三寸"。
② 少：《太素》卷九《脉行同异》作"太"。

黄帝曰：持针纵舍奈何？岐伯曰：必先明知十二经脉之本末，皮肤之寒热，脉之盛衰滑涩，其脉滑而盛者，病日进；虚而细者，久以持；大以涩者，为痛痹；阴阳如一者，病难治，其本末尚热者，病尚在；其热以衰者，其病亦去矣。持其尺，察其肉之坚脆、小大、滑涩、寒温、燥湿。因视目之五色，以知五脏，而决死生；视其血脉，察其色，以知其寒热痛痹。

黄帝曰：持针纵舍，余未得其意也。岐伯曰：持针之道，欲端以正，安以静，先知虚实，而行疾徐，左手执骨，右手循之，无与肉果①，泻欲端以正，补必闭肤，辅针导气，邪得淫泆，真气得居。

黄帝曰：扞皮开腠理奈何？岐伯曰：因其分肉，左别其肤，微内而徐端之，适神不散，邪气得去。

黄帝问于岐伯曰：人有八虚，各何以候？岐伯答曰：以候五脏。黄帝曰：候之奈何？岐伯曰：肺心有邪，其气留于两肘；肝有邪，其气流于两腋；脾有邪，其气留于两髀；肾有邪，其气留于两腘。凡此八虚者，皆机关之室，真气之所过，血络之所游，邪气恶血，固不得住留，住留则伤经络骨节，机关不得屈伸，故疴②挛也。

---

① 果：《针灸甲乙经》卷五第七作"裹"。
② 疴：原作"病"，据本篇音释义改。
③ 音释：此音释部分原脱，据元胡氏古林书堂本补。

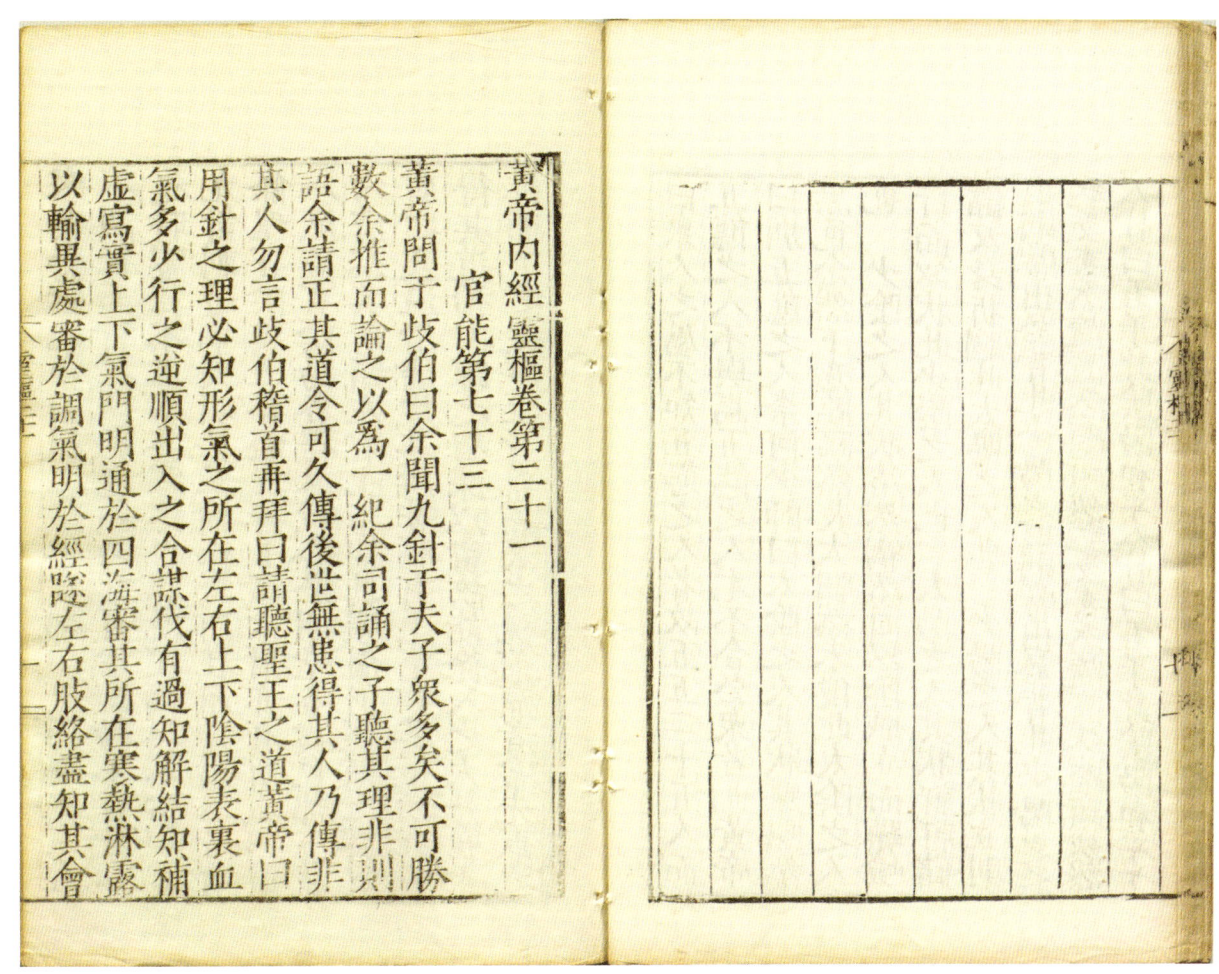

黄帝内经灵枢卷第二十一

官能第七十三

黄帝问于岐伯曰：余闻九针于夫子众多矣，不可胜数。余推而论之，以为一纪，余司诵之，子听其理，非则语余，请正其道，令可久传，后世无患，得其人乃传，非其人勿言。岐伯稽首再拜曰：请听圣王之道。

黄帝曰：用针之理，必知形气之所在，左右上下，阴阳表里，血气多少，行之逆顺，出入之合。谋伐有过。知解结，知补虚泻实，上下气门，明通于四海，审其所在，寒热淋露以输异处，审于调气，明于经隧，左右肢络，尽知其会。

寒与热争，能合而调之；虚与实邻，知决而通之；左右不调，把①而行之；明于逆顺，乃知可治。阴阳不奇，故知起时，审于本末，察其寒热，得邪所在，万刺不殆，知官九针，刺道毕矣。

明于五输，徐疾所在，屈伸出入，皆有条理。言阴与阳②，五合于五行，五脏六腑，亦有所藏，四时八风，尽有阴阳，各得其位，合于明堂，各处色部，五脏六腑，察其所痛，左右上下，知其寒温，何经所在。审皮肤之寒温滑涩，知其所苦，膈有上下，知其气所在。先得其道，稀而疏之，稍深以留，故能徐入之。大热在上，推而下之；从下上者，引而去之；视前痛者，常先取之。大寒在外，留而补之；入于中者，从合泻之。针所不为，灸之所宜。上气不足，推而扬之，下气不足，积而从之，阴阳皆虚，火自当之。厥而寒甚，骨廉陷下，寒过于膝，下陵三里，阴络所过，得之留止，寒入于中，推而行之，经陷下者，火则当之，结络坚紧，火所治之。不知所苦，两跷之下，男阴女阳，良工所禁，针论毕矣。

用针之服，必有法则，上视天光，下司八正，以辟奇邪，而观百姓，审于虚实，无犯其邪，是得天之露，遇岁之虚，救而不胜，反受其殃。故曰：必知天忌，乃言针意。法于往古，验于来今，观于窈冥，通于无穷，粗之所不见，良工之所

①把：原作"犯"，本篇音释改。
②阳：原作"五"，据《太素》卷十九《知官能》改。

贵，莫知其形，若神仿佛。

邪气之中人也，洒淅动形，止邪之中人也，微先见于色，不知于其身，若在若无，若亡若存，有形无形，莫知其情。是故上工之取气，乃救其萌芽；下工守其已成，因败其形。

是故工之用针也，知气之所在，而守其门户，明于调气，补泻所在，徐疾之意，所取之处。泻必用圆，切而转之，其气乃行，疾而徐出，邪气乃出，伸而迎之，遥①大其穴，气出乃疾。补必用方，外引其皮，令当其门，左引其枢，右推其肤，微旋而徐推之，必端以正，安以静，坚心无解，欲微以留，气下而疾出之，推其皮，盖其外门，真气乃存，用针之要，无忘其神。

雷公问于黄帝曰：《针论》曰：得其人乃传，非其人勿言。何以知其可传？黄帝曰：各得其人，任之其能，故能明其事。

雷公曰：愿闻官能奈何？黄帝曰：明目者，可使视色；聪耳者，可使听音；捷疾辞语者，可使传论；语徐而安静，手巧而心审谛者，可使行针艾，理血气而调诸逆顺，察阴阳而兼诸方；缓节柔筋而心和调者，可使导引行气；疾毒言语轻人者，可使唾痈咒病；爪苦手毒，为事善伤者，可使按积抑痹。各得其能，方乃可行，其名乃彰。不得其人，其功不成，其师无名。故曰：得其人乃言，非其人勿传。此之谓也。手毒者，可②

---

① 遥：《太素》卷十九《知官能》作"摇"。
② 可：底本版蚀脱字，据元胡氏古林书堂本补。

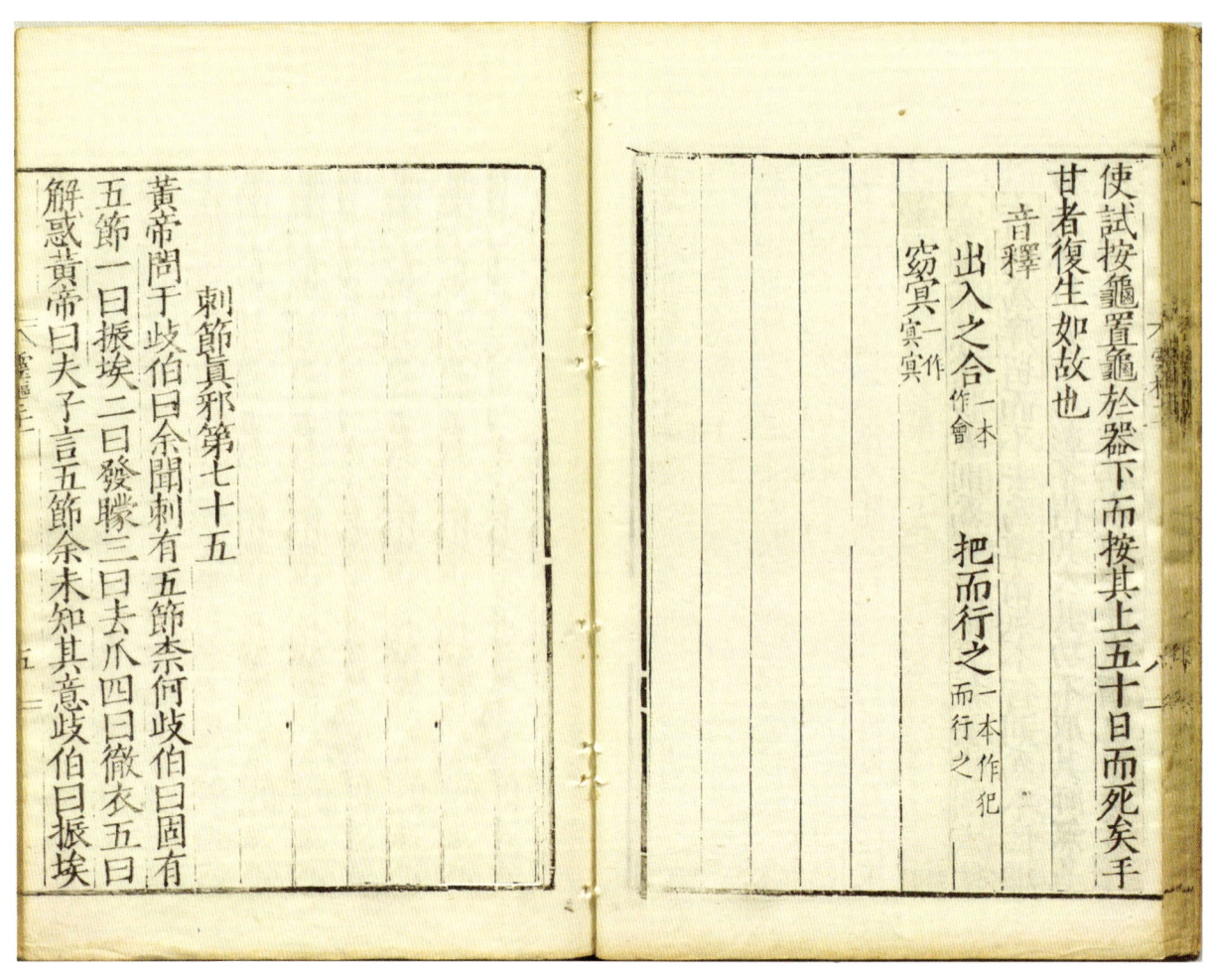

使试按龟，置龟于器下，而按其上，五十日而死矣。手甘者，复生如故也。

音释：出入之合一本作会。把而行之一本作犯而行之。窈冥一本作冥冥。

刺节真邪第七十五

黄帝问于岐伯曰：余闻刺有五节，奈何？岐伯曰：固有五节：一曰振埃，二曰发蒙，三曰去爪，四曰彻衣，五曰解惑。黄帝曰：夫子言五节，余未知其意。岐伯曰：振埃者，刺外经①，去阳病也；发蒙者，刺腑输，去腑病也；去爪者，刺关节肢络也；彻衣者，尽刺诸阳之奇输也；解惑者，尽知调阴阳，补泻有余不足，相倾移也。

黄帝曰：刺节言振埃，夫子乃言刺外经，去阳病，余不知其所谓也，愿卒闻之。岐伯曰：振埃②者，阳气大逆，上满于胸中，愤䐜肩息，大气逆上，喘喝坐伏，病恶埃烟，飱不得息，请言振埃，尚疾于振埃。黄帝曰：善。取之何如？岐伯曰：取之天容。黄帝曰：其咳上气，穷诎胸痛者，取之奈何？岐伯曰：取之廉泉。黄帝曰：取之有数乎？岐伯曰：取天容者，无过一里，取廉泉者，血变而止。帝曰：善哉。

黄帝曰：刺节言发蒙，余不得其意。夫发蒙者，耳无所闻，目无所见，夫子乃言刺腑输，去腑病，何输使然，愿闻其故。岐伯曰：妙乎哉问也。此刺之大约，针之极也，神明之类也，口说书卷，犹不能及也，请言发蒙耳，尚疾于发蒙也。黄帝曰：善。愿卒闻之。岐伯曰：刺此者，必于日中，刺其听宫，中其眸子，声闻于耳，此其输也。黄帝曰：善。何谓声闻于耳？岐伯曰：刺邪以手坚按其两鼻窍而疾偃，其声必应于针也。黄帝曰：善。此所谓弗见为之，而无目视，见而取之，神明相得者也。

黄帝曰：刺节善③去爪，夫子乃言刺关节肢络，愿卒闻之，岐伯曰：腰脊

---

①经：原脱，据《黄帝内经灵枢集注》赵府居敬堂本补。
②埃：原作"振"，据《黄帝内经灵枢集注》赵府居敬堂本改。
③善：《太素》卷二十二《五刺节》作"言"，义长，可与下句"夫子乃言"对应。

者，身之大关节也；肢胫者，人之管以趋翔也，茎垂者，身中之机，阴精之候，津液之道也。故饮食不节，喜怒不时，津液内溢，乃下留于睾，血[1]道不通，日大不休，俯仰不便，趋翔不能。此病荣然有水，不上不下，铍石所取，形不可匿，常不得蔽，故命曰去爪，帝曰：善。

黄帝曰：刺节言彻衣，夫子乃言尽刺诸阳之奇输，未有常处也，愿卒闻之。岐伯曰：是阳气有余，而阴气不足，阴气不足则内热，阳气有余则外热，内热相搏，热于怀炭，外畏绵帛近，不可近身，又不可近席，腠理闭塞，则汗不出，舌焦唇槁腊干嗌燥，饮食不让美恶。黄帝曰：善。取之奈何？岐伯曰：或之于其天府、大杼三痏，又刺中膂，以去其热，补足手太阴，以去其汗，热去汗稀，疾于彻衣。黄帝曰：善。

黄帝曰：刺节言解惑，夫子乃言尽知调阴阳，补泻有余不足，相倾移也，惑何以解之？岐伯曰：大风在身，血脉偏虚，虚者不足，实者有余，轻重不得，倾侧宛伏，不知东西，不知南北，乍上乍下，乍反乍覆，颠倒无常，甚于迷惑。黄帝曰：善。取之奈何？岐伯曰：泻其有余，补其不足，阴阳平复。用针若此，疾于解惑。黄帝曰：善。请藏之灵兰之室，不敢妄出也。

黄帝曰：余闻刺有五邪，何谓五邪？岐伯曰：病有持痈者，有容大

---

[1] 血：《太素》卷二十二《五刺节》作"水"。

者，有狭小者，有热者，有寒者，是谓五邪。黄帝曰：刺五邪奈何？岐伯曰：凡刺五邪之方，不过五章，痹热消灭，肿聚散亡，寒痹益温，小者益阳，大者必去，请道其方。

凡刺痈邪，无迎陇，易俗移性，不得脓，脆①道更行，去其乡，不安处所乃散亡，诸阴阳过痈者，取之其输泻之。

凡刺大邪，日以小，泄夺其有余，乃益虚，剽其通，针其邪，肌肉亲，视之毋有，反其真，刺诸阳分肉间。凡刺小邪，日以大，补其不足，乃无害。视其所在迎之界，远近尽至，其不得外，侵而行之，乃自费，刺分肉间。

凡刺热邪，越而苍②，出游不归，乃无病，为开通，辟门户，使邪得出，病乃已。

凡刺寒邪，日以温③，徐往徐来，致其神，门户已闭，气不分，虚实得调，其气存也。

黄帝曰：官针奈何？岐伯曰：刺痈者用铍针，刺大者用锋针，刺小者用圆利针，刺热者用镵针，刺寒者用毫针也。

请言解论，与天地相应，与四时相副，人参天地，故可为解。下有渐洳，上生苇蒲，此所以知形气之多少也。阴阳者，寒暑也，热则滋雨而在上，根荄少汁。人气在外，皮肤缓，腠理开，血气减，汗大泄，皮④淖泽。寒则地冻水冰，人气在中，皮肤致，腠理闭，汗不出，血气强，肉坚涩。当是之时，善行水者，不能往冰；善穿地者，不能凿冻。善用针者，

①脆：《太素》卷二十二《五刺节》作"诡"。
②苍：《太素》卷二十二《五刺节》作"沧"。
③温：原作"除"，据《针灸甲乙经》卷五第二改。
④皮：《太素》卷二十二《五刺节》作"肉"。

亦不能取四厥。血脉凝结，坚搏不往来者，亦未可即柔。故行水者，必待天温冰释，冻解，而水可行，地可穿也。人脉犹是也，治厥者，必先熨调和其经，掌与腋、肘与脚、项与脊以调之，火气已通，血脉乃行，然后视其病，脉淖泽者，刺而平之，坚紧者，破而散之，气下乃止，此所谓以解结者也。

用针之类，在于调气，气积于胃，以通营卫，各行其道。宗气留于海，其下者注于气街，其上者走于息道。故厥在于足，宗气不下，脉中之血，凝而留止，弗之火调，弗能取之。用针者，必先察其经络之实虚，切而循之，按而弹之，视其应动者，乃后取之而下之。六经调者，谓之不病，虽病，谓之自已也。一经上实下虚而不通者，此必有横络盛加于大经，令之不通，视而泻之，此所谓解结也。

上寒下热，先刺其项太阳，久留之，已刺则熨项与肩胛，令热下合乃止，此所谓推而上之者也。上热下寒，视其虚脉而陷之于经络者取之，气下乃止，此所谓引而下之者也。

大热遍身，狂而妄见、妄闻、妄言，视足阳明及大络取之，虚者补之，血而实者泻之，因其偃卧，居其头前，以两手四指挟按颈动脉，久持之，卷而切推，下至缺盆中，而复止如前，热去乃止，此所谓推而散之者也。

黄帝

曰：有一脉生数十病者，或痛、或痈、或热、或寒、或痒、或痹、或不仁，变化无穷，其故何也？岐伯曰：此皆邪气之所生也。黄帝曰：余闻气者，有真气，有正气，有邪气，何谓真气？岐伯曰：真气者，所受于天，与谷气并而充身也。正气者，正风也，从一方来，非实风，又非虚风也。邪气者，虚风之贼伤人也，其中人也深，不能自去。正风者，其中人也浅，合而自去，其气来柔弱，不能胜真气，故自去。

虚邪之中人也，洒淅动形，起毫毛而发腠理。其入深，内搏于骨，则为骨痹。搏于筋，则为筋挛。搏于脉中，则为血闭不通，则为痈。搏于肉，与卫气相搏，阳胜者则为热，阴胜者则为寒，寒则真气去，去则虚，虚则寒。搏于皮肤之间，其气外发，腠理开，毫毛摇，气往来行，则为痒。留而不去，则痹。卫气不行，则为不仁。

虚邪编容①于身半，其入深，内居荣卫，荣卫稍衰，则真气去，邪气独留，发为偏枯。其邪气浅者，脉偏痛。

虚邪之入于身也深，寒与热相搏，久留而内着，寒胜其热，则骨疼肉枯，热胜其寒，则烂肉腐肌为脓，内伤骨，内伤骨为骨蚀。有所疾前筋，筋屈不得伸，邪气居其间而不反，发为筋溜②。有所结，气归之，卫气留之，不得反，津液久留，合而为肠溜，久者数岁乃成，以手按之柔。已

---

① 遍容：《灵枢略·六气论篇》作"偏客"。
② 溜：《针灸甲乙经》卷十一第九作"瘤"。下文"肠溜"同。

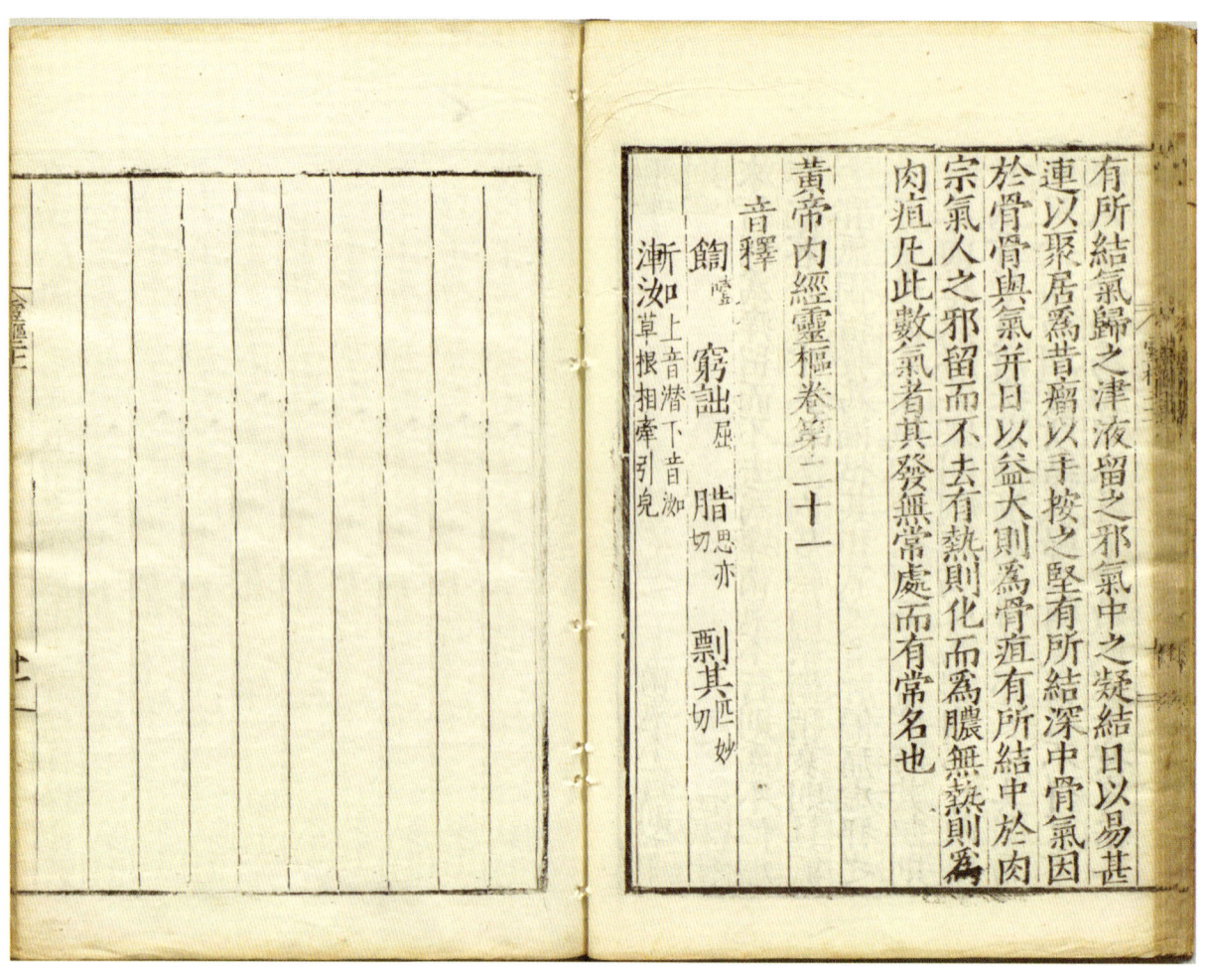

有所结，气归之，津液留之，邪气中之，凝结日以易甚，连以聚居，为昔瘤，以手按之坚。有所结，深中骨，气因于骨，骨与气并，日以益大，则为骨疽。有所结，中于肉，宗气归之，邪留而不去，有热则化而为脓，无热则为肉疽。凡此数气者，其发无常处，而有常名也。

音释：餚喧。穷诎屈。腊思亦切。剽其匹妙切。渐洳上音潜，下音洳。草根相牵引貌。

黄帝内经灵枢卷第二十一

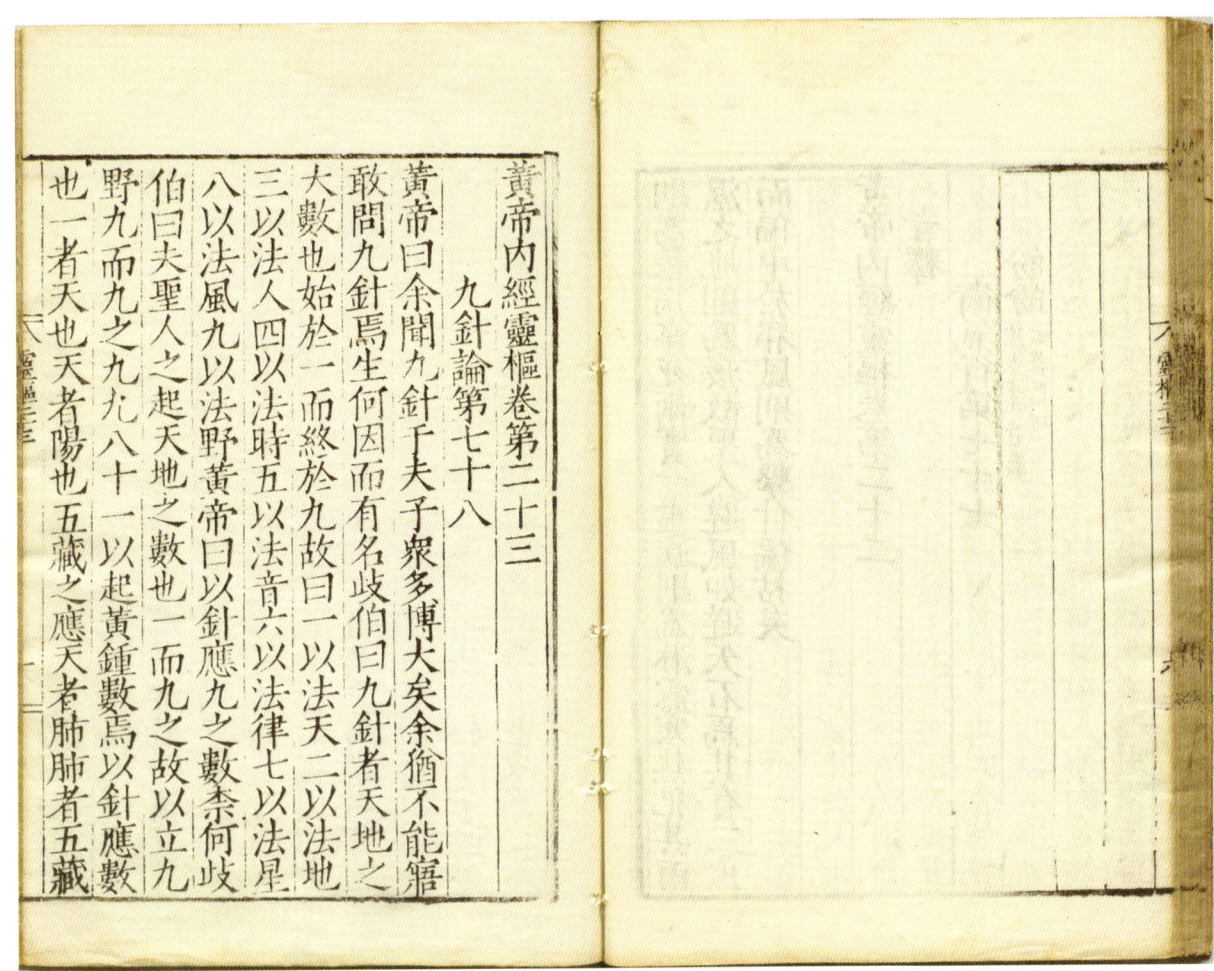

黄帝内经灵枢卷第二十三

九针论第七十八

黄帝曰：余闻九针于夫子，众多博大矣！余犹不能寤，敢问九针焉生？何因而有名？岐伯曰：九针者，天地之大数也，始于一而终于九。故曰：一以法天，二以法地，三以法人，四以法时，五以法音，六以法律，七以法星，八以法风，九以法野。

黄帝曰：以针应九之数奈何？岐伯曰：夫圣人之起天地之数也，一而九之，故以立九野，九而九之，九九八十一，以起黄钟数焉，以针应数也。

一者，天也。天者，阳也。五脏之应天者，肺。肺者，五脏六腑之盖也，皮者，肺之合也，人之阳也。故为之治针，必以大其头而锐其末，令无得深入而阳气出。

二者，地也。人之所以应土者，肉也。故为之治针，必筩其身而圆其末，令无得伤肉分，伤则气得竭。

三者，人也。人之所以成生者，血脉也。故为之治针，必大其身而圆其末，令可以按脉勿陷，以致其气，令邪气独出。

四者，时也。时者，四时八风之客于经络之中，为痈①病者也。故为之治针，必筩其身而锋其末，令可以泻热出血，而痈病竭。

五者，音也。音者，冬夏之分，分于子午，阴与阳别。寒与热争，两气相搏，合为痈脓者也。故为之治针，必令其末如剑锋，可以取大脓。

六者，律也。律者，调阴阳四时而合十二经脉。虚邪客于经络而为暴痹者也。故为之治针，必令尖如氂，且圆且锐，中身微大，以取暴气。

七者，星也。星者，人之七窍。邪之所客于经，而为痛痹舍于经络者也。故为之治针，令尖如蚊虻喙，静以徐往，微以久留，正气因之，真邪俱往，出针而养者也。

八者，风也。风者，人之股肱八节也。八正之虚风，八风伤人，内舍于骨解腰脊节腠理之间，为深痹也。故为之治针，必长其身，锋其末，可以取深邪远痹。

九者，野也。野者，人之节解皮肤之间也。淫邪流溢于

---

① 痈：原作"瘤"，据下文"而痈病竭"及《针灸甲乙经》卷五第二改。

身，如风水之状，而溜不能过于机关大节者也。其为之治针，令小大①如挺，其锋微圆，以取大气之不能过于关节者也。

黄帝曰：针之长短有数乎？岐伯曰：一曰镵针者，取法于巾针，去末寸半，卒锐之，长一寸六分，主热在头身也。二曰员针，取法于絮针，筩其身而卯其锋，长一寸六分，主治分间气。三曰鍉针，取法于黍粟之锐，长三寸半，主按脉取气，令邪出。四曰锋针，取法于絮针，筩其身，锋其末，长一寸六分，主痈热出血。五曰铍针，取法于剑锋，广二分半，长四寸，主大痈脓，两热争者也。六曰圆利针，取法于牦针，微大其末，反小其身，令可深内也，长一寸六分，主取痈痹者也。七曰毫针，取法于毫毛，长一寸六分，主寒热痛痹在络者也。八曰长针，取法于綦针，长七寸，主取深邪远痹者也。九曰大针，取法于锋针，其锋微圆，长四寸，主取大气不出关节者也。针形毕矣，此九针大小长短法也。

黄帝曰：愿闻身形应九野奈何？岐伯曰：请言身形之应九野也，左足应立春，其日戊寅己丑；左胁应春分，其日乙卯；左手②应立夏，其日戊辰己巳；膺喉首头应夏至，其日丙午；右手应立秋，其日戊申己未；右胁应秋分，其日辛酉；右足应立冬，其日戊戌己亥；腰尻

---

① 小大：《黄帝内经灵枢集注》赵府居敬堂本作一个"尖"。
② 手：原作"毛"，据下文"右手应立秋"及《黄帝内经灵枢集注》赵府居敬堂本改。

下窍应冬至，其日壬子。六腑膈下三脏应中州，其大禁，大禁太一所在之日，及诸戊己。凡此九者，善候八正所在之处。所主左右上下身体有痈肿者，欲治之，无以其所直之日溃治之，是谓天忌日也。

形乐志苦，病生于脉，治之以灸刺。形苦志乐，病生于筋，治之以熨引。形乐志乐，病生于肉，治之以针石。形苦志苦，病生于咽喝，治之以甘药。形数惊恐，筋脉不通，病生于不仁，治之以按摩醪药。是谓形①。

五脏气：心主噫，肺主咳，肝主语，脾主吞，肾主欠。

六腑气：胆为怒，胃为气逆、哕，大肠小肠为泄，膀胱不约为遗溺，下焦溢为水。

五味：酸入肝，辛入肺，苦入心，甘入脾，咸入肾，淡入胃，是谓五味。

五并：精气并肝则忧，并心则喜，并肺则悲，并肾则恐，并脾则畏，是谓五精之气并于脏也。

五恶：肝恶风，心恶热，肺恶寒，肾恶燥，脾恶湿，此五脏气所恶也。

五液：心主汗，肝主泣，肺主涕，肾主唾，脾主涎，此五液所出也。

五劳：久视伤血，久卧伤气，久坐伤肉，久立伤骨，久行伤筋，此五久劳所病也。

五走：酸走筋，辛走气，苦走血，咸走骨，甘走肉，是谓五走也。

五裁：病在筋，无食酸；病在气，无食辛；病在骨，无食咸；病在血，无食苦；病在肉，无食甘。口嗜而欲食之，不可多也，必自裁

---

①形：《针灸甲乙经》卷六第二作"五形志也"，义长。

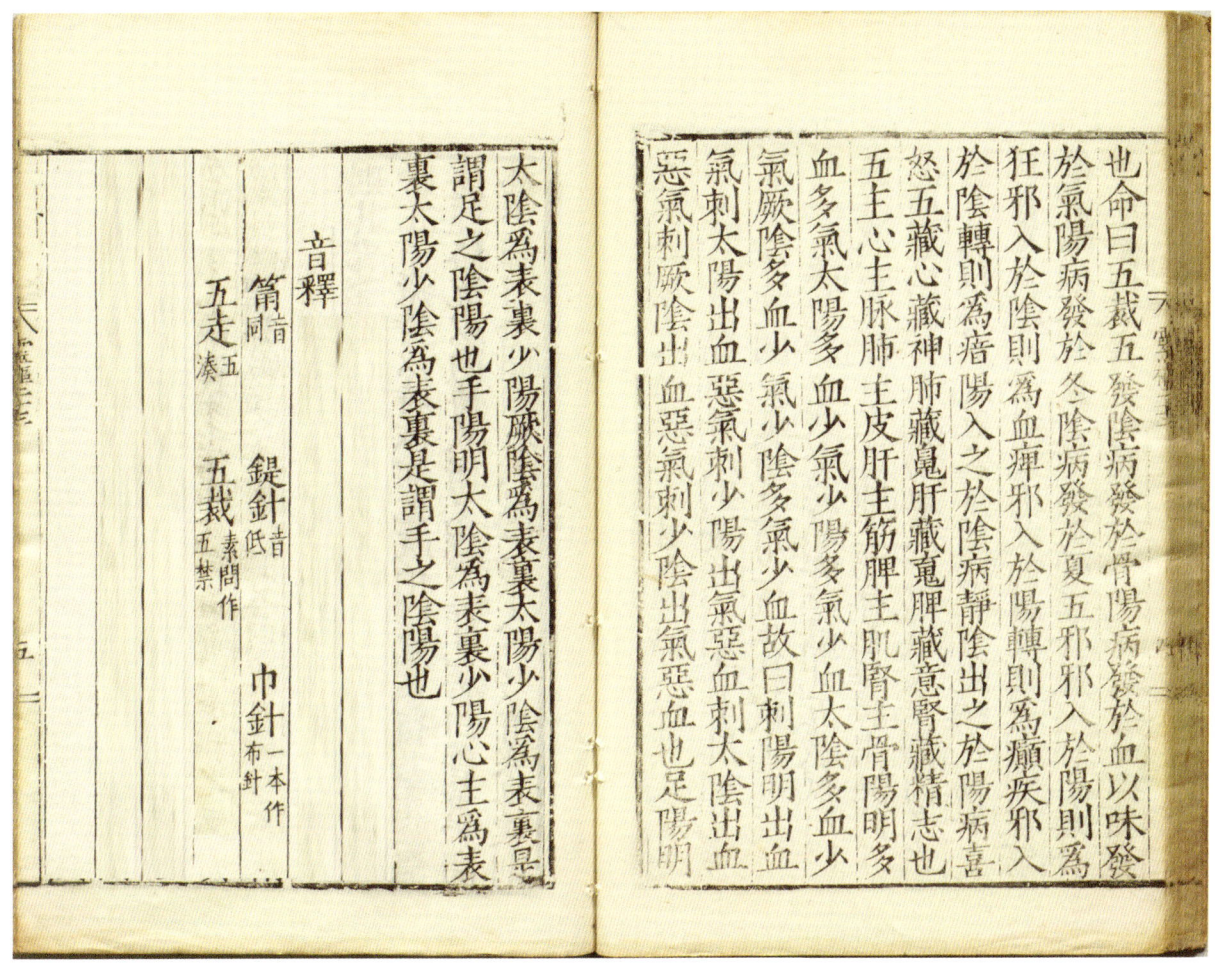

也，命曰五裁。

五发：阴病发于骨，阳病发于血，以味发于气，阳病发于冬，阴病发于夏。

五邪：邪入于阳，则为狂；邪入于阴，则为血痹；邪入于阳，转则为癫疾；邪入于阴，转则为喑；阳入之于阴，病静；阴出之于阳，病喜怒。

五藏：心藏神，肺藏魄，肝藏魂，脾藏意，肾藏精志也。

五主：心主脉，肺主皮，肝主筋，脾主肌，肾主骨。

阳明多血多气，太阳多血少气，少阳多气少[1]血，太阴多血少气，厥阴多血少气，少阴多气少血。故曰：刺阳明出血气，刺太阳出血恶气，刺少阳出气恶血，刺太阴出血恶气，刺厥阴出血恶气，刺少阴出气恶血也。

足阳明太阴为表里，少阳厥阴为表里，太阳少阴为表里，是谓足之阴阳也；手阳明太阴为表里，少阳心主为表里，太阳少阴为表里，是谓手之阴阳也。

音释： 筩音同。鍉针音低。巾针一本作布针。五走五凑。五裁《素问》作五禁。

---

[1] 少：《黄帝内经灵枢集注》正统道藏本作"多"。

图书在版编目（CIP）数据

中国针灸大成．经典卷．十一脉灸经；素问·针灸；素问遗篇·刺法论；灵枢·针灸/石学敏总主编；王旭东，陈丽云，梁尚华执行主编．— 长沙：湖南科学技术出版社，2020.12
ISBN 978-7-5710-0822-2

Ⅰ．①中… Ⅱ．①石… ②王… ③陈… ④梁… Ⅲ．①《针灸大成》②针灸疗法－经络③《素问》④《灵枢经》 Ⅳ．①R245②R224.1③R221

中国版本图书馆CIP数据核字(2020)第205120号

中国针灸大成 经典卷
SHIYIMAI JIUJING SUWEN ZHENJIU SUWENYIPIAN CIFALUN LINGSHU ZHENJIU
十一脉灸经 素问·针灸 素问遗篇·刺法论 灵枢·针灸

总　主　编：石学敏
执行主编：王旭东　陈丽云　梁尚华
责任编辑：李　忠　王跃军　姜　岚
出版发行：湖南科学技术出版社
社　　址：长沙市湘雅路276号
网　　址：http://www.hnstp.com
湖南科学技术出版社天猫旗舰店网址：
　　　　　http://hnkjcbs.tmall.com
邮购联系：本社销售部 0731-84375808
印　　刷：长沙鸿发印务实业有限公司
　　　　　（印装质量问题请直接与本厂联系）
厂　　址：长沙市长沙县黄花镇工业园3号
邮　　编：410137
版　　次：2020年12月第1版
印　　次：2020年12月第1次印刷
开　　本：889mm×1194mm　1/16
印　　张：29
字　　数：690千字
书　　号：ISBN 978-7-5710-0822-2
定　　价：290.00元

（版权所有·翻印必究）